Kohlhammer

Die Autorin und die Autoren

Thilo Hinterberger

Prof. Dr. rer. nat. Thilo Hinterberger ist Diplom-Physiker, Neuro- und Bewusstseinswissenschaftler. Sein Forschungsspektrum reicht von Gehirn-Computer-Schnittstellen, der Erforschung veränderter Bewusstseinszustände, der Evaluation therapeutischer Verfahren bis hin zu diversen Themen aus Medizin, Psychologie, Physik, Philosophie, Spiritualität und Gesellschaft. Seit 2011 leitet er den Forschungsbereich für Angewandte Bewusstseinswissenschaften in der Psychosomatischen Medizin am Universitätsklinikum Regensburg. Prof. Hinterberger ist Präsident der Gesellschaft für Bewusstseinswissenschaften und Bewusstseinskultur (GBB e.V.) und stellvertretender Vorsitzender der Stiftung Bewusstseinswissenschaften, sowie Mitglied im Zukunftsrat der Universität Regensburg.

Hans-Peter Selmaier

Dr. med. Hans-Peter Selmaier ist Facharzt für Psychosomatische Medizin und Psychotherapie und Innere Medizin. Er hat die Zusatzbezeichnungen Psychotherapie und Psychoanalyse mit Fachkunde für Kinder und Jugendliche, Suchtmedizin und Sozialmedizin, Verkehrsmedizin und Psychoonkologie. Er fungiert als Lehrtherapeut der Bayerischen Landesärztekammer, der Erfurter Akademie für Psychotherapie und des Psychotherapeutischen Ausbildungsinstituts Heiligenfeld, sowie als Balintgruppenleiter. Er ist Supervisor und Selbsterfahrungsleiter der DGVT Erlangen. In Bad Kissingen war er bis Ende 2025 Chefarzt der Parkklinik, stv. Ärztlicher Direktor der Heiligenfeld Kliniken; er leitete die Psychosomatische Institutsambulanz (PsIA) und ärztlich das Bad Kissinger Ausbildungsinstitut. Seit Anfang 2026 ist er Chefarzt der Hochgrat Klinik in Stiefenhofen.

Teresa Tillmann

Dr. phil. Teresa Tillmann ist Psychologin (M. Sc.) und approbierte Kinder- und Jugendlichenpsychotherapeutin mit dem Schwerpunkt Verhaltenstherapie. Sowohl ihre Masterarbeit als auch ihre Dissertation widmete sie dem Thema Hochsensibilität, zu dem sie bis heute wissenschaftlich aktiv forscht. In diesem Rahmen arbeitet sie weiterhin mit international führenden Expertinnen und Experten auf dem Gebiet der Hochsensibilität zusammen. Von 2016 bis 2019 war Teresa Tillmann als wissenschaftliche Mitarbeiterin am Lehrstuhl für Schulpädagogik der LMU München tätig. Seit 2019 arbeitet sie in einer Klinik für Kinder- und Jugendpsychiatrie und -psychotherapie, wo sie mittlerweile die Co-Leitung des Psychologischen Fachdienstes innehat. Neben ihrer klinischen Tätigkeit ist sie zudem nebenberuflich selbstständig im Bereich Prävention und Aufklärung rund um das Thema psychische Gesundheit tätig.

Thilo Hinterberger
Hans-Peter Selmaier
Teresa Tillmann

Hochsensibilität und Wahrnehmungsverarbeitung

Ein Leitfaden zum Umgang mit hochsensiblen Menschen im therapeutischen Kontext

Unter Mitarbeit von Devina Galuska
und Natalie Banek

Verlag W. Kohlhammer

1. Auflage 2026

Gesamtherstellung: W. Kohlhammer GmbH, Heßbrühlstr. 69, 70565 Stuttgart
produktsicherheit@kohlhammer.de

Print:
ISBN 978-3-17-037918-3

E-Book-Formate:
pdf: ISBN 978-3-17-037919-0
epub: ISBN 978-3-17-037920-6

Inhalt

Einleitung

Hochsensibilität ist ein Themenfeld, das in den vergangenen Jahren zunehmend Aufmerksamkeit in Forschung, klinischer Praxis und öffentlicher Diskussion erlangt hat. Damit einher geht das wachsende Bedürfnis, hochsensiblen Menschen einerseits mehr Verständnis entgegenzubringen und ihnen andererseits Wege aufzuzeigen, wie sie ihre ausgeprägte Sensibilität als Ressource nutzen können, ohne dabei an den belastenden Aspekten ihrer Wahrnehmungsverarbeitung zu zerbrechen. Das vorliegende Buch greift diese Fragestellungen auf und verfolgt das Ziel, sowohl fundierte theoretische Grundlagen als auch praktische Hilfestellungen für Diagnostik und Therapie zu vermitteln. In den folgenden Kapiteln wird Hochsensibilität nicht allein als Randphänomen betrachtet, sondern als ein komplexes Persönlichkeits- oder Temperamentsmerkmal, das bei entsprechender Würdigung weitreichende Chancen, aber auch spezifische Risiken in sich birgt.

Ein wesentlicher Ausgangspunkt ist dabei die Erkenntnis, dass hochsensible Personen Reize – seien es Sinneseindrücke, Emotionen oder Gedanken – intensiver und tiefer verarbeiten als viele ihrer Mitmenschen. Dieser Umstand kann, je nach Umwelt und eigener Lebensgeschichte, in sehr unterschiedlicher Weise erlebt werden. Während einige Hochsensible aus ihrer ausgeprägten Wahrnehmungsfähigkeit besondere Kraft schöpfen und sich in kreativen, sozialen oder beratenden Berufen mit Begeisterung einbringen, fühlen sich andere gleichermaßen häufig überfordert oder gestresst. Es ist daher naheliegend, Hochsensibilität nicht mit einem simplen »zu empfindlich sein« gleichzusetzen, sondern in ihrer ganzen Vielschichtigkeit zu erfassen. Eine Besonderheit dieses Buches ist die einsichtige Präsentation zahlreicher klinischer Studienergebnisse, die nicht nur theoretisch bereichernd sind, sondern auch ganz konkrete klinische und psychosomatische Relevanz besitzen.

Die Relevanz wird besonders deutlich, wenn man den Zusammenhang von Hochsensibilität mit psychischen oder psychosomatischen Beschwerden in den Blick nimmt. In vielen Untersuchungen kristallisiert sich heraus, dass hochsensible Menschen – konfrontiert mit hohen Alltagsanforderungen oder fehlender sozialer Unterstützung – anfälliger für Symptome wie andauernde Erschöpfung, Schlafstörungen, Depressionen, Angst oder sogar Burnout sein können. Gleichzeitig liegt in der Sensitivität aber auch eine große Chance: Bei angemessener Förderung und einem sozial unterstützenden Umfeld zeigen sich Hochsensible oftmals als ausgesprochen resilient, mit herausragenden Fähigkeiten zum Einfühlen, zum Erfassen komplexer sozialer Situationen oder zum Wahrnehmen subtiler Veränderungen im emotionalen Klima. So kann Hochsensibilität je nach Kontext sowohl Ressource als auch Risikofaktor sein – eine These, die in den kommenden Kapiteln immer wieder verdeutlicht wird.

Ein Kerngedanke des Buches besteht darin, diese Ambivalenz von Hochsensibilität verstehbar zu machen, indem zwischen funktionalen und dysfunktionalen Aspekten der Hochsensibilität deutlich unterschieden wird. Hierzu wurden die Fragebogeninstrumente *SV-30* und *SV-12* entwickelt, die recht eindeutig zwischen den funktionalen Aspekten der Sensibilität und den dysfunktionalen Verarbeitungsproblemen unterscheiden. Insbesondere der SV-12 wird als konkretes diagnostisches und therapeutisches Hilfsmittel angeboten. Damit lässt sich in der klinischen Praxis genauer bestimmen, ob eine Person in ihrem Alltag vornehmlich an den Stärken ihrer Wahrnehmungs- und Einfühlungsfähigkeit partizipiert oder ob sie infolge von Überreizung und Stress zu Symptomen neigt, die behandlungsbedürftig sind. Ärzte[1], Psychotherapeuten und psychosomatische Fachkräfte erhalten so ein Instrument an die Hand, mit dem sie Ursachen und Ausprägungsgrade von Belastungen besser einschätzen können.

Um dieser Vielschichtigkeit aus Theorie und therapeutischer Praxis gerecht zu werden, ist das Buch in zwei Hauptteile gegliedert. Zunächst bietet der *erste Teil* (▶ Teil I) einen Überblick über die theoretischen Konzepte, die im Zusammenhang mit Hochsensibilität entwickelt wurden. Verschiedene Modelle – darunter das klassische Konzept der »Sensory Processing Sensitivity« (SPS) – werden vorgestellt und hinsichtlich ihrer Bedeutung für das Verständnis der besonders intensiven Reizverarbeitung diskutiert. Hier wird auch der Bogen zu anderen Temperaments- und Persönlichkeitsmodellen gespannt, um Hochsensibilität in das bestehende wissenschaftliche Koordinatensystem einzuordnen.

Darauffolgend steht die klinische Messung von Sensibilität und Verarbeitungsproblemen im Vordergrund. Aufbauend auf den grundlegenden Erkenntnissen des ersten Abschnitts zeigt dieses Buch, wie der *SV-30* und seine Kurzform, der *SV-12*, entwickelt und validiert wurden. Dabei werden sowohl methodische Aspekte beleuchtet als auch die statistischen Gütekriterien dargelegt, die eine seriöse diagnostische Anwendung gewährleisten. Dieser Abschnitt macht deutlich, warum es notwendig ist, Sensibilität und Verarbeitungsproblematiken getrennt zu erfassen und wie dies dazu beitragen kann, Fehlinterpretationen zu vermeiden. Gerade in der psychosomatischen Versorgung, wo Symptome oft mehrdimensionalen Ursprung haben, zeigt sich, wie wertvoll eine durchdachte Diagnostik ist, welche die ressourcenorientierten und die dysfunktionalen Seiten des Merkmals Hochsensibilität gleichermaßen berücksichtigt.

Der *zweite Hauptteil* (▶ Teil II) widmet sich den klinischen Aspekten und dem Erscheinungsbild hochsensibler Personen. Anhand von Beispielen und empirischen Befunden werden die unterschiedlichen Ausdrucksformen hochsensibler Wahrnehmung und Reaktion genauer betrachtet. Dazu zählen sowohl funktionale Muster – etwa ein verfeinertes Empathievermögen oder ein ausgeprägtes Sicherheitsbedürfnis, das zu sorgfältigen Entscheidungen führt – als auch dysfunktionale,

1 Zugunsten einer lesefreundlichen Darstellung wird in diesem Text bei personenbezogenen Bezeichnungen in der Regel die männliche Form verwendet. Diese schließt, wo nicht anders angegeben, alle Geschlechtsformen ein (weiblich, männlich, divers).

die sich in psychischen Symptomen oder psychosomatischen Beschwerden niederschlagen können. Neben grundlegenden Zusammenhängen wird immer wieder aufgezeigt, wie therapeutische Interventionen gezielt angepasst werden können, um hochsensiblen Menschen gerecht zu werden. Behandler erfahren, in welchen Bereichen Hochsensibilität und bestimmte Diagnosen, beispielsweise Angststörungen oder Depressionen, aufeinandertreffen, und wie eine vertiefte Kenntnis der sensiblen Verarbeitungsprozesse den Therapieverlauf positiv beeinflussen kann. Auch richtet sich das Augenmerk auf Kinder und Jugendliche. Im letzten Kapitel wird verdeutlicht, dass Hochsensibilität keineswegs nur im Erwachsenenalter Bedeutung hat, sondern schon früh in der Kindheit eine Rolle spielen kann. Man erfährt, inwiefern Erziehungsverhalten, familiärer Umgang und schulische Rahmenbedingungen die Entwicklung von hochsensiblen Kindern prägen und welche Möglichkeiten es gibt, frühzeitig unterstützend einzugreifen. Die Autoren erörtern beispielsweise, wie einfühlsame Kommunikation und achtsame Routinen bei Kindern und Jugendlichen Überlastung verhindern helfen und gleichzeitig die Stärken dieser jungen Menschen fördern können. Insbesondere in Phasen, in denen Identität und Selbstwert geformt werden, kommt es darauf an, Sensibilität nicht als Manko zu etikettieren, sondern als legitimen Ausdruck eines individuellen Temperaments wertzuschätzen.

Angesichts dieser inhaltlichen Breite richtet sich das Buch in erster Linie an Fachleute: Ärzte, Psychologen, Psychotherapeuten, Fachkräfte der psychosomatischen Medizin, aber auch andere Interessierte, die hochsensible Menschen begleiten oder selbst betroffen sind. Dabei ist es den Autoren ein Anliegen, zwischen wissenschaftlicher Tiefe und Praxisnähe zu vermitteln. Auch für hochsensible Menschen selbst kann es wertvoll sein, zu verstehen, dass ihre Erfahrungen und Wahrnehmungen nicht »übertrieben« oder »eingebildet« sind, sondern Ausdruck einer echten Eigenart der Reizverarbeitung. So liegt in den vorgestellten diagnostischen Tools und Therapiemethoden eine Chance, gezielter mit den eigenen Bedürfnissen umzugehen und mögliche Belastungen schneller zu erkennen.

Mit dieser Zusammenschau von theoretischen Grundzügen, empirischen Untersuchungen und klinischen Anwendungen möchte das Buch einen großräumigen Blick auf die Hochsensibilität ermöglichen. Es wirbt für ein Verständnis, das sowohl die Besonderheiten als auch die Gemeinsamkeiten zu nicht-hochsensiblen Menschen anerkennt. Indem Hochsensibilität als eigenständiges, in der Bevölkerung durchaus weit verbreitetes Konstrukt akzeptiert wird, kann das Bewusstsein für Diversität in der Wahrnehmung und Verarbeitungsweise deutlich geschärft werden. Gerade in Zeiten, in denen Stress- und Burnout-Raten steigen, bietet Hochsensibilität ein Schlüsselkonzept, um präventive und interventive Strategien für sensible Bevölkerungsgruppen zu entwickeln. Anstatt Sensibilität einseitig zu pathologisieren, kann so ein ressourcenorientierter Ansatz etabliert werden, der hochsensible Menschen befähigt, ihre Feinfühligkeit sinnvoll in ihr Leben zu integrieren.

Am Ende steht die Hoffnung, dass dieses Buch dazu beiträgt, eine Brücke zwischen fundierter Forschung, praxisnaher Therapie und dem alltäglichen Lebenskontext hochsensibler Personen zu schlagen – mit dem Ziel, die tiefgreifende

Sensibilität als natürliche Gabe des menschlichen Daseins zu verstehen und wertzuschätzen.

Thilo Hinterberger

Teil I Theorie und Wissenschaft

1 Das Konstrukt »Sensory Processing Sensitivity« (SPS)[2]

Teresa Tillmann

Sensory-Processing Sensitivity, oder kurz »SPS«, wurde erstmals im Jahr 1997 von Elaine N. und Arthur Aron in die psychologische Forschung eingebracht. Es beschreibt interindividuelle Unterschiede zwischen Menschen hinsichtlich der Verarbeitung von Reizen, sowohl solche aus der Umgebung, so genannte »externale Reize«, als auch solche, die von Individuen selbst ausgehen und somit »internal« zu verorten sind. Menschen, die das Merkmal in sich tragen, werden in der Literatur als »hochsensibel« (im Englischen: »highly sensitive«) beschrieben. Diese hochsensiblen Personen (im Englischen: »Highly Sensitive Person«) sind beispielsweise, und auf vereinfachte Weise dargestellt, dadurch erkennbar, dass sie sich in neuen, d. h. unbekannten, Situationen zuerst zurückhalten, bevor sie sich aktiv am Geschehen beteiligen (Aron & Aron, 1997). Dies geschieht einerseits aufgrund der Fülle von Informationen, die leicht überwältigend wirken kann. Auf der anderen Seite können hochsensible Personen jedoch auch solche subtilen Reize verarbeiten, die von anderen Menschen möglicherweise unentdeckt bleiben. Dies kann sowohl negative als auch positive Reize betreffen und somit auch Konsequenzen in beide Richtungen nach sich ziehen (Aron et al., 2012). Wiederholt wird darauf hingewiesen, dass die vermehrte Wahrnehmung von Reizen bei hochsensiblen Personen unabhängig von der Qualität ihrer Sinnesorgane stattfindet. Als Erklärung für diese vermehrte Wahrnehmung bei hochsensiblen Personen beziehen sich Aron & Aron (1997) auf einen kognitiven Prozess, der in einem Modell von Craik und Lockhart (1972) erstmals beschrieben wurde: Darin werden bei hochsensiblen Personen verschiedene Schritte der Informationsverarbeitung wie, unter anderem, die Wahrnehmung von Details, der Vergleich von neuen Informationen mit bereits gemachten Erfahrungen und gespeichertem Wissen, das Erstellen von Erinnerungen oder Schlussfolgerungen aufgezeigt. Schließlich gehen die in dem Modell von Craik und Lockart beschriebenen kognitiven Prozesse mit Emotionen einher und können durch diese teilweise deutlich verstärkt werden. Eine besonders starke Empfindsamkeit in Bezug auf Emotionen ist eine weitere Haupteigenschaft von hochsensiblen Personen, wodurch sie sich signifikant von Menschen, die das SPS-Merkmal nicht in sich tragen, unterscheiden.

In der aktuellen wissenschaftlichen Literatur wird SPS als Persönlichkeits-, bzw. vielmehr Temperamentsmerkmal beschrieben und definiert. Damit hebt es sich von ähnlichen Theorien zur Sensibilität ab. Gleichzeitig sind zwischen den verschiedenen Theorien zu Sensibilität auch deutliche Überschneidungen zu finden.

---

2 Das Kapitel ist angelehnt an Theoriekapitel der Dissertation von Teresa Tillmann, 2019.

Zum besseren Verständnis von SPS und dessen Abgrenzung zu und Einordnung in die anderen Theorien ist das Kapitel wie folgt aufgebaut: Im ersten Teil wird zunächst eine Einführung in persönlichkeitspsychologische Aspekte sowie die Definition von SPS mit seinen einzelnen Facetten dargestellt. Dem folgt eine kurze Übersicht über die weiteren in den letzten Jahrzehnten entwickelten Theorien zu Sensibilität sowie deren Einordnung in das übergreifende Konzept der »Environmental Sensitivity«. Schließlich wird beschrieben, wie SPS mit Hilfe der HSP-Skala gemessen werden kann und es werden die aktuellen wissenschaftlichen Fragestellungen und Entwicklungen thematisiert.

1.1 SPS als Persönlichkeitsmerkmal

Der Forschungsbereich der Persönlichkeitspsychologie repräsentiert eine relativ junge Richtung der Psychologie. Der Fokus des Bereichs liegt in der Identifikation und der Beschreibung von beobachtbaren Unterschieden zwischen Menschen. Diese Unterschiede zeigen sich sowohl in biologischen Variablen als auch Verhaltenstendenzen (Pickering & Corr, 2008). Interessanterweise wurden erste Darstellungen solcher Unterschiede bereits vor ca. 2.000 Jahren gefunden (Asendorpf, 2007), eine systematische Erfassung erfolgte jedoch erst ab etwa dem 19. Jahrhundert. Grundlegend, um als Persönlichkeitsmerkmale zu gelten, war schon zu Beginn, dass diese Merkmale dauerhaft, nicht pathologisch und für das Leben und Verhalten bedeutend sind. Bei der Betrachtung solcher Unterschiede ist selbstverständlich die Umwelt, in der Individuen leben und von der sie auch beeinflusst werden, nicht zu vernachlässigen. Dieser interaktionistische Ansatz hat insbesondere im Zusammenhang mit SPS eine wichtige Bedeutung, da die gegenseitige Beeinflussung von Persönlichkeitsmerkmalen und Situationen bereits in der grundlegenden Konzeptualisierung von SPS enthalten ist (Wagerman & Funder, 2009).

Hinsichtlich der Definition eines Persönlichkeitsmerkmals herrscht weitestgehend Übereinstimmung (McCrae & Costa, 1990; Weiner & Craighead, 2010). Als ein Beispiel kann die folgende Definition dienen: Ein Persönlichkeitsmerkmal wird als »der Unterschied zwischen Menschen (1) hinsichtlich der klassischen Tendenz, sich in einer bestimmten Weise zu verhalten, zu denken und zu fühlen (2) [...] über verschiedene Situationen (4) und über eine relativ lange Zeitspanne hinweg (5)« beschrieben (frei übersetzt auf der Basis einer Englischen Definition von Ashton, 2018). Das Modell der »Big Five« von McCrae und Costa (1990, 2008) stellt eines der bekanntesten und meistgenutzten Modelle von Persönlichkeitsmerkmalen dar. In diesem Modell werden die Persönlichkeitsfacetten Extraversion, Gewissenhaftigkeit, Neurotizismus, Offenheit (für Erfahrungen) und Verträglichkeit beschrieben.

Temperamentsmerkmale stellen ein weiteres Konstrukt der Persönlichkeit dar. Sie weisen auf den besonderen Aspekt der frühen Entwicklung solcher Persönlichkeitstendenzen in der Kindheit hin (Buss & Plomin, 1984). Im Zusammenhang mit Temperamentsmerkmalen werden auch physiologische Prozesse (Kagan, 1994; Rothbart, 2011) sowie Aspekte von Emotionalität und Zustände von Erregung beschrieben. Aufgrund der biologischen und genetischen Grundlagen von SPS und der damit zusammenhängenden und bereits seit der Kindheit bestehenden Effekte gilt SPS als Temperamentsmerkmal. Die Grundlage für diese Beschreibung stellen insbesondere die folgenden drei Aspekte dar: die Verbreitung zweier Verhaltenstendenzen in verschiedenen Spezies (1), die genetische Grundlage (2) sowie neuronale Aspekte (3).

Zu (1): Aron und Aron (1997) gehen im Zusammenhang mit SPS von zwei Verhaltenstendenzen aus: die Zurückhaltung, oftmals auch in der Allgemeinheit »Schüchternheit« genannt, und das kühne, teilweise auch als »unbedacht« interpretierte Verhalten. Diese beiden Verhaltenstendenzen sind in gleicher Art und Weise auch in verschiedenen Tierarten zu finden (Wolf et al., 2008) und verweisen damit auf eine evolutionäre Entstehung des Verhaltens, eine Theorie, die durch die Arbeiten von Aron und Aron gestützt wird. Sie schließen ein zufälliges Entstehen der beschriebenen Verhaltensweisen aus, da diese sowohl im Tierreich als auch bereits in älteren Beschreibungen menschlichen Verhaltens zu finden sind und sich zudem bis heute durchgesetzt haben. Beide Verhaltensweisen zeigen Vor- und Nachteile, sodass nur die Kombination beider einen evolutionären Vorteil für eine Spezies bringt. Eine große Gruppe könnte nicht überleben, wenn einer der beiden Verhaltensweisen überwiegen würde.

Zu (2): Hinsichtlich der genetischen Determinierung des Merkmals konnten Studien bereits Verbindungen zu bestimmten Genen herstellen, wie beispielsweise zu einem Serotonin-Transporter-Gen (Licht et al., 2011) sowie zu dopaminergen Systemen (Chen et al., 2011). In einer aktuellen Zwillingsstudie aus England (Assary et al., 2021) konnte 47 % der Varianz innerhalb SPS durch genetische Faktoren erklärt werden, während die verbleibende Varianz auf Umgebungsfaktoren zurückgeführt wurde.

Zu (3): Schließlich konnten auch Unterschiede hinsichtlich Gehirnaktivitäten von hochsensiblen und nicht-hochsensiblen Personen bereits in verschiedenen Studien nachgewiesen werden. So wurde bei Hochsensiblen eine stärkere Aktivität in den Hirnregionen gefunden, die unter anderem für die übergeordnete Verarbeitung visueller Informationen sowie Aufmerksamkeit verantwortlich und bei solchen Verarbeitungsprozessen aktiv sind (Acevedo et al., 2014; Acevedo et al., 2017; Aron et al., 2010; Chen et al., 2011). Neuere Studien bestätigen bei hochsensiblen Personen ebenfalls eine stärkere Aktivierung von Hirnregionen, die für Aufmerksamkeitslenkung und Aktivitätsplanung (cingulärer Kortex, prämotorischer Kortex) sowie Empathie (Insula, Amygdala) zuständig sind (Acevedo et al., 2014). Acevedo und Kollegen (2018) bestätigten zudem eine stärkere Aktivierung von Hippocampus, Hypothalamus und temporalen/parietalen Bereichen sowie eine stärkere Belohnungsreaktion (nucleus accumbens) bei positiven Stimuli (bei hochsensiblen Personen mit positiven Erfahrungen) und Aktivierung von Amygdala und präfrontalem Kortex (bei hochsensiblen Personen mit negativen Erfahrungen). Ebenfalls existieren erste empirische Befunde zu einer höheren Konnektivität bzw. Verbindung verschiedener Hirnregionen bei hochsensiblen Personen (z. B. Acevedo et al., 2021; David et al., 2022).

1.2 Verschiedene Facetten und Eigenschaften des Konstrukts

Wichtig zum ganzheitlichen Verständnis von SPS sind die verschiedenen Facetten, die es in sich vereint und durch welche es definiert wird. Dies ist insbesondere wichtig, um SPS auch von anderen Merkmalen abgrenzen zu können. Um als hochsensibel zu gelten, müssen die folgenden vier Merkmale vorhanden sein: tiefere Informationsverarbeitung, Verhaltenshemmung, Empfänglichkeit für subtile Reize und emotionale und physiologische Reaktivität. Diese vier Merkmale werden von E. N. Aron und ihrer Forschungsgruppe gemäß ▶ Abb. 1.1 beschrieben (Aron, 1997; Aron et al., 2012).

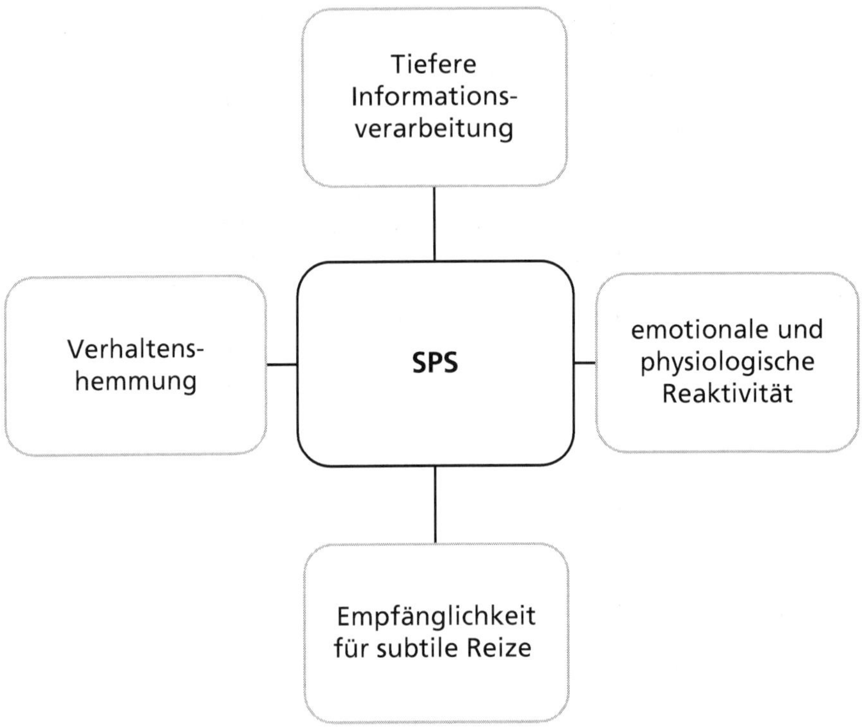

Abb. 1.1: Darstellung der Merkmale von SPS (nach Aron et al., 2012)

Tiefere Verarbeitung von Reizen: Das grundlegende Merkmal, durch welches sich SPS von anderen Merkmalen am deutlichsten abhebt, ist die Tiefe der Verarbeitung von Reizen. Es stellt zugleich auch die zentrale Eigenschaft von Hochsensiblen dar, die in vielen Definitionen verwendet wird. In diesem Punkt bezieht sich E. N. Aron auf eine Theorie und Befunde von Patterson und Newman (1993) sowie Robinson, Moeller und Fetterman (2010): Demnach unterschieden sich verschiedene Teilnehmende hinsichtlich der benötigten Zeit, um ein (negatives) Feedback zu einer Aufgabe zu verarbeiten. Der Grund für diese Verlangsamung unterschied sich jedoch charakteristisch: Es gab eine Gruppe von Teilnehmenden, die im Anschluss daran schlechtere Leistungen erzielten und eine zweite Gruppe, die anschließend verbesserte Leistungen zeigten. Dies wurde so interpretiert, dass neurotische Teilnehmer aufgrund von Ängstlichkeit und Selbstzweifeln langsamer (sozusagen »gelähmt«) wurden, während die andere, als hochsensibel bezeichnete Gruppe die enthaltenen Informationen tiefer verarbeitete, Fehler analysierte und damit in der Lage war, eine bessere Leistung zu erzielen.

Verhaltenshemmung: Mit diesem Aspekt beziehen sich E. N. Aron und A. Aron auf eine Theorie von Gray (1981), Kagan (1989) und das Konzept von Jung (1961). Es beschreibt die Verhaltenstendenz von Hochsensiblen, sich in neuen, unbekannten Situationen zurückzuhalten, zu beobachten und nicht gleich zu agieren. Wichtig hierbei ist die Unbekanntheit der Situation. Der Grund für diese Zurückhaltung sind die bereits angesprochenen kognitiven Verarbeitungsprozesse, insbesondere die Verarbeitung von Reizen und der Vergleich mit bereits gemachten und gespeicherten Erfahrungen. In einer Situation, die so bereits bekannt ist und bereits erfolgreich bewältigt wurde, wird diese Zurückhaltung nicht zwangsläufig gezeigt, da das Verhalten bereits gelernt wurde und auf dieser Grundlage sofort umgesetzt wird.

Empfänglichkeit für (subtile) Reize: In diesem Punkt übernehmen E. N. Aron und A. Aron die Theorien von Thomas und Chess (1977), Rothbart und Bates (2006) sowie Mehrabian (1976). Diese beschreiben, dass hochsensible Personen aufgrund ihrer tieferen Informationsverarbeitung auch subtile Reize eher wahrnehmen können als Individuen, die dieses Merkmal nicht zeigen. Dies betrifft nicht nur externale, sondern auch internale Reize. Internale Reize werden beispielsweise durch ein Hungergefühl, den Konsum von Kaffee, Medikamenten, Unwohlsein und vieles mehr ausgelöst. Wie schon an anderer Stelle erwähnt, wird die verstärkte Empfänglichkeit für subtile Reize durch eine tiefere Reizverarbeitung erklärt und nicht durch qualitative Unterschiede der Sinnesorgane oder ähnlichem.

Emotionale und physiologische Reaktivität: Dieser Aspekt beschreibt, dass Menschen, die das Merkmal in sich tragen, besonders stark auf Reize reagieren. Dies betrifft emotionale Reaktionen als auch physiologische Effekte, wie beispielsweise körperliche Reaktionen (z. B. Herzrasen, schwitzige Hände usw.). Auch hier können emotionale und physiologische Reaktionen sowohl durch externale als auch internale Reize ausgelöst werden.

1.3 SPS im Kontext der »Environmental Sensitivity«

Wie bereits in der Einleitung angesprochen, lässt sich SPS in eine Reihe verschiedener Theorien mit ähnlichem Fokus auf das Thema Verarbeitungssensibilität einreihen. Sie wurden aus verschiedenen Forschungsrichtungen entwickelt und vor Kurzem unter dem Schirm einer Meta-Theorie mit dem Namen »Environmental Sensitivity« zusammengefasst. Alle vier Theorien sollen an dieser Stelle kurz vorgestellt werden:

Theorie der »Differential Susceptibility«: Diese Theorie beschreibt aus einer evolutionstheoretischen Perspektive ein in der Bevölkerung unterschiedlich stark ausgeprägtes Merkmal, das Menschen gegenüber sowohl positiven als auch negativen Umgebungsreizen empfänglicher macht. Die Theorie wurde von Jay Belsky und Kollegen auf Grundlage von Kritik am sehr bekannten Diathese-Stress-Modell (Monroe & Simons, 1991), das lediglich auf die Empfindsamkeit von negativen Umgebungsreizen hinweist, entwickelt (Belsky, 1997, 2005, 2013; Belsky & Pluess, 2009; Belsky et al., 2007).

Theorie der »Biological Sensitivity to Context«: Ähnlich wie die Theorie der Differential Susceptibility beschreibt dieses von Boyce und Ellis (2005) entwickelte Modell auch interindividuelle Unterschiede hinsichtlich der Reaktionen auf Reize in der Umgebung. Der Hauptunterschied besteht insbesondere darin, auf welcher Ebene diese Reaktionen gemessen wurden. Im Vergleich zur Differential-Susceptibility-Theorie beschreibt das Biological-Sensitivity-to-Context-Modell biologische und physiologische Reaktionen, die auch die autonome Reaktivität miteinschließen.

Die Theorie der »Vantage Sensitivity« unterscheidet sich relativ deutlich von den beiden zuvor beschriebenen Modellen. Der Hauptunterschied besteht insbesondere in der Betrachtung positiver Erfahrungen und Wirkungen. So werden in diesbezüglichen Studien ausschließlich die positiven Effekte von unterstützenden Bedingungen und Situationen analysiert (Pluess, 2017; Pluess & Belsky, 2013; Pluess & Boniwell, 2015). Aus diesem Grund ist dieses Modell der Positiven Psychologie (Seligman & Csikszentmihalyi, 2000) zuzuordnen.

Die übergeordnete Theorie der »Environmental Sensitivity« fasst das Kernkonzept von SPS sowie den anderen drei Theorien zusammen. Sie weist darauf hin, dass es Unterschiede zwischen Menschen hinsichtlich ihrer Reaktivität auf Umgebungen, deren Informationen und Reize gibt. Die Konzeptualisierung dieses Modells von Pluess im Jahr 2015 stellte auch für die Theorie und Forschung zu SPS einen wichtigen Meilenstein dar.

Eine detailliertere Beschreibung dieser Theorien sowie deren Zusammenhänge können auch in dem Review von Greven et al. (2019) nachgelesen werden.

1.4 Die Messung von SPS

Insbesondere in der Praxis ist es wichtig, standardisierte und wissenschaftlich fundierte Methoden an der Hand zu haben, um Menschen besser einschätzen zu können. Nicht umsonst werden auch in der klinischen Praxis standardmäßig klinische Beobachtungs- sowie Fremd- und Selbstbeurteilungsbögen zu diagnostischen Zwecken verwendet. Auf dieser testpsychologischen diagnostischen Grundlage werden anschließend Diagnosen vergeben oder verschiedene Symptome weiter exploriert. Doch wie sieht es mit Merkmalen aus, die nicht als pathologisch – und somit behandlungsbedürftig – gelten, sondern in ihrer Vielzahl und Unterschiedlichkeit die Menschen in ihrer Diversität beschreiben? Sehr ähnlich. Im Laufe der Jahrzehnte der Forschung, insbesondere im Bereich der Persönlichkeitspsychologie, wurden zahlreiche Fragebögen entwickelt, die das Ziel haben, verschiedene Facetten der menschlichen Persönlichkeit zu erfassen. So gibt es zum Beispiel zum Messen der schon beschriebenen Big Five-Persönlichkeitsdimensionen verschiedene Fragebögen. Das Konzept der Big Five basiert auf den in langer Forschungstradition gefundenen fünf übergeordneten Eigenschaften, die Menschen voneinander unterscheiden. Diese sind Offenheit (für Erfahrungen), Gewissenhaftigkeit, Extraversion/Introversion, Verträglichkeit und schließlich Neurotizismus. Beispiele von Fragebögen zum Messen dieser fünf Persönlichkeitseigenschaften sind das Revised NEO Personality Inventory (NEO-PI-R) oder das NEO Five-Factor Inventory (NEO-FFI; Costa & McCrae, 1992), die auch in deutscher Sprache verfügbar sind (Ostendorf & Angleitner, 2004).

Diese Fragebögen dienen zum einen dazu, die fünf Eigenschaften genauer beschreiben und wissenschaftlich validieren und anschließend auch in der weiteren Forschung einsetzen zu können. Zum anderen ermöglichen sie, dass sich Menschen selbst besser einschätzen können und Eigenschaften, die gegebenenfalls nicht auf den ersten Blick erkennbar sind, sichtbar zu machen. Auf dieser Grundlage können dann beispielsweise Strategien ansetzen, die den Umgang mit diesen Eigenschaften erleichtern.

Insbesondere für Konstrukte wie das der SPS, die neu sind bzw. deren bereits existierende theoretische und empirische Basis wieder aufgegriffen wird, sind Messverfahren, die objektiv, reliabel und valide sind, unverzichtbar. Da alle wissenschaftlichen und empirischen Studien, die sich mit dem Konstrukt beschäftigen, auf diesem Verfahren aufbauen bzw. dieses anwenden, ist es sehr wichtig, dass der Fragebogen auf einer soliden wissenschaftlichen Basis entstanden ist. Aufgrund ihrer großen Bedeutung für die SPS soll die Entwicklung des Messverfahrens der »Highly Sensitive Person Scale« (HSP Scale) im Folgenden näher beschrieben werden.

1.5 Die »Highly Sensitive Person Scale« (HSP Scale) und deren wissenschaftliche Entwicklung

Der erste und am meisten genutzte Fragebogen im Forschungsbereich um SPS ist die 27-Item HSP-Skala von Aron und Aron (1997). Diese wurde etwa zur gleichen Zeit entwickelt, als auch das Buch »The Highly Sensitive Person: How to Thrive When the World Overwhelms You« von E. N. Aron veröffentlicht wurde und bot dafür unter anderem eine erste empirische Grundlage. Seitdem E. N. Aron selbst als »sehr sensibel« beschrieben wurde, machte sie es sich zur Aufgabe zu explorieren, was hinter diesem Ausdruck steckt. Hierzu führte sie zusammen mit ihrem Ehemann A. Aron Interviews mit Menschen, die sich selbst als »sehr introvertiert oder sehr leicht überreizt durch Reize« (deutsche Übersetzung basierend auf Aron & Aron, 1997) beschrieben. Das Ziel dabei war es, durch die Aussagen ihrer Interviewpartner mehr über das Merkmal zu erfahren. Dabei legte sie den Fokus v. a. auf persönliche Erfahrungen, Wahrnehmungen und Eigenschaften sowie Verhaltensweisen, die mit der Eigenschaft verbunden sein könnten. In den Interviews ergaben sich wiederholt ähnliche Aussagen, die, wie sich rausstellte, nicht durch das Persönlichkeitsmerkmal der Introversion (gemessen durch den Myers-Briggs-Persönlichkeitsfragebogen, Myers, 1962) erklärbar waren. Aus den Aussagen der Interviews entwickelte E. N. Aron anschließend einen Fragebogen, der 27 Fragen enthielt. Nachfolgend konnte die Qualität des Fragenkatalogs wiederholt empirisch in zahlreiche Studien des Ehepaars selbst sowie auch von anderen Wissenschaftlern bestätigt werden (z. B. weitere Studien im Paper von Aron & Aron, 1997; Acevedo et al., 2014; Aron et al., 2012; Smolewska et al., 2006). Die HSP-Skala wird in diesen Studien als sehr reliables und valides Messinstrument beschrieben. So wurden beispielsweise Werte für Cronbachs Alpha von .85 bis .92 (Gearhart, 2014; Sobocko & Zelenski, 2015) berichtet. Die Test-Retest-Reliabilität wurde in zwei Studien analysiert und lag bei .99 (Acevedo et al., 2014) bzw. .68 (Pluess et al., 2018). Eine umfassende wissenschaftliche Übersicht ist im aktuellen Review von Greven et al. (2019) sowie in der Dissertation von Teresa Tillmann (2019) zu finden.

Das Interesse am Thema Hochsensibilität hat in den letzten Jahren sowohl bei praktizierenden Fachkräften als auch bei Wissenschaftlern weltweit zugenommen. Für das Konstrukt ist dies erst einmal als sehr positiv zu bewerten: Der Einsatz der HSP-Skala in zahlreichen Studien trägt nicht nur zu ihrer weiteren Validierung bei, sondern hat auch zu zahlreichen neuen Erkenntnissen geführt. So konnten durch den Einsatz des Fragebogens in wissenschaftlichen Studien Zusammenhänge mit verschiedenen anderen Konstrukten und Wirkungen exploriert werden. Ein erheblicher Teil der Ergebnisse befasst sich mit gesundheitsbezogenen Konstrukten und Krankheitsbildern, wie etwa Angststörungen, Depressionen (Liss et al., 2005; Liss et al., 2008; Meredith et al., 2015; Yano & Oishi, 2018) oder der Borderline-Persönlichkeitsstörung (Konrad, 2020). Diese Themen bilden den Fokus des vorliegenden Buchs und werden im weiteren Verlauf ausführlicher behandelt.

In aktuellen wissenschaftlichen Debatten zum Thema Hochsensibilität werden auch kritische Punkte diskutiert. Angelehnt an den bereits genannten Review-

Artikel von Greven et al. (2019) geht es dabei insbesondere um die folgenden drei Hauptaspekte: die verschiedenen Versionen des Fragebogens (A), die Verteilung von SPS in der Bevölkerung (B) sowie die verschiedenen Facetten des Konstrukts und deren Repräsentativität innerhalb der Skala (3). Auf alle drei Punkte soll im Weiteren eingegangen werden.

1.5.1 Verschiedene Versionen des Fragebogens

Betrachtet man die aktuelle Forschungslandschaft im Kontext von SPS, fallen sehr schnell drei Aspekte auf: Die verschiedenen Versionen der Skala unterscheiden sich einerseits in Sprache und Länge sowie in der jeweiligen Zielgruppe. Aufgrund des internationalen Interesses am Thema SPS gibt es inzwischen mehrere Übersetzungen der Skala. So wurde die Originalskala beispielsweise auf Deutsch (Blach, 2016; Borries, 2012; Konrad & Herzberg, 2017), Chinesisch (Jagiellowicz et al., 2011), Niederländisch (Evers et al., 2008), Italienisch (Nocentini et al., 2018) oder Japanisch (Kibe et al., 2018) übersetzt. Die Unterschiede in Länge und Zielgruppe stellen eine besondere Bedeutung im Forschungskontext dar. Dabei unterscheiden sich die verschiedenen Versionen der HPS-Skala hinsichtlich der Anzahl der Items, mit denen sie das Konstrukt messen. In der englischen Version sind neben der 27-Item Version auch eine 12-Item Version (Pluess et al., 2018; Pluess et al., 2023) sowie eine 10-Item Version (Gearhart & Bodie, 2012) zu finden. Alle Versionen zeigen dabei ähnlich gute psychometrische Kennwerte auf. In der deutschen Übersetzung erweiterten Konrad und Herzberg (2017) die Item-Anzahl während des Übersetzungsprozesses auf 39, indem sie einzelne Items in ihre Details trennten und mehrere Items daraus entwickelten. Borries (2012) andererseits erarbeitete im Zuge ihrer Übersetzung eine 31-Item-Version.

Da die Originalskala mit Unterstützung von Studierenden entwickelt wurde, wurden in der Entwicklung Ausdrücke verwendet, die von Kindern und Jugendlichen nur schwer zu verstehen sind. Aus diesem Grund wurden spezielle Versionen der Skala für Kinder sowohl in englischer Sprache (12-Item Version von Pluess et al., 2018) als auch auf Deutsch (Tillmann et al., 2018) entwickelt. Sie zeichnen sich insbesondere durch die Verwendung von kinder- und jugendgerechter Sprache aus. Veränderungen in Sprache und Länge von Skalen sind meist miteinander verknüpft, da im Zuge von Übersetzungen oft Items hinzugefügt oder gekürzt werden.

Während eine internationale Anwendung von Konstrukten und Skalen in der Wissenschaft als positiv angesehen wird, bringt diese auch Nachteile mit sich. Neben den allgemein bekannten Schwierigkeiten mit impliziten Bedeutungen von einzelnen Wörtern einer Sprache, wird dadurch auch die Vergleichbarkeit von Ergebnissen eingeschränkt.

Aufgrund der wiederkehrenden Kritikpunkte an der mittlerweile über 25 Jahre alten HSP-Skala, hat sich ein Team aus Wissenschaftlern und Experten und Expertinnen zum Thema Hochsensibilität zusammengefunden und den Originalfragebogen überarbeitet und empirisch validiert. Eine erste Online-Version mit grundlegenden psychometrischen Ergebnissen kann als Preprint im PsyArXiv gefunden werden.

1.5.2 Die Verteilung von SPS in der Gesamtbevölkerung

Zu Beginn der Entwicklung des Forschungsgebiets zur Hochsensibilität gingen Wissenschaftler lange Zeit davon aus, dass zwischen 10 und 35 % aller Menschen als hochsensibel gelten und das Merkmal SPS in sich tragen (Aron et al., 2012). Diese Annahme knüpfte an eine von Kagan (1994) auf Grundlage der genetischen und biologischen Basis des Merkmals generierten Hypothese an. Weiterhin wurde davon ausgegangen, dass die Variable SPS in den wissenschaftlichen Studien vielmehr einer dichotomen Variablen als einer Normalverteilung entspreche (Aron et al., 2012). Bis 2012 wurde diese Sichtweise auch in der Diplomarbeit von Borries (2012) bestätigt. Laut Aron und Aron (2013) zeigte sich dies darin, dass die Verteilung der Werte auf der HSP-Skala eine flachere »Spitze« aufwies. Sie beschrieben außerdem eine »sichtbare Bruchstelle« in der Verteilung, die den prozentualen Anteil der »Hochsensiblen« verdeutlichte (Aron & Aron, 2013).

Analysiert man jedoch die Studien, die zu dieser Zeit durchgeführt wurden, fällt auf, dass sich Wissenschaftler kaum an diese Beschreibungen hielten, sondern vielmehr verschiedene, oftmals nur schwer vergleichbare Ansätze verfolgten. Jagiellowicz (2012) und auch Kjellgren und Kollegen (2009) teilten beispielsweise ihre Stichproben in zwei Gruppen auf und dichotomisierten SPS somit. Andere Wissenschaftler verwendeten SPS jedoch als kontinuierliche Variable (Brindle et al., 2015; Jagiellowicz et al., 2011; Neal et al., 2002). Auch die jeweiligen verwendeten Cut-Off-Werte unterschieden sich teilweise sehr deutlich voneinander, so definierten Kjellgren et al. (2009) 50 % der Teilnehmenden als »hochsensibel«, Liss et al. (2005) 25 % und Jagiellowicz (2012) 20 %.

Dass die Hypothese einer dichotomen Verteilung des Merkmals jedoch nicht haltbar ist, zeigte nicht nur das diverse, nicht einheitliche Vorgehen in den wissenschaftlichen Studien, sondern auch eine wissenschaftliche Arbeit von Krönung (2015). Bereits im Jahr 2015 versuchte sie die Ergebnisse der taxonomischen Analysen von Borries aus dem Jahr 2012 zu replizieren, jedoch ohne Erfolg.

Auch neuere wissenschaftliche Studien und Erkenntnisse sehen SPS als eine kontinuierliche Variable und weniger als ein dichotomes Merkmal. Lionetti und Kollegen (2018) konnten z. B. mit Hilfe von latenten Klassenanalysen in verschiedenen Stichproben drei Sensitivitätsgruppen extrahieren. Während 30 % der Teilnehmenden jeweils zu den »hoch-sensiblen« und »niedrig sensiblen« zählten, stellt die mittlere Gruppe mit ca. 40 % die Mehrheit dar. Auf Grundlage von entwicklungspsychologischen Konzeptualisierungen benannten sie die Gruppen nach Blumenarten: Orchideen (als die hochsensible Gruppe), Tulpen (die mittel-sensible Gruppe) und Löwenzahn (die niedrig-sensible Gruppe). Diese Konzeptualisierung ist unter anderem in der Resilienzforschung zu finden und repräsentiert die Stärke der Abhängigkeit von Umgebungsvariablen. In einer Studie von Pluess und Kollegen (2018) konnten diese Ergebnisse anhand von Stichproben mit Kindern repliziert werden. Die Forschergruppe fand jeweils verschiedene Cut-Off-Werte für

Erwachsene, Kinder und Jugendliche, mit deren Hilfe die Teilnehmenden der jeweiligen Sensitivitätsgruppe zugeteilt werden konnten.

Auch wenn im Verlauf der letzten Jahre Studien vermehrt diese Verteilung des Merkmals fokussieren, findet man in der wissenschaftlichen Gemeinschaft weiterhin Skepsis bezüglich der Notwendigkeit einer Einteilung auf Grundlage von spezifischen Zahlen und Kennwerten. Das Arbeiten mit Cut-off-Werten ist doch meist eine Praxis in Zusammenhang mit pathologischen Variablen und Eigenschaften. In diesem Rahmen sind solche Grenzwerte wichtig, um pathologisches von nicht-pathologischem Verhalten zu trennen und den Krankheitswert eines Verhaltens einschätzen zu können. Des Weiteren wird diskutiert, ob es zusätzlich auch aus statistischen Gründen eventuell effektiver sein könnte, verschiedene Berechnungen auf Grundlage einer Normalverteilung zu realisieren. Auf diese Weise verliere man beispielsweise weniger statistische Informationen, insbesondere hinsichtlich der Varianz.

Auf der anderen Seite sind die Bedürfnisse der Praxis jedoch nicht zu vernachlässigen. Das Ziel und der optimale Zweck wissenschaftlicher Studien und deren Ergebnisse ist die praktische Anwendung. In zahlreichen Veranstaltungen und Konferenzen zum Thema wird dieser Bedarf und der Wunsch an die Wissenschaft immer wieder kommuniziert. Erste anwendbare Kennwerte für SPS existieren bereits und wurden schon an die Praxis weitergegeben. Weiterhin stellen Studien zur Generierung repräsentativer Verteilungen und Cut-off-Werte ein Forschungsdesiderat für die kommenden Studien zum Thema SPS dar. Der Vollständigkeit und Aktualität halber soll jedoch noch hinzugefügt werden, dass entsprechende Cut-off-Werte in der Praxis bereits Anwendung finden. Nicht zuletzt verfolgt M. Pluess dieses Vorgehen auf seiner Homepage https://sensitivityresearch.com/de/, auf der man nach Ausfüllen des Fragebogens eine an die Höhe der Wertpunkte angepasste Rückmeldung erhält. Eine Grafik zeigt an, wo im »Sensibilitätsspektrum« man sich befindet und welche Bedeutung dieses Ergebnis für die eigene Wahrnehmung hat.

1.5.3 Die verschiedenen Facetten von SPS im Fragebogen

Während anfänglich nach Veröffentlichung des ersten Artikels des Ehepaares Aron davon ausgegangen wurde, dass SPS ein eindimensionales Konstrukt darstellt, was auch von einigen Studien empirisch unterstützt werden konnte (Aron et al., 2005; Gearhart & Bodie, 2012; Neal et al., 2002), wurde diese Annahme insbesondere in den letzten Jahren kritisch betrachtet. Primär Smolewska et al. (2006) stellten diese Annahme in Frage und berichtet von Ergebnissen, die auf drei Faktoren innerhalb der HSP-Skala hinwiesen. Diese waren Aestehtic Sensitivity (deutsche Übersetzung: »Ästhetische Sensitivität«, AES), Ease of Excitation (deutsche Übersetzung: »Leichte Erregbarkeit«, EOE) und Low Sensory Threshold (deutsche Übersetzung: »Niedrigere Reizschwelle«, LST). Dieses drei-faktorielle Modell innerhalb des Merkmals setzte sich trotz anderer resultierender Ergebnisse, wie unter anderem einem zweifaktoriellen Modell (Evans & Rothbart, 2007), weitestgehend durch und wurde von zahlreichen Studien datenbasiert gestützt (Ahadi & Basharpoor, 2010; Evers et al., 2008; Liss et al., 2005). Als Reaktion auf die zahlreichen Ergebnisse, die ein dreifaktorielles Modell stützen, sowie auch auf die primäre Annahme eines allgemeinen, übergreifenden Merkmals, wurde in einer aktuellen Studie ein bi-faktorielles Modell von Lionetti und Kollegen (2018) vorgeschlagen. Dieses beinhaltet sowohl ein allgemeingültiges Konstrukt als auch drei spezifische Sub-Faktoren. Damit bietet dieses bi-faktorielle Modell eine Lösung für den wissenschaftlichen Diskurs, indem es zeigt, dass sich die beiden Perspektiven eines ein- und drei-dimensionalen Modells viel mehr ergänzen, als dass diese sich gegenseitig ausschließen (Lionetti et al., 2018). Weitere Studien zur Validierung und empirische Unterstützung dieses Modells fehlen aktuell jedoch noch. Aktuellere Studien (hier z. B. Pluess et al., 2023) postulieren eine neue Zwei-Faktoren-Struktur, die einen allgemeinen Sensibilitätsfaktor und drei weitere Faktoren aufzeigen. Ein weiterer, aktuellerer Ansatz (de Gucht et al., 2022) bietet auf Grundlage eines angepassten Fragebogens eine sechs-faktorielle Struktur an, die wiederum zwei Dimensionen von SPS beschreibt (positive und negative Dimension) und für Wahrnehmung- und Verarbeitungsschwierigkeiten sowie zur Erklärung der Zusammenhänge mit verschiedenen psychischen Symptomen geeignet sein könnte.

1.6 Weitere Methoden zur Messung von SPS und aktuelle wissenschaftliche Entwicklungen

Aufgrund der allgemein kommunizierten Kritik an Fragebögen, die sich sehr stark auf individuelle Wahrnehmungen und Empfindungen beziehen, wurden in den letzten Jahren vermehrt Ressourcen in die Entwicklung anderer Messinstrumente investiert. Lionetti et al. (2019) entwickelten in diesem Zusammenhang ein Bewertungssystem für Vorschüler, das (von Lehrkräften und Eltern) auf Grundlage von beobachtbarem Verhalten ausgefüllt werden kann (Davies et al., 2021; Lionetti, Aron et al., 2019). Ebenso wurde ein strukturiertes Interview (Kähkönen et al., 2024) entwickelt. Des Weiteren existiert bereits ein Fragebogen für Eltern zur Einschätzung ihrer Kinder (Boterberg & Warreyn, 2016) im Zusammenhang mit verschiedenen Problemverhalten. Aktuelle wissenschaftliche Entwicklungen bemühen sich jedoch auch weiterhin um die Ausarbeitung zusätzlicher objektiver Verfahren zur Messung von SPS (Lange & Lux, 2021).

Aktuelle wissenschaftliche Studien bemühen sich insbesondere um die Weiterentwicklung der aktuellen HSP-Skala. Eine erste Version ist als Preprint bereits veröffentlicht und verfügbar. Dabei ist das Ziel insbesondere der Miteinbezug aller wichtiger Eigenschaften, die in den letzten Jahren und Jahrzehnten stetig erweitert wurden. Auch die Frage der Verteilung des Merkmals in der allgemeinen Bevölkerung wird weiterhin diskutiert. Eine Anpassung der bisherigen HSP-Skala an den aktuellen Stand der Forschung bietet insbesondere auch die Chance der Etablierung eines international anerkannten und auch verwendeten Messinstruments, das die Vergleichbarkeit der generierten Ergebnisse zusätzlich erheblich erleichtern würde.

Zusammenfassung

»Sensory-Processing Sensitivity«, kurz SPS, wurde im Jahre 1997 von Elaine N. Aron, A. Aron und ihrem Team als Temperamentsmerkmal vorgeschlagen. Es zeichnet sich durch vier Hauptmerkmale aus: Tiefere Reizverarbeitung, Verhaltenshemmung, Empfänglichkeit für (subtile) Reize sowie eine stärkere Reaktivität auf emotionale und physiologische Reize. Dabei beziehen sich das Ehepaar Aron und ihre Kollegen auf bereits bestehende Theorien, die sich mit interindividuellen Unterschieden in der Reizverarbeitung beschäftigen (z. B. »Differential Susceptibility«, »Biological Sensitivity to Context«, »Vantage Sensitivity«). Vor einigen Jahren etablierte sich die Theorie der »Environmental Sensitivity«, die die bereits bestehenden Theorien zusammenbrachte. Es wird davon ausgegangen, dass das Merkmal in der Gesamtbevölkerung normalverteilt ist und Menschen Reize mehr oder weniger tief verarbeiten und entsprechend auf diese reagieren. Demzufolge sollten die meisten Menschen eine »mittlere Sensibilität« haben, während nur eine Minderheit einen niedrigen bzw. hohen Wert der »Sensibilität« (SPS) zeigt. In den letzten Jahrzenten hat sich eine Messung mittels verschiedener Fragebögen herauskristallisiert, die aktuell durch andere Methoden (z. B. durch Verhaltensbeobachtung oder durch ein Interview) ergänzt wurden. Die meisten Studien berufen sich auf subjektive Daten der Betroffenen. Es existiert eine große Anzahl verschiedener Studien zur internen Struktur des Fragebogens. Sehr häufig wird von drei Faktoren ausgegangen, die vom Fragebogen gemessen werden sollen: »Ästhetische Sensitivität« (»Aesthetic Sensitivity«, AES), »Leichte Erregbarkeit« (»Ease of Excitation«, EOE) und »Niedrige Reizschwelle« (»Low Sensory Threshold«, LST). Vor kurzem wurde eine wissenschaftlich überarbeitete Version der Original-HSP-Skala veröffentlicht, mit dem Ziel der weiteren Vereinheitlichung und Vergleichbarkeit der Forschungslandschaft.

2 SPS im Kontext der psychischen Gesundheit

Teresa Tillmann und Thilo Hinterberger

2.1 Korrelate mit Persönlichkeitsvariablen

Das Prädikat Hochsensibilität wurde von E. N. Aron & A. Aron zunächst als Persönlichkeitsmerkmal, bzw. Temperamentsmerkmal angenommen, also einer Eigenschaft, die im Erwachsenenalter nur wenig veränderlich ist. Daraus entfachte sich eine rege Forschung um diese Zusammenhänge. Die Benennung des Fragebogens *Highly Sensitive Person Scale* (HSP-Skala) zielt also auf die Erfassung eines Temperamentsmerkmals einer Person ab. Hieraus ergibt sich jedoch auch die Frage, welche Beziehungen das Konstrukt der SPS zu anderen, bereits bestehenden Persönlichkeitsvariablen aufweist. E. N. Aron und A. Aron (1997) berichteten von nur moderaten Zusammenhängen von Hochsensibilität mit den verwandten Persönlichkeitsvariablen *soziale Introversion* und *Emotionalität.* Die SPS bildet damit Eigenschaften ab, die mit anderen Persönlichkeitsmerkmalen in Zusammenhang stehen – Smolewska et al. (2006) untersuchten die Korrelationen zwischen der HSP-Skala und dem Persönlichkeitsfragebogen NEO-FFI (NEO-Fünf-Faktoren-Inventar, Costa & McCrae, 1992). Sie berichteten, dass vor allem der Faktor EOE mit Neurotizismus korrelierte, sowie der Faktor AES mit Offenheit. Sie konnten jedoch keine Korrelation zwischen der HSP-Skala und Extraversion feststellen, sodass es keine eindeutigen Befunde für den Zusammenhang von Hochsensibilität mit Introversion und Extraversion gibt. Die Korrelate von Smolewska et al. sind insofern nicht verwunderlich, als dass sich auch Ähnlichkeiten der Items zwischen der HSP-Skala und den Faktoren Neurotizismus und Offenheit des NEO-FFI finden lassen.

Ein weiteres Konzept zur Unterscheidung von Persönlichkeitstypen stellt der Myers-Briggs Type Indicator® (MBTI, Myers, 1962) dar. Dieser ist zwar wissenschaftlich umstritten, besitzt aber eine Systematik, die viele Aspekte einer positiv formulierten Wahrnehmungssensibilität thematisiert und daher hier angesprochen werden soll. Im Vergleich zur HSP-Skala finden sich in den Fragebogenitems des MBTIs vor allem Ähnlichkeiten zur Kategorie *Aufmerksamkeit*, die aus den Funktionen der *Sensorik* (S-Faktor) und der *Intuition* (N-Faktor) besteht. Der Sensorik-Aspekt des MBTI richtet sich vor allem auf die pragmatische Wahrnehmung von Fakten, die dann auch handlungsweisend werden. Auch Aspekte wie ein fotografisches Gedächtnis oder kognitive Dominanz sind darin enthalten. Der Faktor Intuition (N) hingegen gibt die vielfältigen Interpretationen des Wahrgenommenen und die Offenheit zu tieferen Wahrnehmungsschichten wieder. Während die MBTI-Faktoren *Intuition* (N) und *Sensorik* (S) die Eigenschaften in positiver, konstruktiver Weise abbilden und damit eine ressourcenorientierte Perspektive auf die

SPS-Eigenschaften werfen, werden in der HSP-Skala zwar ähnliche Aspekte thematisiert, jedoch werden vorwiegend wahrnehmungsbedingte Überforderungen und Stresssituationen erfragt. Damit wird bereits deutlich, dass sich SPS in der ursprünglichen HSP-Skala weniger auf eine erhöhte und differenzierte Wahrnehmung fokussiert, als vielmehr auf die mentalen und emotionalen Stressreaktionen abzielt.

2.2 SPS und Lebenszufriedenheit

Booth et al. (2015) berichteten in einer Studie über Kindheitserfahrungen von Erwachsenen, dass hochsensible Personen beim Vorliegen negativer Kindheitserfahrungen eine geringere *Lebenszufriedenheit* berichteten als nicht-hochsensible Personen. Bei einer positiven Kindheit zeigte sich keine Korrelation. Aufgrund dieser Ergebnisse wurde ein Diathese-Stress-Modell für Hochsensibilität vorgeschlagen, welches besagt, dass eine erhöhte SPS nicht automatisch zu Stress, Unwohlsein und Krankheit führt, jedoch in Fällen einer wenig unterstützenden oder mit negativen Erfahrungen verbundenen Kindheit schneller zu Erkrankungen führen kann als bei nicht-hochsensiblen Personen.

Sobocko und Zelenski (2015) untersuchten eine Stichprobe an hochsensiblen Personen über die drei Faktoren von Smolewska et al. (2006) und die zwei Faktoren von Evans und Rothbart (2008) hinsichtlich Korrelationen zur Lebenszufriedenheit. Demnach haben die Faktoren AES und die Orientierungswahrnehmung positive Effekte auf die Lebenszufriedenheit, während die stress-bezogenen Faktoren EOE, LST und der Faktor »negativer Affekt« mit einer geringeren Lebenszufriedenheit und geringerem Wohlbefinden in Verbindung stehen. Hier zeigt sich bereits die Wichtigkeit der Unterscheidung der Aspekte des SPS-Konstrukts, wie sie sich in den gefundenen Faktoren der HSP-Skala äußern. Hochsensibilität in diesem Sinne scheint demnach zwei konträre Bereiche abzubilden. Auf der einen Seite die tatsächliche Sensibilität, die sich durch eine feine Wahrnehmung auszeichnet, und auf der anderen Seite die Probleme, die durch die erhöhte Wahrnehmungsfähigkeit ausgelöst werden können, wie eine leichte Erregbarkeit und negative Affekte. Dieser Sachverhalt wird in den nachfolgenden Kapiteln weiter ausgeführt.

2.3 SPS und psychosomatische Störungen

Benham (2006) stellte fest, dass hochsensible Personen häufiger von *Stress* und *körperlichen Krankheitssymptomen* berichteten. In einer Studie von Liss et al. (2008) zu psychischen Problemen konnten Zusammenhänge der Faktoren EOE und LST mit *Depression, Angst, Alexithymie* und *Autismussymptomen* festgestellt werden. Insbesondere hatten Personen mit hoher EOE mehr Schwierigkeiten in der Wahrnehmung von Gefühlen. Hieraus folgern sie, dass eine leichte Erregbarkeit bei gleichzeitiger Schwäche in der Wahrnehmung von Gefühlen angstfördernd wirken kann. AES hingegen zeigte keine Korrelation zur Depressivität, wohl aber zu Angststörungen. Diese Ergebnisse sowie eine weitere Untersuchung von Liss et al. (2005), bei der eine Stichprobe an hochsensiblen Personen mit schlechter Bindung zu ihren Eltern häufiger *Angststörungen* oder *Depressionen* entwickelten, unterstützten ebenfalls ein Diathese-Stress-Modell.

Die HSP-Skala in Bezug auf den Behandlungserfolg von *Zwangsstörungen* untersuchte Holm et al. (2019). Dabei kamen sie zu dem Ergebnis, dass SPS mit dem Behandlungserfolg von Zwangsstörungen nicht wesentlich zusammenhängt. Dennoch wurde eine generelle Reduktion der SPS nach der Behandlung festgestellt.

Die Frage nach dem Zusammenhang zwischen SPS und verschiedenen weiteren Diagnosen, insbesondere den Autismus-Spektrum-Störungen, der emotional-instabilen Persönlichkeitsstörung (Borderline-Typ) und ADHS, ist bereits seit einiger Zeit Thema in der Praxis und der Wissenschaft. Um die Frage nach möglichen Überlappungen und Unterschieden zu beantworten, bieten sich verschiedene Möglichkeiten und Wege an. Neben der Zusammenfassung aktueller wissenschaftlicher und empirischer Ergebnisse und Studien ist insbesondere auch die Betrachtung der Diagnosekriterien der jeweiligen Diagnostiksysteme (z. B. »Diagnostisches und Statistisches Manual Psychischer Störungen« (DSM) oder »Internationale statistische Klassifikation der Krankheiten« (ICD)) von großer Bedeutung. In den folgenden drei Kapiteln werden genau diese beiden Schritte zur Analyse von Überlappungen und Unterschieden zwischen SPS und den am häufigsten mit SPS in Verbindung gebrachten Diagnosen angewandt: die Autismus-Spektrum-Störungen, AD(H)S und die emotional-instabile Persönlichkeitsstörung (Borderline-Typ) (▸ Kap. 2.4, ▸ Kap. 2.5 und ▸ Kap. 2.6).

2.4 SPS und Autismus

Ein Grund für das große Interesse an den Zusammenhängen zwischen SPS und Autismus ist wahrscheinlich die Annahme, dass Autisten durch Hyper- oder Hyposensitivität zu bestimmten sensorischen Stimulationen charakterisiert sind (Masataka, 2017), sodass an diesem Punkt intuitiv ein Zusammenhang mit SPS gesehen wird.

Bereits im Jahr 2010 setzte sich E. N. Aron mit dieser Frage auseinander: Kann SPS im therapeutischen und klinischen Setting mit Autismus verwechselt werden bzw. wie können beide Aspekte voneinander differenziert werden? In ihrem Buch »Psychotherapy and the Highly Sensitive Person« (2010) beschreibt sie, dass SPS in Kombination mit einer Neigung zu schüchternem Verhalten möglicherweise den

Anschein einer der mildesten Formen von Autismus erwecken kann. Dies geschehe jedoch auf der Grundlage lediglich eines einzigen Symptoms, nämlich dem »sensory distress« oder in anderen Worten der Belastung aufgrund von sensorischen Informationen und Verarbeitungstendenzen (Liss et al., 2008). Die anderen Kriterien, die auf Grundlage des DSM-5 für eine Diagnosevergabe von Autismus erfüllt werden müssen, treffen auf hochsensible Personen jedoch nicht zu. Diese klare Abgrenzung ist beeindruckend, wenn man bedenkt, dass es bis zu diesem Zeitpunkt noch nicht viel Forschung und Literatur zu dem Thema gegeben hat.

Dies änderte sich in den letzten Jahren deutlich, in dem Sinne, dass Wissenschaftler auch empirische Befunde zum Zusammenhang von SPS und der Autismus-Spektrum-Störung generierten. Bereits 2005 setzten sich Jerome und Liss (2005) z. B. mit verschiedenen Informationsverarbeitungs-, Bindungs- und Bewältigungsmustern auseinander. Auch wenn es in diesem Artikel nicht primär um SPS und damit zusammenhängende Eigenschaften ging, wurde bereits die Hypothese beschrieben, dass das Fehlen der Wahrnehmung von Details möglicherweise auf ein überreiztes System zurückgeführt werden kann, das sich automatisch »abschaltet«. Dieser Mechanismus sei auch im Zusammenhang mit Autismus bekannt (Gillingham, 1995). Ein direkter Zusammenhang zwischen SPS und Autismus wird in dem Artikel jedoch nicht postuliert. Einige Jahre später betrachteten Liss, Mailloux und Erchull (2008) genau diesen Zusammenhang empirisch. Dabei zeigten sich kleine Korrelationen zwischen den drei SPS-Faktoren (EOE, LST und AES, ▸ Kap. 1.5.3) und drei Komponenten von Autismus (eingeschränkte soziale Fähigkeiten, Orientierung auf Details und eingeschränkte soziale Kommunikation), die über einen Fragebogen erhoben wurden (Baron-Cohen et al., 2001). Die beiden Faktoren EOE und LST korrelierten dabei stärker mit den drei Komponenten von Autismus als der Faktor AES. Weiterhin hatten die Teilnehmenden mit hohen Werten auf dem AES-Faktor weniger Kommunikationsdefizite. Aufgrund der niedrigen Werte hinsichtlich der internen Konsistenz und Reliabilitätsmaße von zwei der Autismus-Komponenten (eingeschränkte soziale Kommunikation und Orientierung auf Details) ist eine kritische Interpretation und Bewertung der Ergebnisse ratsam.

Für eine weitere Differenzierung von SPS und Autismus lohnt es sich, einen Blick auf die Diagnosekriterien des im deutschen Kontext genutzten internationalen Klassifikationssystems ICD-10 (Remschmidt et al., 2017) zu werfen. Auf einigen Seiten innerhalb des ICD-10 findet man im Rahmen der Definition von Autismus-Spektrum-Störungen folgende Punkte, die im Zusammenhang mit SPS wichtig erscheinen:

- »Qualitative Auffälligkeiten der gegenseitigen sozialen Interaktion […]« sowie »Qualitative Auffälligkeiten der Kommunikation« (Remschmidt et al., 2017): Auch wenn bereits bekannt ist, dass SPS zeitweise als Schüchternheit missinterpretiert werden kann (Aron & Aron, 1997) und eine der vier Haupteigenschaften von hochsensiblen Personen die Zurückhaltung in neuen sozialen Situationen darstellt (zuvor als »Verhaltenshemmung« beschrieben; Aron, 1997; Aron et al., 2012), so treten diese Verhaltensweisen nur in unbekannten und neuen Situationen auf. Sobald sich hochsensible Personen jedoch wohlfühlen und die Situation nicht mehr neu und unbekannt ist, ist diese Zurückhaltung meist nicht mehr beobachtbar. Verschiedene Studien konnten sogar das Gegenteil empirisch belegen: Beispielsweise konnte in zwei Untersuchungen gezeigt werden, dass bei hochsensiblen Personen tendenziell die Gehirnregionen aktiver sind (im Vergleich zu nicht-hochsensiblen Personen), die mit Empathie und der Verarbeitung sozialer Reize sowie Reflexionsfähigkeit in Verbindung stehen (Acevedo et al., 2014; Acevedo et al., 2017).

- »Begrenzte, repetitive und stereotype Verhaltensmuster, Interessen und Aktivitäten«: In Bezug auf diesen Aspekt ist aus wissenschaftlicher Sicht bei hochsensiblen Personen zum Zeitpunkt der Kapitelerstellung noch nichts bekannt. Aufgrund der bereits beschriebenen Zurückhaltung (Aron et al., 2012) mag es auf den ersten Blick so erscheinen, als zeigten hochsensible Personen ein eingeschränktes Interessens- und Aktivitäts-Repertoire. Aber auch hier gilt, dass sich das Verhalten stark ändert, wenn Situationen und Reize nicht mehr neu und unbekannt sind. Sobald sich hochsensible Personen sicher in einer Situation fühlen, unterscheiden sie sich in ihrem Verhalten und Erleben nicht von nicht-hochsensiblen Personen.

2.5 SPS und AD(H)S

Ähnlich wie für die Autismus-Spektrum-Störungen beschrieben, lässt sich auf den ersten Blick auch ein Zusammenhang zwischen SPS und AD(H)S vermuten. Zur Differenzierung von SPS und AD(H)S lohnt sich auch in diesem Fall ein Blick auf die Diagnosekriterien einer Hyperkinetischen Störung. Im ICD-10 (Remschmidt et al., 2017) finden sich dabei folgende drei Oberkategorien:

- Unaufmerksamkeit (u. a. Probleme beim Aufrechterhalten von Aufmerksamkeit, leichte Ablenkbarkeit sowie Vermeidung ungeliebter Aufgaben)
- Überaktivität (u. a. Bewegungen mit Händen und Füßen, starke motorische Unruhe sowie auffällige Lautstärke)
- Impulsivität (u. a. Schwierigkeiten abzuwarten beim Sprechen, häufiges Unterbrechen und Stören von anderen sowie häufiges exzessives Reden)

Die Unaufmerksamkeit im Rahmen von ADHS erinnert dabei an Schwierigkeiten bei der Aufmerksamkeitslenkung von hochsensiblen Personen bei Überstimulation (Aron et al., 2012; Homberg et al., 2016). Gleiches gilt für einen besonders ausgeprägten Wunsch nach Pausen nach intensiven Arbeitsphasen (Krampe & van Randenborgh, 2023). Andererseits können bereits bestehende empirische Befunde herangezogen werden, um SPS und AD(H)S voneinander abzugrenzen. So konnte empirisch nachgewiesen werden, dass hochsensible Personen intensive Arbeitsphasen genießen und bei wenig externer Stimulation sogar bessere Leistungen erzielen als nicht-hochsensible Personen (Gerstenberg, 2012; Acevedo et al., 2014;

Acevedo et al., 2017; Aron et al., 2010; Chen et al., 2011). Zudem kann festgehalten werden, dass die Impulsivität im Rahmen von ADHS sich überhaupt nicht auf hochsensible Personen übertragen lässt. Eher zeichnet sich SPS genau durch das Gegenteil aus. So führen die »pause to check«-Tendenzen dazu, dass zukünftige Handlungen wohl überlegt und zuvor geplant werden, insbesondere in neuen und unbekannten Situationen (Smolewska et al., 2006; Greven et al., 2019). Auch eine motorische Unruhe und exzessive Aktivität, wie sie bei einem ADHS vorkommt, ist bei hochsensiblen Personen nicht bekannt bzw. (empirisch) nachweisbar.

2.6 SPS und Borderline

Hochsensible Personen (SPS; Aron & Aron, 1997) und Menschen mit einer Borderline-Persönlichkeitsstörung (BPS) weisen Gemeinsamkeiten in Bezug auf ihre hohe Empfindsamkeit und Verletzlichkeit auf. Beide zeigen z. B. Beziehungsängste und Sorgen vor Zurückweisung. Erste Hinweise auf einen Zusammenhang liefert eine Studie von Meyer et al. (2005). S. Konrad führte 2020 ebenfalls eine Studie zu dem Thema durch: In dieser wurden 1.105 Erwachsene (Alter 40 +/-11 Jahre, davon 954 Frauen) online zu ihrer Feinfühligkeit und ihren BPS-Symptomen befragt. SPS wurde mit einer angepassten und übersetzten Version (HSPS-G, die von der Autorin benannte deutsche Version) des Fragebogens erhoben. Die BPS-Symptome wurden mithilfe der Subskala Borderline (BL) des Persönlichkeits-Stil- und Störungs-Inventars (PSSI) erfasst. Die Korrelationen zwischen den Werten im PSSI-BL und in der HSPS-G waren von geringer bis mittlerer Stärke. Nach der Auspartialisierung der anderen beiden Subskalen der HSPS-G zeigten sich nur noch Korrelationen mit den Werten im PSSI-BL (spontaner Borderline-Typus) von geringer Stärke. Zudem begrenzten sich die Korrelationen vor allem auf den Faktor EOE (Leichte Erregbarkeit). Im Vergleich zu nicht-hochsensiblen Personen zeigten hochsensible Personen allerdings höhere Werte auf der PSSI-BL-Subskala. Daraus lässt sich schließen, dass BPS und SPS gewisse Überschneidungen aufweisen und dass es daher sinnvoll sein könnte, SPS auch bei BPS in Erwägung zu ziehen.

2.7 SPS und positive Effekte im Rahmen unterstützender Maßnahmen

Die grundlegende Annahme, dass SPS generell negative und positive Auswirkungen auf das Leben Betroffener haben kann, lässt sich auch auf Unterstützungsmaßnahmen übertragen. Zwar kann es sein, dass eine ungünstige Umgebung (psychische) Belastungsreaktionen bei hochsensiblen Personen verstärkt, doch auch das Gegenteil kann der Fall sein. So profitieren hochsensible Personen besonders stark von unterstützenden Maßnahmen, wie in der Theorie der »Differential Susceptibility« bzw. der »Vantage Sensitivity« beschrieben. Erste wissenschaftliche Studien konnten bereits bestätigen, dass hochsensible Personen von Präventions- und Interventionsmaßnahmen im besonderen Maße, d. h. auf statistisch signifikantem Niveau im Vergleich zu nicht-hochsensiblen Personen, profitieren (Pluess & Boniwell, 2015; Slagt et al., 2018). Dies betraf Maßnahmen gegen Depression (Pluess & Boniwell, 2015), Angststörungen (Keers et al., 2016) und Mobbing (Nocentini et al., 2018) sowie hinsichtlich des Themas der kulturellen Identität (Ceccon et al., 2023). Eine vermutete Ursache ist auch hier die tiefere Informationsverarbeitung. Besonders interessant an den Ergebnissen von Pluess & Boniwell (2015) ist, dass die Unterschiede sich insbesondere bei späteren Messungen zeigten, also nach einem gewissen Zeitraum. Auch hier liegt die Vermutung nahe, dass es an der tieferen Verarbeitung der erlernten Informationen und Strategien lag, die erst im Laufe der Zeit von den Teilnehmenden verarbeitet wurden und deshalb erst ein wenig später Effekte zeigten. Auch Krampe und van Randenborgh (2023) kamen in ihrem Artikel zum Thema Hochsensibilität zu der Erkenntnis, dass das Konstrukt auch in der therapeutischen Praxis seine Bedeutung haben kann. So beschreiben sie, dass insbesondere die »Aufklärung über die neuronale Besonderheit essenziell« sein kann (S. 138). Zudem seien »Interventionen gegen Selbststigmatisierung, zur Aufarbeitung biographischer Verletzung und innerer Konflikte sowie für verbesserte Stressverarbeitung und Emotionsregulation […] vielversprechend« (S. 138). Insbesondere Patienten, die von ihrer Hochsensibilität noch nicht wüssten, könnten laut Aussagen der beiden Autoren von diesem Wissen profitieren. Dies könnte auch mit Blick auf die Entstehung psychischer Erkrankungen Bedeutung haben. Zum anderen kann es »zur Sicherung des Therapieerfolgs […} zusätzlich indiziert sein zu lernen, mehr von den bereichernden Seiten dieser Veranlagung zu profitieren« (S. 144). Im Allgemeinen wird ein ressourcenorientierter Umgang mit hochsensiblen Personen und somit ein Entpathologisieren von SPS empfohlen (S. 145).

Zusammenfassung

Persönlichkeit: In Bezug auf das vorherrschende Big-Five-Persönlichkeitsmodell findet man insbesondere eine Überschneidung zwischen leichter Erregbarkeit (EOE) des SPS-Konstrukts und Neurotizismus sowie zwischen der ästhetischen Wahrnehmung (AES) und der Offenheit von Personen.

Lebensqualität: Während die Komponente der AES positiv mit der Lebensqualität zusammenhängt, zeigen Personen mit EOE und niedriger Reizschwelle (LST) eine geringere Lebensqualität. Damit zeigt das Konstrukt der SPS deutlich konträre Aspekte in seinen Faktoren. Hochsensible Personen mit negativen Kindheitserlebnissen weisen ebenfalls eine geringere Lebensqualität auf.

Psychosomatische Störungen: Aufgrund der stressbezogenen Faktoren EOE und LST der SPS zeigen sich Korrelationen mit Depressivität und Angststörungen.

Autismus: Einige Jahre, nachdem die Frage zum Zusammenhang zwischen SPS und Autismus-Spektrum-Störungen das erste Mal gestellt wurde (Aron, 2010), ist man sich in der Wissenschaft einig, dass sich SPS erfolgreich von Autismus abgrenzen lässt. Trotz vordergründigen Gemeinsamkeiten hinsichtlich der tiefen sensorischen Informationsverarbeitung (Jerome & Liss, 2005; Liss et al., 2008), weisen nicht nur empirische Studien, sondern auch Unterschiede hinsichtlich der Hirnaktivitäten (Acevedo et al., 2014; Acevedo et al., 2017) darauf hin, dass tiefere Informationsverarbeitung als Charakteristikum von SPS nicht zwangsläufig den Symptomen der Autismus-Spektrum-Störung ähnelt.

ADHS: Auf den ersten Blick erinnert die Unaufmerksamkeit im Rahmen von ADHS an Situationen, in denen hochsensible Personen überreizt sind, und suggeriert damit einen möglichen Zusammenhang mit SPS. Diese Vermutung kann jedoch mit Hilfe von empirischen Befunden widerlegt werden: hochsensible Personen zeigen in ruhigen, nicht überreizenden Situationen bessere Aufmerksamkeitslenkungen als nicht-hochsensible Personen (Acevedo et al., 2014, Acevedo et al., 2017; Aron et al., 2010; Chen et al., 2011) und empfinden diese Situationen als angenehm. Für Impulsivität und motorische Unruhe im Kontext von SPS gibt es bisher keine empirischen Befunde.

Borderline-Persönlichkeitsstörung: Hier könnten Gemeinsamkeiten auf Grundlage der erhöhten Empfindsamkeit und Verletzlichkeit als Reaktion auf Erfahrungen vermutet werden. Ein entsprechender statistischer Zusammenhang wurde in einer Studie untersucht und ergab geringe bis mittlere Korrelationen.

Besonderer Nutzen von unterstützenden Bedingungen: Schließlich konnte bereits wissenschaftlich bestätigt werden, dass hochsensible Personen von besonders unterstützenden Angeboten, wie beispielsweise Präventionsangeboten (Pluess & Boniwell, 2015; Keers et al., 2016; Nocentini et al., 2018) in höherem Maße profitieren als Menschen mit niedrigeren Werten auf der HSP-Skala. Erklärt werden kann dies durch die Theorie der Environmental Sensitivity, die besagt, dass hochsensible Personen alle Reize, positive wie negative, tiefer verarbeiten.

3 Sensibilität und Verarbeitung als klinische Messparameter

Thilo Hinterberger und Devina Galuska

3.1 Anforderungen in der klinischen Diagnostik

Der Umgang mit Hochsensibilität wird zunehmend auch in der Psychotherapie und psychosomatischen Medizin diskutiert. Hier stellen sich die Fragen, welche therapeutischen Maßnahmen für hochsensible Personen besonders geeignet sind oder welche Störungsbilder mit erhöhter Sensibilität in Zusammenhang stehen. Für deren Klärung stellte sich jedoch heraus, dass die salutogenen und pathologischen Aspekte getrennt betrachtet werden müssen, weshalb zunächst die Entwicklung eines neuen Instruments für die Erfassung von Hochsensibilität im klinischen Kontext erforderlich schien. Dazu wurde zunächst überprüft, wodurch Hochsensibilität definiert ist und mit welchen anderen Konstrukten sie korreliert. Insgesamt schien es uns, dass im Konstrukt der SPS verschiedene Aspekte der Wahrnehmung und ihrer Verarbeitung gemischt sind und es uns deshalb ein Meta-Konstrukt zu sein scheint. Aus diesem Grund haben wir die Aspekte der Wahrnehmung überarbeitet und unter Berücksichtigung bereits etablierter Konstrukte zu einem neuen Meta-Konstrukt zusammengefasst. Insbesondere können damit die salutogenen von den pathologisch-dysfunktionalen Aspekten klar unterschieden werden.

Eine erhöhte Sensibilität fordert die Verarbeitung der Wahrnehmungen in besonderem Maße heraus, so dass davon auszugehen ist, dass sie bei Menschen mit psychischen Beeinträchtigungen vermehrt zu Problemen führen kann. Häufig gehen solche psychischen Faktoren auf Kindheitserfahrungen zurück. Eine hohe Sensibilität sollte also als möglicher Risikofaktor für psychische Störungen in Betracht gezogen werden. Zum anderen können auch Probleme in der Wahrnehmungsverarbeitung selbst zu psychischen Beeinträchtigungen führen. Für die psychotherapeutische Behandlung erscheint es deshalb sinnvoll, eine hohe Wahrnehmungssensibilität zu erkennen und auf Probleme in der Verarbeitung in der Therapie einzugehen. Die Unterscheidung zwischen Sensibilität und Verarbeitungsproblematik ist mit der HSP-Skala nur bedingt möglich. In den Untersuchungen von Smolewska et al. (2006) und Evans & Rothbart (2008) werden zwar verschiedene Faktoren des Fragebogens identifiziert (AES, EOE, LST), jedoch ist der Fragebogen nicht für diese Unterscheidungen konzipiert worden, sondern zielt darauf ab, ein Konstrukt der SPS durch die Gesamtheit der Fragen erfassen und definieren zu können. Hinzu kommt, dass das Verhältnis von Fragen zur Sensibilität und Fragen zur Verarbeitungsproblematik nicht ausgeglichen ist und mehr Items zu Problematiken als zur reinen Sensibilität vorhanden sind. Wir strebten daher eine klare, bereits konzeptionelle Trennung von Sensibilität und Verarbeitung an und haben dies in der Konstruktion unseres klinisch einsetzbaren Fragebogens berücksichtigt.

Ein weiterer Unterschied eines klinisch-diagnostischen Fragebogens zu den meisten psychologisch-wissenschaftlichen Fragebögen ist, dass mit möglichst wenigen Fragen das Konstrukt möglichst breit und umfassend erfasst werden soll, anstatt mit vielen Fragen ein Konstrukt möglichst eng und präzise zu erfassen.

Um also Sensibilität und Verarbeitungsproblematik für die klinische Diagnostik sinnvoll zu erheben, war die Entwicklung eines neuen Instrumentes notwendig.

3.2 Entwicklung des SV-30 und der Kurzform SV-12

Für die Entwicklung des Fragebogens wurden zunächst fünf verschiedene Dimensionen identifiziert, auf die sich die Wahrnehmungssensibilität beziehen kann. Dazu gehört zunächst die Wahrnehmung von Sinnesreizen und somit der äußeren Umgebung (1). Dann gibt es die Wahrnehmung innerer, mentaler und kognitiver Prozesse, wie Fantasie, Kreativität und Intuition (2). Hinzu kommen die emotionale oder affektive Sensibilität, die auch körperliche Reaktionen beinhaltet (3) und die soziale Sensibilität, die Empathiefähigkeit und Einfühlungsvermögen umfasst (4). Schließlich wurde als letzte Dimension Neugier und Offenheit gewählt, da dies Eigenschaften sind, die eine Bereitschaft zur Wahrnehmung insgesamt darstellen (5).

Zu jeder der fünf Dimensionen wurden drei bis vier Fragen ausgewählt, die die jeweilige Dimension möglichst prägnant abbilden sollten. Die Fragen wurden zum Großteil aus bereits etablierten Fragebögen entnommen, damit bei der Deutung des Meta-Konstrukts der Sensibilität an die unterliegenden Konstrukte angeknüpft werden kann. Die Fragen zur Wahrnehmung äußerer Sinnesreize wurden der Skala »Aesthetic Sensitivity« (AES) der HSP-Skala (Aron & Aron, 1997) und aus dem Inventar zu »Transpersonalen Erfahrungen« (TPE, Kohls, 1998, 2001) entnommen. Fragen zur Intuition und emotionaler Sensibilität bestehen aus Fragen der Skala Intuition (I) des Fragebogens »Präferenz für Intuition und Deliberation« (PID) (Betsch, 2005). Die empathische Sensibilität wird durch Fragen der Skala »Empathic Concern« (EC) des Saarbrücker Persönlichkeitsfragebogens (SPF) (Paulus, 2009) erfasst. Die Fragen zur Offenheit stammen aus der Skala »Offenheit« (O) des Big-Five Persönlichkeitsinventars NEO-FFI (Borkenau, 2007).

Zu jeder Dimension der Sensibilität wurde eine entsprechende Dimension der Verarbeitungsproblematik definiert, die Probleme im jeweiligen Bereich wiedergeben soll. Die Fragen zu den Problematiken bestehen aus Fragen der Skalen »Low Sensory Threshold« (LST) und »Ease of Excitation« (EOE) der HSP-Skala, Neurotizismus (N) aus dem NEO-FFI und aus dem »Freiburg Mindfulness Inventory« (FMI-14) (Buchheld & Walach, 2002). Zusätzlich wurden vier Fragen für den Fragebogen neu entwickelt.

Die erste Version des Fragebogens umfasste insgesamt 30 Items, welche fünf Facetten der Sensibilität und fünf Facetten von Problemen der Wahrnehmungsverarbeitung beinhalteten, die sich jeweils paarweise entsprechen. Die Fragen sollten auf einer 5-stufigen Likert-Skala von ›trifft nicht zu‹ bis ›trifft voll/immer zu‹ beantwortet werden. Details zum SV-30 finden sich in Hinterberger et al. (2019). Der initiale Fragebogen zur Sensibilität und Verarbeitung mit seinen 30 Fragen (SV-30) wurde mit einer klinischen und einer nichtklinischen Stichprobe erhoben, so dass sich Vergleiche zwischen psychosomatischen Patienten und der Allgemeinbevölkerung herstellen lassen. Die klinische Stichprobe bestand dabei aus 1.509 Patienten der psychosomatischen Heiligenfeld Kliniken. Die nichtklinische Stichprobe umfasste insgesamt 1.895 Personen, die sich aus Mitarbeitern der Heiligenfeld Kliniken sowie Studenten und Mitarbeitern der Universität Tübingen zusammensetzten. Die beiden Stichproben wurden miteinander nach Alter und Geschlecht gematched, um eine größere Vergleichbarkeit zu erzielen. Nach Anwendung einiger Ausschlusskriterien und Matching umfassten beide Stichproben 1.103 Personen.

Für beide Stichproben wurde eine Maximum-Likelihood-Faktorenanalyse mit Varimax-Rotation durchgeführt, sowie eine multivariate Varianzanalyse, um den Einfluss demografischer Variablen auf die SV-30-Faktoren zu bestimmen. Für die Faktorenanalyse wurde nach dem Kaiser-Kriterium eine fünf-faktorielle Struktur gewählt. Die fünf gefundenen Faktoren erklären 40,4 % der Varianz in der klinischen und 41,8 % der Varianz in der nichtklinischen Stichprobe. Die Varianzanalysen wurden mit den jeweiligen fünf Faktoren und den demografischen Variablen Geschlecht, Alter, Schulbildung und Beruf durchgeführt. Es konnten keine Interaktionseffekte festgestellt werden, jedoch gab es Haupteffekte für alle demografischen Variablen bis auf das Alter in der klinischen Stichprobe. Der Effekt des Geschlechts ist dabei der stabilste und eindeutigste Befund. Frauen gaben in beiden Stichproben auf allen Skalen höhere Werte an als Männer.

Für die Entwicklung eines Instruments zur klinischen Diagnostik war es, wie bereits erwähnt, wünschenswert, einen möglichst kurzen Fragebogen zu kreieren. Zur Reduktion des Fragebogens wurden deshalb zunächst Items mit geringer Faktorladung (nicht gut passend), geringer Trennschärfe (wenig Unterscheidungskraft) und geringer Itemschwierigkeit (generell hohe Zustimmung) ausgeschlossen. Anschließend wurden redundante Items mit inhaltlich sehr ähnlichen Aussagen reduziert, während wir versuchten, die gefundene Faktorenstruktur weitgehend aufrecht zu erhalten, indem aus allen fünf extrahierten Faktoren Fragen enthalten waren. Somit konnten für eine Kurzform 12 Items extrahiert werden, die sechs Fragen zur Erfassung der Sensibilität und sechs Fragen zur Erfassung der Verarbeitungsproblematik enthält (▶ Tab. 3.1). Wie bereits in der Langform entsprechen sich die Items der beiden großen Bereiche paarweise, so dass es für jedes Item zur Sensibilität ein Item gibt, das eine Verarbeitungsschwierigkeit im jeweiligen Bereich abbildet.

3.3 Die Struktur des SV-12

Die Struktur des SV-12-Fragebogens zeigt sechs Kategorien mit jeweiligen Items der beiden Faktoren Sensibilität und Verarbeitungsproblematik, wie in Tab. 3.1 gezeigt. Jede der Fragen wird in einer 5-stufigen Likert-Skala von ›trifft nicht zu‹ bis ›trifft voll/immer zu‹ beantwortet.

Tab. 3.1: Items des Fragebogens SV-12 mit seinen beiden Faktoren und Kategorien

Kategorie	Faktor Sensibilität	Faktor Verarbeitungsproblematik
Umgebungswahrnehmung	1. Ich nehme viele Feinheiten in meiner Umgebung wahr.	9. Wenn viel um mich herum los ist, reagiere ich schnell gereizt oder fühle mich unwohl.
Soziales Umfeld	2. Ich spüre sehr schnell die Stimmung, wenn ich in einen Raum mit Menschen komme.	12. Stimmungen und Launen von Menschen übertragen sich sehr schnell auf meine eigene Stimmung.
Neuigkeit/Flexibilität	3. Ich bin neugierig und will immer neue Dinge ausprobieren.	10. Veränderungen in meinem Leben können mich schnell aus der Bahn werfen.
Emotionale Beeinflussung	4. Ich mag lieber gefühlsbetonte Personen.	11. Oft überwältigen mich meine Gefühle.
Emotionale Steuerung	5. Ich ziehe Schlussfolgerungen lieber aufgrund meiner Gefühle, Menschenkenntnis und Lebenserfahrung.	8. Oft werde ich von meinen Gefühlen hin- und hergerissen.
intrinsische Impulse	6. Ich habe viele Ideen und viel Fantasie.	7. Ich habe oft das Gefühl, dass ich mehr Zeit brauche, um gewisse Eindrücke oder Erlebnisse zu verarbeiten.

Obwohl zu jeder Kategorie im SV-12 nur eine Frage existiert, umfasst dennoch jede Kategorie ein reichhaltiges Spektrum an Aspekten der Wahrnehmungssensibilität. Diese seien hier kurz umrissen:

Umgebungswahrnehmung: Hier geht es um die Detailliertheit und Vielfalt der sensorischen Reize, die aus der Umgebung erfasst werden. Während üblicherweise viele der eingehenden Reize bereits vorbewusst gefiltert werden, kann bei hochsensiblen diese Aufgabe in die bewusste Phase verlagert werden. Erfahrungen von Elektrosensibilität können hier ebenso hinzugezählt werden.

Wahrnehmung des sozialen Umfeldes: Dies betrifft die empathische Wahrnehmung von Mitmenschen oder auch Tieren, sowie deren Verhaltensweisen, Motivation, Emotionen, Sichtweisen und vielem mehr.

Offenheit für Neues: Die Bereitschaft, sich auf Neues und Unbekanntes einzulassen, ist ein wesentlicher Faktor für erweiterte Wahrnehmungen und Erfahrungen. Diese müssen jedoch auch verarbeitet und integriert werden, weshalb Offenheit eine zusätzliche Aufgabe für die Reizverarbeitung birgt.

Emotionale Sensibilität: Hier geht es speziell um die innere Bereitschaft, Emotionen in anderen Menschen wahrzunehmen, sich auf deren Gefühle einzulassen, diese zu spiegeln. Wenn jedoch keine Abgrenzungsfähigkeiten gegeben sind, können sich hieraus eigene emotionale Konflikte ergeben.

Emotionale und rationale Steuerung: Hier geht es um die vielen bewussten und unbewussten Faktoren, die für Entscheidungen und Handlungen herangezogen werden. Die Fähigkeit, sogenannte weiche Faktoren in Entscheidungen mit einzubeziehen, erfordert die Auswertung feiner Wahrnehmungen und stellt damit eine zusätzliche Herausforderung für die hochsensible Person dar.

Innere Wahrnehmung: Zusätzlich zur sensorischen Wahrnehmung stellt die mentale Ebene selbst eine Quelle für Wahrnehmungen dar. Ideen und Fantasie sowie Intuition und Introspektion ermöglichen ein reichhaltiges inneres Erlebensspektrum. Auch das Embodiment und das körperliche Selbsterleben gehören hierzu, obwohl sie in dieser Kurzform nicht explizit erwähnt werden.

3.4 Teststatistik des SV-12

3.4.1 Faktorstruktur des SV-12

Für die verkürzte Version des Fragebogens mit 12 Items (SV-12) wurde erneut eine Maximum-Likelihood-Faktorenanalyse, mit Promax-Rotation aufgrund erhöhter Korrelationen, durchgeführt. Für beide Stichproben ergab sich eine drei-faktorielle Lösung, wobei unterschiedliche Faktoren für die klinische und die nichtklinische Stichprobe entstanden. In der nichtklinischen Stichprobe ergaben sich zwei Faktoren für die Sensibilität, während die Items zur Verarbeitung den dritten Faktor bildeten. In der klinischen Stichprobe hingegen bilden alle Sensibilitätsitems nur einen Faktor, dafür zerfallen die Fragen zur Verarbeitung in zwei Faktoren. Interessanterweise liegt in beiden Fällen die Unterscheidung bei den Fragen zu Emotionen, so dass nichtklinische Probanden die emotionale Sensibilität differenzierten, während die klinischen Probanden die emotionalen Verarbeitungsprobleme unterschieden. Diese unterschiedlichen Faktoren zeigen, dass sich die Strukturen von gesunden Personen und psychosomatischen Patienten unterscheiden.

Aufgrund der Instabilität der drei-faktoriellen Lösung zwischen den Stichproben wurde schlussendlich eine zwei-faktorielle Lösung gewählt, die nur die ursprünglich konzipierte Trennung von Sensibilität und Verarbeitungsproblematik wiedergibt.

3.4.2 Interne Korrelationen des SV-12

Tabelle 3.2 zeigt den Zusammenhang der einzelnen Kategorien untereinander, sowohl für die Sensibilität als auch die Verarbeitungsprobleme (VP) (▶ Tab. 3.2). Hier zeigen sich zunächst nur schwache Korrelationen zwischen Kategorien der Sensibilität und der VP. Innerhalb der Kategorien der Sensibilität zeigen sich vor allem zwischen Umgebungs- und sozialer Sensibilität starke Zusammenhänge, sowie zwischen der intrinsischen Impulskategorie (Ideenreichtum) und der Offenheit für Neues. Noch stärker zeigen sich vielfältige Zusammenhänge zwischen den Kategorien der VP, die sich meist zwischen .30 und .60 bewegen, hier sichtbar im unteren rechten Quadranten der Tabelle 3.2. Somit zeigt die Korrelationstabelle einerseits die relative Unabhängigkeit der beiden Faktoren Sensibilität und Verarbeitungsprobleme, sowie die Homogenität der Kategorie Verarbeitungsprobleme in sich.

3.4.3 Referenzskalen des SV-12

Mit den Daten der nichtklinischen Stichprobe konnten nun für beide Faktoren des SV-12 Referenzbereiche definiert werden, anhand welcher Personen über Perzentile klassifiziert werden können. Darüber kann festgestellt werden, wie ausgeprägt Sensibilität oder Verarbeitungsprobleme einer Person oder eines psychosomatischen Patienten im Vergleich zur Allgemeinbevölkerung sind. Dementsprechend liegt bei der nichtklinischen Population der Mittelwert bei 50 %. Die Referenzwerte sind in Hinterberger et al. (2019) detailliert berichtet. Vergleicht man die Ergebnisse unserer klinischen Stichprobe mit den Perzentilen der nichtklinischen Stichprobe, liegt die Gesamtsensibilität der Patienten bei 48 % und ist somit vergleichbar mit den nichtklinischen Personen. Aufgeteilt in die beiden unterschiedlichen Sensibilitätsfaktoren zeigt sich jedoch, dass die allgemeine Sensibilität mit 40 % geringer ausgeprägt ist, während die emotionale Sensibilität mit 60 % erhöht ist. In Bezug auf die Verarbeitungsproblematik zeigen sich bei den Patienten der klinischen Stichprobe mit 65 % im Durchschnitt deutlich erhöhte Werte, was sowohl für die allgemeinen Verarbeitungsprobleme (66 %) als auch für die emotionalen Probleme (64 %) gilt. Dies ist kein überraschendes Ergebnis, da anzunehmen ist, dass beispielsweise Depressionen oder traumatische Erfahrungen die Reizverarbeitung beeinträchtigen. Hierzu später mehr.

3.4.4 Vergleich SV-12 mit SV-30

Um die entwickelte Kurzform mit der ursprünglichen Langform zu vergleichen, wurden zunächst Korrelationen der beiden Fragebögen berechnet. Die Mittelwerte der Sensibilitätsitems korrelieren hoch, in der klinischen Stichprobe mit $r = 0{,}901$ und in der nichtklinischen Stichprobe mit $r = 0{,}873$. Die Mittelwerte der Items zur Verarbeitungsproblematik korrelieren ebenfalls hoch mit $r = 0{,}911$ in der klinischen und $r = 0{,}938$ in der nichtklinischen Stichprobe. Als nächstes wurde geprüft, ob beide Versionen die gleiche Entscheidung treffen, wenn es um eine Einteilung

Tab. 3.2: Interne Korrelation der Einzelitems des SV-12
n = 4.218, alle r >.04 signifikant mit p <.05

Spearman's Rangkorrelation r	Kategorien der Sensibilität						Kategorien der Verarbeitungsprobleme					
	Umgebung	soziale Sensibilität	Neugkeit/Offenheit	Emotionale Beeinflussung	Emotion. Steuerung	Intrinsische Impulse	Umgebung	soziale VP	Neugkeits-VP	Emotionale VP	Emotion. Instabilität	innere VP
Umgebungs-sens.	1	0,67	0,29	0,28	0,3	0,34	0,13	0,21	0,08	0,18	0,17	0,24
soziale Sensibilität	0,67	1	0,27	0,31	0,35	0,33	0,19	0,29	0,11	0,21	0,22	0,29
Neuigkeit/ Offenheit	0,29	0,27	1	0,22	0,22	0,5	-0,05	0,05	-0,13	0	0,05	0,09
Emotionale Beeinflussung	0,28	0,31	0,22	1	0,4	0,21	0,14	0,26	0,17	0,27	0,27	0,22
Emotion. Steuerung	0,3	0,35	0,22	0,4	1	0,27	0,15	0,18	0,08	0,17	0,2	0,21
Intrinsische Impulse	0,34	0,33	0,5	0,21	0,27	1	0,06	0,11	-0,03	0,1	0,16	0,22
Umgebungs-VP	0,13	0,19	-0,05	0,14	0,15	0,06	1	0,45	0,52	0,42	0,42	0,42
soziale VP	0,21	0,29	0,05	0,26	0,18	0,11	0,45	1	0,44	0,52	0,48	0,34
Neuigkeits-VP	0,08	0,11	-0,13	0,17	0,08	-0,03	0,52	0,44	1	0,56	0,44	0,34

Tab. 3.2: Interne Korrelation der Einzelitems des SV-12
n = 4.218, alle r >.04 signifikant mit p <.05 – Fortsetzung

Spearman's Rangkorrelation r	Kategorien der Sensibilität						Kategorien der Verarbeitungsprobleme					
	Umgebung	soziale Sensibilität	Neuigkeit/Offenheit	Emotionale Beeinflussung	Emotion. Steuerung	Intrinsische Impulse	Umgebung	soziale VP	Neuigkeits-VP	Emotionale VP	Emotion. Instabilität	innere VP
Emotionale VP	0,18	0,21	0	0,27	0,17	0,1	0,42	0,52	0,56	1	0,59	0,33
Emotion. Instabilität	0,17	0,22	0,05	0,27	0,2	0,16	0,42	0,48	0,44	0,59	1	0,43
innere VP	0,24	0,29	0,09	0,22	0,21	0,22	0,42	0,34	0,34	0,33	0,43	1

von Personen in hochsensibel oder nicht geht. Dazu wurden durch beide Fragebogenversionen für die Sensibilitäts- und Verarbeitungsskalen die obersten 20% bestimmt und miteinander verglichen. Die Sensitivität, also wie gut hochsensible Personen der Langversion auch in der Kurzform als hochsensibel klassifiziert werden, lag zwischen 62 und 87%. Die Spezifität, also wie gut nicht hochsensible Personen der Langform auch in der Kurzform als solche gelten, lag zwischen 94 und 97%. Die Werte sind gut bis akzeptabel und zeigen, dass die beiden Versionen weitgehend ähnliche Entscheidungen treffen.

3.4.5 Externe Korrelate der Sensibilität und Verarbeitungsproblematiken

Da der SV-30 zunächst einzelne Items aus der Highly Sensitive Person Scale (HSP-Skala) und anderen Persönlichkeitsvariablen enthielt, konnten daraus die Korrelationen des resultierenden SV-12 mit diesen originalen Konstrukten zumindest abgeschätzt werden, indem entsprechende Items miteinander korreliert wurden. So finden sich im SV-30 die drei Dimensionen nach Smolewska et al. (2006) der HSP-Skala wieder: Die Leichte Erregbarkeit (EOE), Niedrige Reizschwelle (LST) und Ästhetische Sensibilität (AES). Dabei zeigt sich eine hohe Korrelation von 0,72 zwischen den Konstrukten der Sensibilität des SV-12 und der AES und andererseits hohe Korrelationen von ca. 0,79 bzw. 0,66 zwischen den Konstrukten EOE bzw. LST und den Verarbeitungsproblematiken des SV-12. Dies wiederum erinnert an die von Evans & Rothbart (2008) vorgeschlagene zweifaktorielle Lösung der HSP-Skala, in der dann die sogenannte *Orientierungssensibilität* (Orienting Sensitivity) der *Sensibilität* im SV-12 entspricht, wohingegen der *Negative Affekt* den *Verarbeitungsproblemen* des SV-12 entspräche. Da die *Sensibilität* des SV-12 Items enthält, deren Aussagen sich an dem Faktor *Offenheit* des NEO FFI orientieren, zeigt sich hier eine Korrelation von 0,70. Dagegen sind die Aussagen des Subfaktors *Gefühlsbetontheit* des SV-12 an die *Intuition* des PID angelehnt, so dass sich hier ebenfalls eine Korrelation von 0,69 ergibt. Hingegen spiegelt sich der *Neurotizismus* des NEO FFI in der *Emotionalen Instabilität* als Subfaktor der *Verarbeitungsprobleme* mit einer Korrelation von 0,84 wider. Insgesamt wird also deutlich, dass die *Sensibilität* eng mit der *ästhetischen Wahrnehmungsfähigkeit*, *Offenheit* und *Intuition* verwandt ist und die *Verarbeitungsprobleme* sich in der *leichten Erregbarkeit*, der *Reizempfindlichkeit* und dem *Neurotizismus* spiegeln (Hinterberger et al., 2019).

Auch der SV-12 besitzt Items, die sich ähnlich im MBTI wiederfinden (► Abb. 3.1). Da sich der Sensorik-Faktor des MBTI hauptsächlich auf die unmittelbare Wahrnehmung bezieht, wäre hier eine Ähnlichkeit zur Umgebungssensibilität des SV-12 zu erwarten. Der N-Faktor (Intuition) hingegen zeigt größere Ähnlichkeiten zu den übrigen Kategorien, da hier die Offenheit für Neues, die sozialen, emotionalen und kreativen Aspekte der Sensibilität erfasst werden. Die Fragen »Ich bin neugierig und will immer neue Dinge ausprobieren« und »Ich habe viele Ideen und viel Fantasie« des SV-12 stehen hier in engem Zusammenhang zum N-Faktor. Quantitative vergleichende Daten liegen hierzu jedoch noch nicht vor.

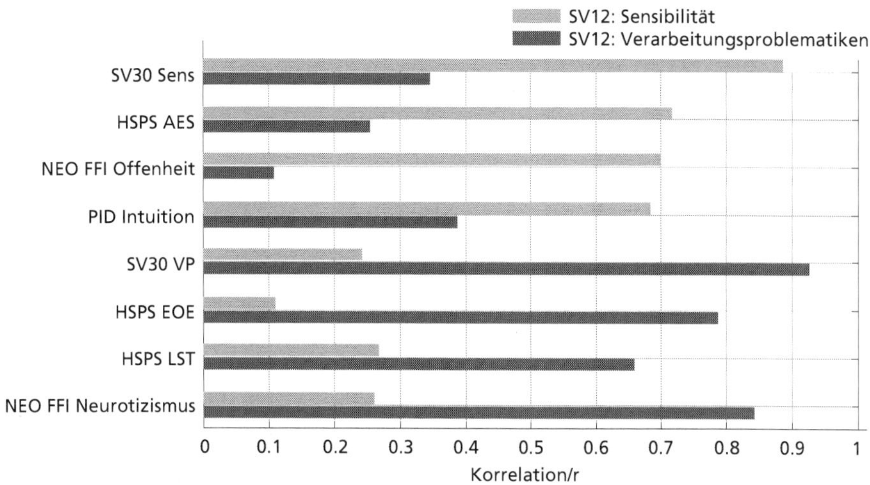

Abb. 3.1: Spearman Korrelationen der Fragen des SV-12 mit anderen Konstrukten. SV-30 Sens: Faktor Sensibilität des SV-30, HSP-Skala AES: Ästhetische Wahrnehmung der SPS, NEO FFI: Big Five Persönlichkeitsinventar, PID: Fragebogen Präferenz für Intuition und Deliberation, SV-30 VP: Verarbeitungsprobleme des SV-30, HSP-Skala EOE: Leichte Erregbarkeit der SPS, HSP-Skala LST: Niedrige Reizschwelle der SPS.

3.5 Wer ist nun hochsensibel?

Angesichts der nachweislich wichtigen Trennung von Sensibilität und Verarbeitungsprobleme (VP) stellt sich erneut die Frage, wie nun Hochsensibilität definiert werden sollte. Im Gegensatz zur HSP-Skala, die überwiegend Stress- und Überforderung mit der eigenen Wahrnehmung abbildet (defizitorientierte Perspektive) und weniger die Wahrnehmungsleistung und dessen Differenziertheit (ressourcenorientierte Perspektive), haben wir mit dem SV-12 ein ausgewogenes Instrument, das diese beiden Aspekte gleichermaßen, aber eindeutig trennbar berücksichtigt.

Nehme man den Begriff Hochsensibilität im positiven Sinne wörtlich, dann wird dieses Konzept treffend durch die Fragen der Sensibilität wiedergegeben werden, so dass jemand, der viele Feinheiten wahrnimmt, die Stimmung von Menschen differenziert wahrnehmen kann, viele Ideen und Fantasie hat, neugierig und gefühlsbetont ist und sich von seiner Menschenkenntnis und Lebenserfahrung leiten lässt, als durchaus hochsensibel bezeichnet werden könnte. Wie sieht es aber mit den Aspekten der Verarbeitungsprobleme aus? Gehören eine Überforderung in der Reizverarbeitung, eine emotionale Instabilität, Gereiztheit im Trubel des Alltags, sowie die Übernahme von Stimmungen und Launen ebenfalls unweigerlich zur Hochsensibilität? Können diese als zusätzliche Bedingung für Hochsensibilität angesehen werden, wie die HSP-Skala suggeriert? Oder ist die dysfunktionale Wahrnehmungsverarbeitung eine von der Sensibilität unabhängige Problematik von mehr oder auch weniger sensiblen Menschen? Und wenn Verarbeitungsprobleme ebenso bei wenig sensiblen Menschen auftreten, sind sie dann überhaupt auf eine hohe Wahrnehmungsfähigkeit zurückzuführen? Um diese Fragen zu beantworten, werfen wir einen Blick auf ▸ Abb. 3.2 (»Verteilung von Sensibilität und Verarbeitungsprobleme bei psychosomatischen Patienten bezogen auf die nichtklinische Stichprobe«).

Hier wurden zunächst anhand der Referenzwerte der nichtklinischen Stichprobe jeweils drei Gruppen für den Faktor der Gesamtsensibilität und der Gesamtverarbeitungsprobleme erstellt. Bei der Unterteilung der Gruppen handelte es sich jeweils um die unteren 20 %, die mittleren 20 bis < 80 % sowie den oberen 20 % der nichtklinischen Stichprobe in der Ausprägung der Gesamtsensibilität und der Gesamtverarbeitungsprobleme. Damit können neun Felder definiert werden. Im zweiten Schritt wurde die Verteilung von 4.215 psychosomatischen Patienten auf diese neun Felder geprüft. Für die Sensibilität finden sich im Ergebnis 24,7 % der Patienten, die zu den oberen 20 % gehören, jedoch auch 24,4 % der Patienten, die zu den unteren 20 % gehören. Die Überfüllung dieser beiden Gruppen durch die psychosomatischen Patienten widersprechen der generellen Behauptung, dass psychosomatische Störungen mit einer erhöhten Sensibilität einher gehen. Allerdings sieht man, dass es unter Patienten in der psychosomatischen Behandlung übermäßig viele wenig Sensible und höher Sensible gibt als in der Referenzstichprobe. Erklärt werden kann dies beispielsweise dadurch, dass Patienten mit Traumata eine erhöhte Sensibilität bezüglich verschiedener Wahrnehmungsmodalitäten aufweisen, wohingegen bei der Gruppe der gering sensiblen Patienten die Resilienz fördernde Ressource der Sensibilität fehlt. Dies wird in den folgenden Kapiteln noch näher beleuchtet.

Für die Verarbeitungsprobleme hingegen finden sich 35,4 % der Patienten, die zu den oberen 20 % gehören. Dieses Ergebnis deutet auf einen stark erhöhten Anteil an Verarbeitungsproblemen unter den psychosomatischen Patienten hin. Hier sind es nur 7,5 %, die zur Gruppe der unteren 20 % mit geringen Verarbeitungsproblemen gehören. Gleichzeitig kann man sehen, dass unter den Patienten in der Gruppe der sensibelsten 20 % tatsächlich auch mehr als doppelt so viele Patienten (13,4 %) an Verarbeitungsproblemen leiden wie unter den Patienten in der Gruppe der 20 % gering Sensiblen (6 %). Dennoch ist die Korrelation zwischen Sensibilität und Verarbeitungsproblemen mit $r = 0{,}26$ nur gering.

Um therapeutisch mit hochsensiblen Patienten zu arbeiten, macht es demnach Sinn, sich verstärkt der Gruppe der Hochsensiblen mit hoher Verarbeitungsproblematik zu widmen. Diese Gruppe macht 13,4 % der Patienten aus und ist demnach mehr als 3-mal so hoch wie die erwarteten 4 % der nichtklinischen Referenz. Damit entsteht eine Patientengruppe, die tatsächlich beträchtlich von der Norm abweicht und deren Stresssymptome der Verarbeitungsprobleme möglicherweise mit ihrer Sensibilität in Zusammenhang stehen. Der Frage, wie pathologisch die Verarbeitungsprobleme sind, werden wir uns dabei in den folgenden Kapiteln widmen. Die Korrelationen zwischen Sensibilität und Verarbeitungsprobleme zeigen den Zusammenhang in Abhängigkeit von der jeweiligen Ausprägung.

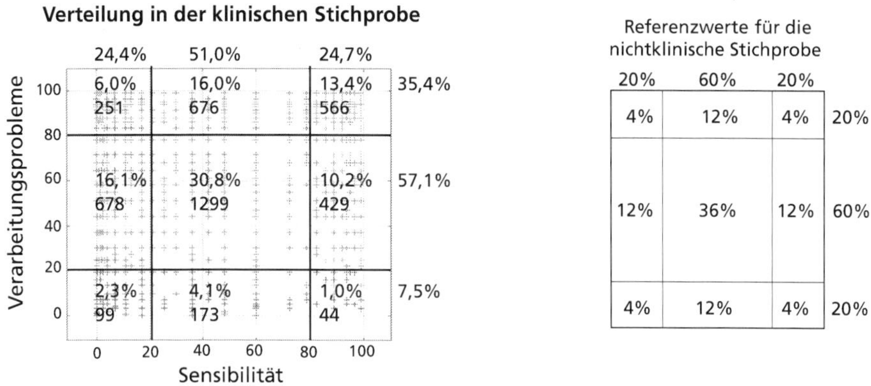

Abb. 3.2: Verteilung von Sensibilität und Verarbeitungsprobleme bei psychosomatischen Patienten bezogen auf die nichtklinische Stichprobe. Rechts sind die Sollwerte der Verteilung für die nichtklinische Population angegeben, so dass die Abweichung leicht verglichen werden kann.

3.6 Klinische Veränderung

Um die therapeutische Veränderung der SV-12 Maße zu untersuchen, haben wir die Patienten in drei Gruppen eingeteilt, nämlich diejenigen 20% mit niedriger Sensibilität (LSPs), die 60% im mittleren Bereich (MSP) und die 20% mit der höchsten Sensibilität (HSP). Entsprechend ▶ Abb. 3.3 zeigt sich bei der LSP-Gruppe eine deutliche Zunahme der Sensibilität mit einer Effektstärke von über d =.4, bei der MSP-Gruppe eine leichte Zunahme an Sensibilität und bei der HSP-Gruppe eine schwache Abnahme bei Entlassung. Insgesamt führt also eine psychosomatische Behandlung eher zu einer Zunahme an Sensibilität, die sich als salutogene Ressource erwiesen hat. Die Abnahme der Verarbeitungsprobleme hingegen ist in allen drei Gruppen ähnlich gering. Da die allermeisten der hier inkludierten Patienten keine spezifische Behandlung ihrer Hochsensibilitätsproblematik erhalten haben, legt diese Beobachtung nahe, dass es doch sinnvoll wäre, ein den Verarbeitungsproblemen spezifisches Therapiekonzept anzubieten. Da nämlich die psychosomatischen Symptombelastungen durch die stationäre Behandlung mit hohen Effektstärken abnehmen, wäre ein ähnlicher Effekt auch für die mit der Psychopathologie korrelierenden Verarbeitungsprobleme erstrebenswert. Die Zunahme an Sensibilität deutet hingegen auf eine Aktivierung der Sensibilitätsressource durch das therapeutische Setting hin.

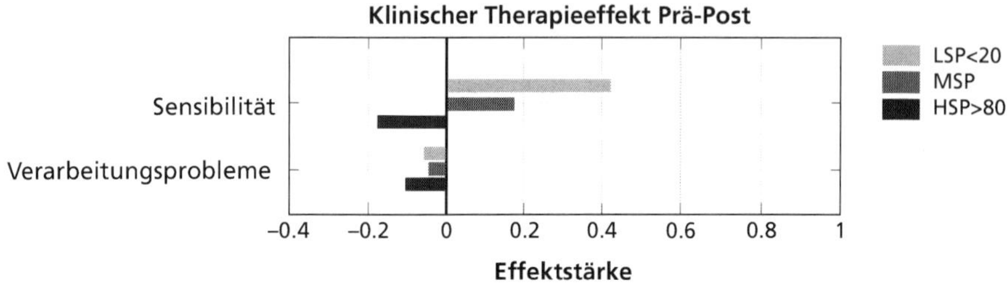

Abb. 3.3: Therapieeffekte einer stationären psychosomatischen Behandlung auf Sensibilität und Verarbeitungsprobleme bei niedrig-sensiblen (LSP), mittel-sensiblen (MSP) und hochsensiblen (HSP) Patienten.

Zusammenfassung

Für die klinische Diagnostik und Therapie erweist sich die HSP-Skala als ungünstig. Um die verschiedenen Aspekte der Sensibilität der Wahrnehmung von deren Verarbeitungsproblematiken klar trennen zu können, wurde der SV-12 Fragebogen entwickelt, der für die Diagnostik im klinischen Einsatz konzipiert ist. Der SV-12 erfüllt die angestrebte Anforderung, mit wenigen Fragen ein breites Spektrum der zwei Faktoren Sensibilität und Verarbeitungsprobleme in sechs Bereichen zu erfassen. Diese Bereiche beziehen sich auf die Umgebungswahrnehmung, das soziale Umfeld, die Flexibilität und den Umgang mit Neuigkeit, die emotionale Sensitivität, die emotionale Steuerung sowie die intrinsischen Impulse und innere Verarbeitung. Beide Faktoren sind daher als Meta-Konstrukte zu verstehen, weshalb es sich empfiehlt, in der Praxis bei der Auswertung zusätzlich zu den beiden Skalen auch die einzelnen Items zu betrachten, wodurch noch spezifischer auf die Patienten eingegangen werden kann.

Bei psychosomatischen Patienten konnte eine Erhöhung der Verarbeitungsprobleme festgestellt werden, auf die in der Therapie besonders eingegangen werden sollte. Da ein klinisches Umfeld viele intensive soziale und emotionale Eindrücke mit sich bringt, sollte bei Patienten mit ausgeprägten Verarbeitungsproblemen auf eine mögliche zusätzliche Überforderung geachtet werden.

Während in der Literatur oft eine klare Trennung von hochsensiblen und nicht-hochsensiblen Personen vorgeschlagen wird, suggerieren unsere Daten kein eindeutiges Kriterium für Hochsensibilität. Stattdessen lässt sich ein beinahe normalverteiltes Kontinuum für Sensibilität und Verarbeitungsprobleme finden. Da die Ausprägung der Sensibilität und die der Verarbeitungsprobleme getrennt zu betrachten sind, ist eine einfache Zuschreibung des Prädikats »hochsensibel« fragwürdig.

Wir empfehlen die Verwendung des SV-12, da sich sehr klar der Faktor Sensibilität als Ressource erwiesen hat, wohingegen sich die Verarbeitungsprobleme als Korrelat mehrerer psychosomatischer Pathologien erweisen. Durch diese getrennte Betrachtung können gezieltere Maßnahmen in der Therapieplanung ergriffen werden.

4 Klinische Korrelate von Sensibilität und Verarbeitungsproblematiken

Thilo Hinterberger

4.1 Altersabhängigkeit des SV-12

Die Analysen in diesem Kapitel beziehen sich wieder auf die klinische Stichprobe von über 4.000 Patienten der psychosomatischen Heiligenfeld Kliniken. Wie in ▶ Abb. 4.1 ersichtlich, scheint die Ausprägung der Sensibilität bei Patienten altersunabhängig zu sein. Die größeren Schwankungen in der Ausprägung von Sensibilität an den Enden der Altersskala könnten auf die geringere Anzahl an sehr jungen und sehr alten Patienten in der Stichprobe zurückzuführen sein. Die Fitgerade, die die Abhängigkeit der Ausprägung der Sensibilität vom Alter beschreibt, verläuft fast perfekt eben. Dies fanden wir auch bei einer gesunden Stichprobe mit n = 1.103 Personen im Alter zwischen 20 und 80 Jahren. Hingegen zeigt sich ein annähernd linearer Rückgang der Verarbeitungsprobleme mit zunehmendem Alter, sowohl bei Patienten als auch bei Gesunden. Da jedoch auch die psychosomatische Symptombelastung mit dem Alter abnimmt, wurde dies in der Fitgeraden in ▶ Abb. 4.1 noch korrigierend berücksichtigt. Demnach ergibt sich auch unabhängig von der Symptombelastung eine altersabhängige Abnahme der Verarbeitungsprobleme um etwa 10 % bei Patienten zwischen 20 und 70 Jahren. Die selbst eingeschätzten Verarbeitungsprobleme scheinen also bei jüngeren Menschen größer zu sein als bei Älteren. Obwohl auch die Symptombelastung nach dem ICD-10-basierten Symptomfragebogen ISR mit dem Alter leicht abnimmt, weisen bei gleicher Symptombelastung noch immer jüngere Patienten höhere Verarbeitungsprobleme auf als ältere. Die Korrelationen sind mit r = 0,1 jedoch sehr gering. Junge Patienten zeigen also tendenziell ein größeres Stresserleben bezüglich ihrer Wahrnehmung, möglicherweise weil sie in ihrer aktiven Lebensphase weniger Übereinstimmung mit ihrer Umgebung erleben, während sich ältere Patienten eher mit den äußeren Gegebenheiten abfinden können, ausgeglichener sind und damit weniger Verarbeitungsprobleme haben. Dies kann als positive Lebensentwicklung gedeutet werden. Die Alterskonstanz der Sensibilität hingegen zeigt eine vom Alter weitgehend unabhängige Einschätzung der eigenen Sensibilität. Umso erstaunlicher ist es, dass die Veränderung der Sensibilität im Vergleich zu der Veränderung der Verarbeitungsprobleme während einer 6- bis 8-wöchigen Therapie höher ausfiel. Hier bleibt die Frage der Nachhaltigkeit einer therapeutischen Sensibilisierung noch offen.

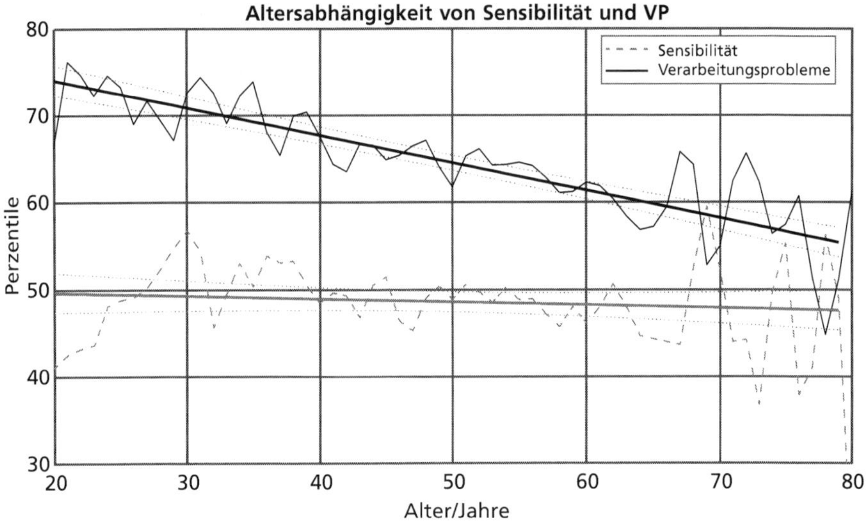

Abb. 4.1: Altersabhängigkeit von Sensibilität und Verarbeitungsproblemen bei Patienten der Psychosomatik. Die lineare Fitkurve zeigt den Verlauf nach Korrektur mit der ebenfalls altersabhängigen Symptombelastung.

4.2 Geschlechtsabhängigkeit des SV-12

Betrachtet man die beiden Geschlechter in der klinischen Population (▶ Tab. 4.1), so zeigt sich zwischen Frauen und Männern sowohl für die Ausprägung der Sensibilität als auch der Verarbeitungsprobleme ein Unterschied von 10 Prozentpunkten. Demnach weisen Männer eine unterdurchschnittliche *Sensibilität* von 41,7 % gegenüber Frauen auf, die mit 51,7 % leicht über dem Durchschnitt der weiblich dominierten Vergleichstichprobe liegen. Auch in einer gesunden Stichprobe zeigen Frauen eine höhere Sensibilität und ebenso mehr Verarbeitungsprobleme als Männer.

Als Behandlungseffekt nehmen bei Männern die Werte der Sensibilität, insbesondere der allgemeinen Sensibilität, am stärksten und um etwa 10 % zu, bei Frauen nur um etwa 6,5 %. Die Abnahme der Verarbeitungsprobleme um etwa 5 % ist bei Männern und Frauen ähnlich. Es zeigt sich also: Durch die stationäre psychosomatische Behandlung erhöht sich die Sensibilität und verringern sich die Verarbeitungsprobleme.

Tab. 4.1: Geschlechterspezifische SV-12. Mittlere Perzentile der Patientenpopulation im Vergleich zur gesunden Stichprobe, Mittel = 50. Patienten bei Aufnahme in die Klinik. Die Differenz zwischen Entlassung und Aufnahme wird als Therapieeffekt ebenfalls dargestellt.

Geschlecht(N)	Erhebung	Sensibilität	Verarbeitungsprobleme
m (1.144)	Aufnahme	41,7	56,8
w (3.074)	Aufnahme	51,5	68,4
m (838)	Entlassung-Aufnahme	10,3	-4,7
w (2.338)	Entlassung-Aufnahme	6,5	-5,5

4.3 Abhängigkeit des SV-12 vom BMI

Kein nennenswerter Zusammenhang (r <.1) konnte zwischen Body-Mass-Index und beiden Faktoren des SV-12 in der Patientenpopulation festgestellt werden.

4.4 SV-12 und psychosomatische Diagnosen

Um den Zusammenhang zwischen unterschiedlichen psychosomatischen Störungen und Sensibilität sowie Verarbeitungsproblemen zu untersuchen, wurden die Diagnosen von ca. 4.000 Patienten betrachtet und nach deren Häufigkeit eingeteilt. Hier betrachten wir die neun häufigsten Diagnosen, die entweder als Haupt- oder Nebendiagnosen vergeben wurden. Da die Diagnosen F32 (Depressive Episode), F33 (Rezidivierende Depression) und F43 (Belastungs- und Anpassungsstörungen) bzw. Posttraumatische Belastungsstörungen (PTBS)) häufig als Hauptdiagnosen eingetragen wurden, wurden hier nur die Hauptdiagnosen betrachtet, während die anderen Diagnosen auch als Nebendiagnosen vergeben sein konnten. Betrachtet man nun die Mittelwerte der Ausprägung von Sensibilität und Verarbeitungsproblemen innerhalb der Diagnosegruppen, so erhält man ein Bild gemäß ▸ Abb. 4.2, Abschnitt A. Dabei zeigt sich kaum ein Einfluss der Störungsbilder auf die Sensibilität. Hier weichen die Mittelwerte lediglich um weniger als +/- 3 % vom Bevölkerungsmittel ab, wohingegen die individuellen Unterschiede mit einer Standardabweichung von ungefähr 30 % beträchtlich sind. Daher sind die Abweichungen einiger Maße auch nicht signifikant von den 50 % verschieden. Dies deutet darauf hin, dass zumindest die sich selbst zugeschriebene Sensibilität nicht durch diese Störungsbilder beeinflusst wird. Auch der im Selbstrating erhobene ISR-Fragebogen, der in Anlehnung an die ICD-10-Diagnostik die Symptombelastung der wesentlichen psychosomatischen Störungsbilder ermittelt, zeigt keine nennenswerten Korrelationen zur Sensibilität. Das bedeutet auch, dass die Sensibilität unabhängig vom Schweregrad einer psychosomatischen Störung ist, jedoch bei PTBS und Angststörungen gegenüber anderen Diagnosen erhöht ist (▶ Abb. 4.3).

Anders zeigen sich in den Verarbeitungsproblemen sehr deutliche Unterschiede zwischen den Diagnosen. Gemäß ▶ Abb. 4.2, Abschnitt B finden sich deutlich erhöhte Verarbeitungsprobleme in den meist diagnostiziertesten Störungen. Den geringsten Wert zeigt die depressive Episode als Hauptdiagnose, wobei dies auf Patienten mit vorübergehenden Symptomen hinweist, die sich scheinbar noch nicht auf die Reizverarbeitung auszuwirken scheint. Auch im ISR-Gesamtscore zeigen sich hohe Korrelationen um r =.44 und r >.3 bei Depression, Angststörungen und den Zusatzitems. Während in letztgenannten bei männlichen Patienten vor allem die Vergesslichkeit (r =.27), Entfremdung (r =.27) und Probleme in der Sexualität (r =.29) mit Verarbeitungsproblemen zusammenhängen, findet man bei Frauen Zusammenhänge im Bereich negativer Erinnerungen (r =.40).

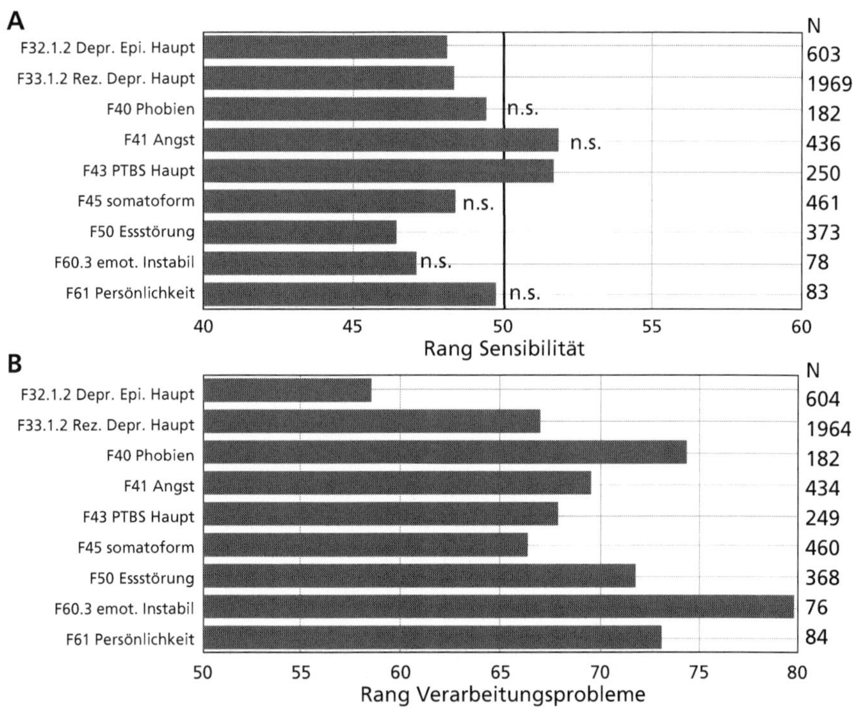

Abb. 4.2: Sensibilität (A) und Verarbeitungsprobleme (B) bei häufigen psychosomatischen Diagnosen. Alle Balken weichen signifikant vom 50 % Durchschnittswert ab außer den mit n. s. gekennzeichneten Balken. Rechts sind die beinhalteten Patientenfallzahlen genannt.

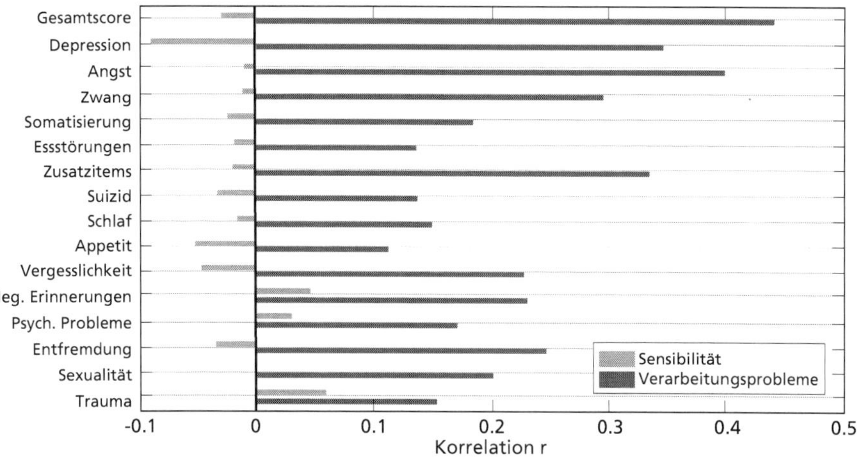

Abb. 4.3: Spearman Rangkorrelation zwischen SV-12 und der Symptombelastung gemäß ISR in den entsprechenden Dimensionen. n > 4.000, Patienten bei Aufnahme in die Klinik.

Auch Therapeuteneinschätzungen aus der OPD-Diagnostik wurden mit dem SV-12 verglichen. Hier finden sich ebenso keine nennenswerten Zusammenhänge zwischen Sensibilität und dem GAF (Global Assessment of Functioning) und GARF (Global Assessment of Relational Functioning) mit $r < .1$ ($p < .01$). Mehr Verarbeitungsprobleme sind mit geringfügig kleineren GAF- und GARF-Werten verbunden (r etwa .1, $p < .001$). Ähnliches gilt für das Strukturniveau, hier weisen schwächer strukturierte Patienten etwas höhere Verarbeitungsprobleme auf ($r = -.18$, $p < .001$).

4.5 SV-12 und Trauma

Obwohl es auch bei der Untersuchung des Zusammenhangs mit Traumafolgestörungen sinnvoll wäre, das Gesamtkonstrukt SPS in seine salutogenen und pathologischen Aspekte zu trennen, wurde dies in bisherigen Studien meines Wissens kaum umgesetzt (Acevedo et al., 2017). Durch die gemeinsame Erhebung von Traumafolgestörungen und dem SV-12 sind wir in der Lage, die Zusammenhänge für die Sensibilität und Verarbeitungsprobleme, also den salutogenen und pathologischen Aspekten, getrennt zu präsentieren. Weiterhin werden wir dabei zwischen potenziell traumatisierenden Erlebnissen und einer tatsächlichen aktuellen posttraumatischen Belastung unterscheiden. Dies erlaubt der in Anlehnung an das Trauma-Inventar PTSD-7 von Breslau et al. (1999) entwickelte und in den Heiligenfeld Kliniken eingesetzte Traumafragebogen. Er erfasst zunächst in neun Fragen potenziell traumatisierende Ereignisse und anschließend Symptome einer posttraumatischen Belastungsstörung.

Zunächst betrachten wir den Zusammenhang zwischen SV-12 und der Zahl potenziell traumatisierender Erfahrungen. Darunter fallen Erfahrungen von Mangel an körperlichen Grundbedürfnissen, körperliche Gewalt, sexueller Missbrauch, psychische Gewalt, Geburtstrauma, perinatales Trauma, ernsthafte Verletzung, Ermordung oder Tod von Angehörigen, erzwungene Trennung, Scheidung und schwere Naturkatastrophen. Nach ▶ Abb. 4.4 zeigen sich im Hinblick auf die Summe dieser Erlebnisse sowohl für die Sensibilität als auch für die Verarbeitungsprobleme ein ähnlich positiver Zusammenhang. Allerdings sind die Korrelationen mit r =.15 (p <.001) für die Sensibilität und r =.20 (p <.001) für die VP gering bis schwach. Auffällig ist jedoch, dass der Trend der Sensibilität im Bereich der gesunden Stichprobe (50 %) verläuft, wohingegen der Trend der Verarbeitungsprobleme bei Patienten deutlich erhöht verläuft. So liegen die Verarbeitungsprobleme bei Patienten mit nur wenigen solcher potenziell traumatisierenden Erfahrungen fast im Bereich der gesunden Stichprobe, jedoch zeigen Patienten mit vielen solchen Erlebnissen im Schnitt 10–20 % höhere Ausprägungen in den Verarbeitungsproblemen. Das bedeutet, dass eine Person umso sensibler sein wird, je mehr bedrohliche Erfahrungen sie macht, insbesondere im emotionalen und sozialen Bereich, wie aus ▶ Abb. 4.4 ersichtlich wird. Hier deutet sich ein Zusammenhang zu ▶ Tab. 4.2 an, in der – neben Scheidung und dem Tod von Angehörigen – die psychische Gewalt am häufigsten genannt wird (42 % geben an, psychische Gewalt erfahren zu haben). Es ist sowohl aus der therapeutischen Praxis als auch aus Studien bekannt, dass Traumatisierungen häufig mit einer Zunahme von Sensibilität, bzw. einer Hyper-Alertness, also gesteigerten Aufmerksamkeit, einhergehen. So berichten Clancy et al. (2017) von einer intrinsischen sensorischen Hyperaktivität und Ruhelosigkeit, welche die Anpassung an äußere Stimuli verhindert und die durch eine pathologisch erhöhte Disinhibition erklärt werden kann. Dadurch kommt es bei PTBS auch in Ruhezuständen zu einer erhöhten Aktivität im Netzwerk des sensorischen, präfrontalen Kortex, sowie der Amygdala, wodurch auch erhöhte Angstzustände physiologisch plausibel werden. Die Begründung von auch schon bei an sich neutralen Stimuli einsetzenden Angstzuständen werden auch von Zuckerman et al. (2018) durch ein Hyperarousal in frühen Verarbeitungsebenen, verbunden mit einer Hyperresponsivität der Amygdala, erklärt. In diesem intrinsischen Kreislauf werden sowohl die exekutiven Leistungen auf äußere Reize hin schwächer (Cui et al., 2015), als auch die Motivation im Hinblick auf neue Reizinhalte. Den Zusammenhang zwischen PTBS, hyperarousal und depressiven Symptomen berichten auch Perez et al. (2012).

Da sich diese Studien jedoch vorwiegend auf die PTBS beziehen, wir hier jedoch lediglich die Zahl potenziell traumatisierender Ereignisse betrachtet haben, müssen diese Ergebnisse auch mit den Korrelaten des SV-12 zu den posttraumatischen Symptomen verglichen werden. Diese sind in ▶ Abb. 4.5 dargestellt und zeigen zwar eine sehr deutliche Zunahme der Verarbeitungsprobleme mit zunehmenden PTBS-Symptomen (r =.28, p <.001), jedoch bleibt die Sensibilität stets auf dem Niveau der nichtklinischen Bevölkerungsstichprobe (r =-.03 (n.s.). Wie lässt sich dies erklären? Zum einen wird zur Vermeidung der Traumaaktivierung die Umgebung nach entsprechenden Inhalten vermehrt abgesucht, was zu einer Sensibilisierung führt. Gleichzeitig führt eine tatsächliche Traumatisierung mit PTSB zu

Tab. 4.2: Mittlere Perzentile der Sensibilität und Verarbeitungsprobleme bei traumatischen Erfahrungen (n = 1.531) und posttraumatischen Symptomatiken (n = 1.449).

Mittlere Perzentile	**Sensibilität**				**Verarbeitungsprobleme**			
Potenziell traumatisierende Erfahrungen	**nein**	**öfter**	**Zeuge**	**erfahren**	**nein**	**öfter**	**Zeuge**	**erfahren**
Mangel an körperl. Grundbedürfnissen	47,3	51,0	48,5	52,1	**63,0**	**68,3**	**65,2**	**70,6**
Körperliche Gewalt	46,1	54,3	50,3	51,1	**62,2**	**66,5**	**64,5**	**68,7**
Sexueller Missbrauch	46,4	54,0	55,4	50,8	**61,7**	**72,7**	**67,8**	**70,0**
Psychische Gewalt	43,7	53,8	54,1	50,9	**58,7**	**69,2**	**66,8**	**69,6**
Geburts-, perinatales Trauma	45,3	58,5	47,8	56,4	**61,5**	**71,7**	**67,7**	**69,0**
Ernsthafte Verletzung	45,8	53,4	48,4	50,4	**61,1**	**65,7**	**67,2**	**67,3**
Ermordung oder Tod von Angehörigen	46,4	52,4	53,2	48,0	**62,3**	**64,1**	**65,7**	**66,0**
Erzwungene Trennung, Scheidung	46,3	50,1	50,0	51,4	**62,8**	**73,9**	**65,3**	**66,2**
Schwere Naturkatastrophen	47,9	45,1	42,1	49,6	**64,1**	**71,4**	**65,7**	**59,5**
Posttraumat. Belastung	**fast immer**	**2–4/ Woche**	**selten**	**nie**	**fast immer**	**2–4/ Woche**	**selten**	**nie**
Aktivitäten, Menschen oder Orte meiden…	45,3	46,0	52,3	48,3	**70,0**	**70,3**	**67,7**	**61,7**
Wiederkehrende, penetrante Erinnerungen an Ereignis	48,9	46,9	48,6	48,8	**76,1**	**68,3**	**67,3**	59,8
Entfremdungsgefühl, Umgebung nicht real	47,7	46,8	48,3	49,0	**79,1**	**72,9**	**68,8**	**61,1**
Ich fühlte mich abgestumpft oder taub	42,9	41,6	51,4	50,8	**72,4**	**69,8**	**66,9**	**60,2**

Tab. 4.2: Mittlere Perzentile der Sensibilität und Verarbeitungsprobleme bei traumatischen Erfahrungen (n = 1.531) und posttraumatischen Symptomatiken (n = 1.449). – Fortsetzung

Mittlere Perzentile		**Sensibilität**				**Verarbeitungsprobleme**		
Gefühl, nicht richtig da zu sein	46,9	46,3	48,8	49,7	**75,9**	**70,2**	**66,1**	57,6
Schlafstörungen oder Alpträume seit dem Erlebnis.	43,3	47,8	50,9	49,0	**72,1**	**66,6**	**67,3**	59,8
Oft nervös oder schreckhaft	49,7	47,9	51,5	47,0	**75,9**	**71,3**	**67,0**	58,1
Ich bin reizbarer als früher	48,6	46,7	51,1	47,2	**77,4**	**69,5**	**63,7**	56,8

fett: deutlich erhöhte Werte über 60; Normalwert liegt bei 50.

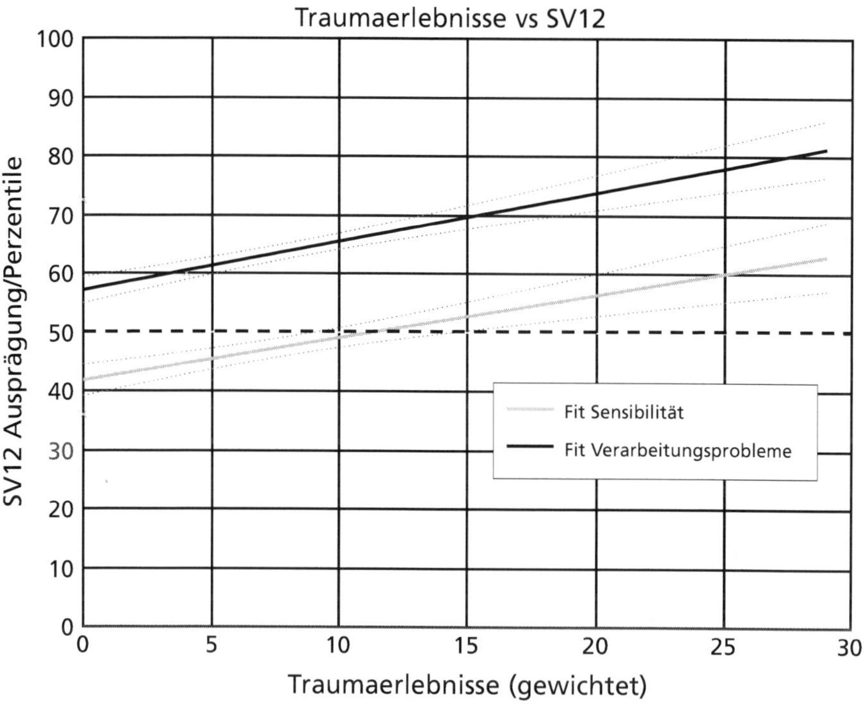

Abb. 4.4: Lineare Regressionsgeraden für den Zusammenhang zwischen potenziell traumatisierenden Erlebnissen und der Sensibilität, bzw. den Verarbeitungsproblematiken. Die schwarze Linie bei 50 entspricht dem Mittel der nichtklinischen Referenzstichprobe.

einem verminderten Realitätsgefühl und zu einer Distanzierung von der Mitwelt, welche sich in Folge als Desensibilisierung in Form einer Abnahme der Sensibilität mit zunehmender PTBS zeigen würde und damit die erlebnisbezogene Sensibilisierung kompensiert. Um zu überprüfen, ob diese Erklärung für die PTBS-bedingte scheinbare Konstanz der Sensibilität plausibel ist, lohnt es sich, die Ausprägungen der einzelnen Fragen des PTBS-Fragebogens gemäß ▶ Tab. 4.2 zu betrachten. Deutlich sieht man hier die Abnahme der Sensibilität mit zunehmendem Gefühl des Abgestumpft-Seins und der Entfremdung. Dieser Effekt wird durch eine zunehmende Sensibilität bei steigender Nervosität kompensiert. Die fast konstante Sensibilität bei zunehmender PTBS-Symptomatik scheint demnach tatsächlich auf mindestens zwei gegenläufige Effekte zurückzuführen zu sein.

Die Betrachtung der Korrelationen von Einzelitems des SV-12 mit der PTBS (▶ Tab. 4.3) zeigt eine Reizempfindlichkeit, das Bedürfnis nach Sicherheit und Stabilität, gepaart mit einer emotionalen Instabilität als wesentliche Korrelate zur PTBS. Daher scheint es Patienten mit PTBS wichtig zu sein, die Kontrolle über die Situation zu behalten und möglichen Unwägbarkeiten und Veränderungen aus dem Weg zu gehen. Da jedoch nicht jede traumatische Erfahrung zu einer PTBS führt, zeigt sich dieser Zusammenhang weniger deutlich in der Korrelation der

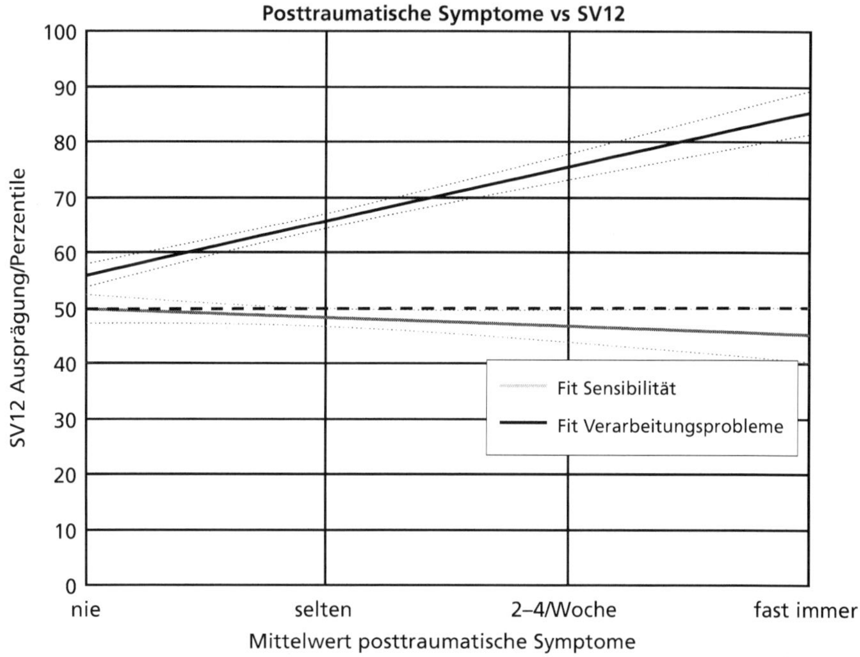

Abb. 4.5: Lineare Regressionsgeraden für den Zusammenhang zwischen PTBS und der Sensibilität, bzw. den Verarbeitungsproblemen. Die schwarze Linie bei 50 entspricht dem Mittel der nichtklinischen Referenzstichprobe.

potenziell traumatisierenden Erfahrungen mit dem SV-12. Insgesamt ist also bei Vorhandensein posttraumatischer Folgestörungen das Aufmerksamkeitssystem in mehrfacher Weise gefordert und bewegt sich zwischen stresserzeugenden, hyperaktiven Orientierungsreaktionen und einer depressiven Komponente, die sich in einer Entfremdung und Abstumpfung äußert. Dies führt in der Folge zu emotionalen Instabilitäten und Unsicherheiten, die sich dann in einer Zunahme der Verarbeitungsprobleme äußert.

4.6 SV-12 in der Burnoutspirale

Burnout war in der ersten Dekade des 21. Jahrhunderts ein exponentiell zunehmender Befund, ein Trend, der sich dann im zweiten Jahrzehnt auf einem hohen Niveau stabilisiert hat. So schreibt das Ärzteblatt im April 2018 gemäß einer Studie der pronova BKK, dass jeder Zweite sich von Burnout bedroht fühlen würde. Doch genau genommen ist Burnout keine Diagnose, sie findet sich auch nicht im ICD-10 verschlüsselt. Obgleich man Burnout in den Bereich der psychischen Erkrankungen einordnen würde, findet sich die beste Entsprechung nicht in dem dafür vor-

Tab. 4.3: Spearman Rangkorrelationen zwischen posttraumatischen Belastungssymptomen (PTBS) bzw. potenziellen traumatischen Erfahrungen und den Faktoren und Fragen des SV-12 Fragebogens (n = 1.465).

SV-12-Faktor bzw. Fragebogenitem	Posttraumat. Belastung R	Potenzielle Traumaerfahrungen R
Gesamtsensibilität	-.029	.150
Gesamtverarbeitungsprobleme	**.281**	**.203**
Korrelation mit Einzelitems des SV-12		
Ich nehme viele Feinheiten in meiner Umgebung wahr.	.007	.091
ich spüre sehr schnell die Stimmung, wenn ich in einen Raum mit Menschen komme.	.038	.155
Ich bin neugierig und will immer neue Dinge ausprobieren.	-.078	.096
Ich mag lieber gefühlsbetonte Personen.	-.002	.074
Ich ziehe Schlussfolgerungen lieber aufgrund meiner Gefühle, Menschenkenntnis und Lebenserfahrung.	.029	.098
Ich habe viele Ideen und viel Fantasie.	-.039	.106
Wenn viel um mich herum los ist, reagiere ich schnell gereizt oder fühle mich unwohl	**.212**	.168
Stimmungen und Launen von Menschen übertragen sich sehr schnell auf meine eigene Stimmung	.143	.140
Veränderungen in meinem Leben können mich schnell aus der Bahn werfen	**.238**	.122
Oft überwältigen mich meine Gefühle.	**.240**	.157
Oft werde ich von meinen Gefühlen hin- und hergerissen.	**.213**	.149
Ich habe oft das Gefühl, dass ich mehr Zeit brauche, um gewisse Eindrücke oder Erlebnisse zu verarbeiten	.151	.172

gesehenen F-Schlüssel, sondern unter Z 73.0 als Erschöpfungssyndrom. Dies erscheint sinnvoll, da sich Burnout in einem körperlich-psychischen Zusammenbruch äußern kann, der vielfältige Formen annehmen kann. Daher treffen im Zustand eines Burnouts oft mehrere Diagnosen zu. Beispielsweise ist die psychische Komponente häufig mit einer Depression verknüpft. Eine Charakterisierung bzw. Definition von Burnout ist daher weniger oder nicht nur durch die Symptomatik möglich, sondern insbesondere durch den Prozess, den ein Patient durchlaufen hat und welcher im Endstadium zum sogenannten Burnout geführt hat. Diesen Prozess hat Freudenberger in Form einer Spirale bereits 1974 beschrieben (Freudenberger, 1974; Freudenberger & North, 1992). Der Burnout-Prozess durchläuft demnach zwölf verschiedene Stadien, die meist psychosozialer Natur sind.

Zur Charakterisierung des Burnoutprozesses im Kontext der psychosomatischen Behandlung wurde die Spirale von J. Galuska auf acht Stadien reduziert (► Abb. 4.6) und in Form eines Fragebogens an die Patienten bei Aufnahme in die stationäre psychosomatische Behandlung ausgegeben. Damit kann nun nicht nur Burnout als Endzustand in einem Selbstrating eingeschätzt werden, sondern bereits dessen Vorstufen, die dann auch bereits präventiv angegangen werden können. Die Fragen des Burnoutprozess-Fragebogens nach J. Galuska sind in ► Tab. 4.4 abgedruckt.

Tab. 4.4: Fragen des Burnoutprozess-Fragebogens nach J. Galuska in Anlehnung an das Freudenberger Modell

1	Ich empfinde einen Drang mich zu beweisen.	Fortschreitender Burnoutprozess ↓
2	Ich nehme wenig Rücksicht auf eigene Bedürfnisse.	
3	Ich habe das Gefühl abzustumpfen und härter zu werden.	
4	Meine Einstellung zur Arbeit wird zunehmend negativer.	
5	Ich werde zunehmend gereizter und aggressiver in der Arbeit.	
6	Meine Konzentrations- und Leistungsfähigkeit nimmt merklich ab.	
7	Ich ziehe mich immer mehr in mich selbst zurück.	
8	Ich empfinde zunehmend Sinnlosigkeit und existenzielle Verzweiflung.	

Die Fragen werden in einer 5-stufigen Skala von »trifft voll/immer zu« bis »trifft nicht zu« beantwortet.

Hier stellt sich die Frage, ob die Sensibilität oder Verarbeitungsprobleme den Burnoutprozess begünstigen oder zumindest in einem Zusammenhang dazu stehen. Recht deutlich zeigt hier ► Abb. 4.7, dass an keiner Stelle des Burnoutprozesses nennenswerte Korrelationen zur Sensibilität auftauchen. Dies deutet darauf hin, dass die selbsteingeschätzte Sensibilität weder den Burnoutprozess zu begünstigen, aber auch nicht zu verhindern scheint. Hingegen zeigen sich wieder ähnlich der psychosomatischen Symptombelastung deutlich ansteigende Verarbeitungsprobleme mit zunehmenden Burnoutsymptomen. Da jedoch die Ursächlichkeit dieses Zusammenhangs fraglich ist, bleibt offen, ob die Verarbeitungsprobleme im Laufe des Burnoutprozesses zunehmen oder ob bereits vorhandene Verarbeitungsprobleme den Burnoutprozess begünstigen. Möglicherweise treffen beide Annahmen zu. Eine genauere Betrachtung auf Itemebene gemäß ► Abb. 4.8 zeigt, dass Burnout mit hohem Verarbeitungsstress von sozialen und Umgebungsreizen einhergeht. Dies bestätigt die Tendenz des zunehmenden sozialen Rückzugs mit fortschreitendem Burnoutprozess.

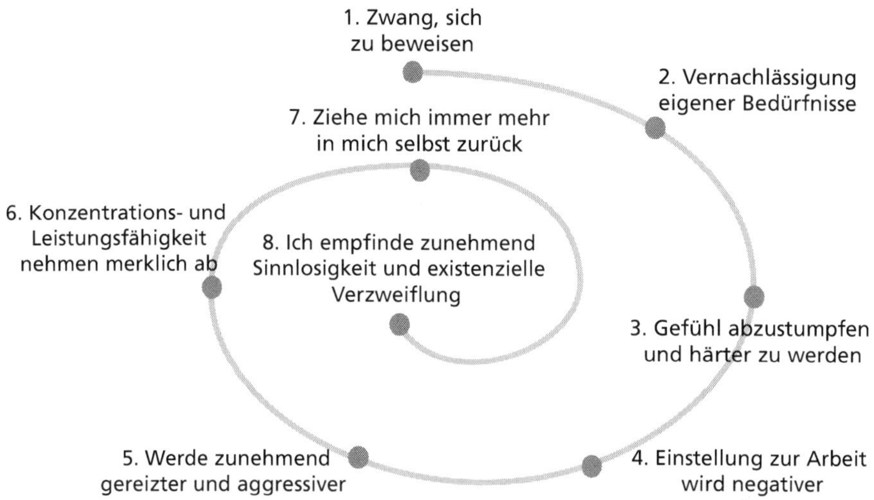

Abb. 4.6: Burnout-Prozess nach J. Galuska in Anlehnung an das Freudenberger Modell

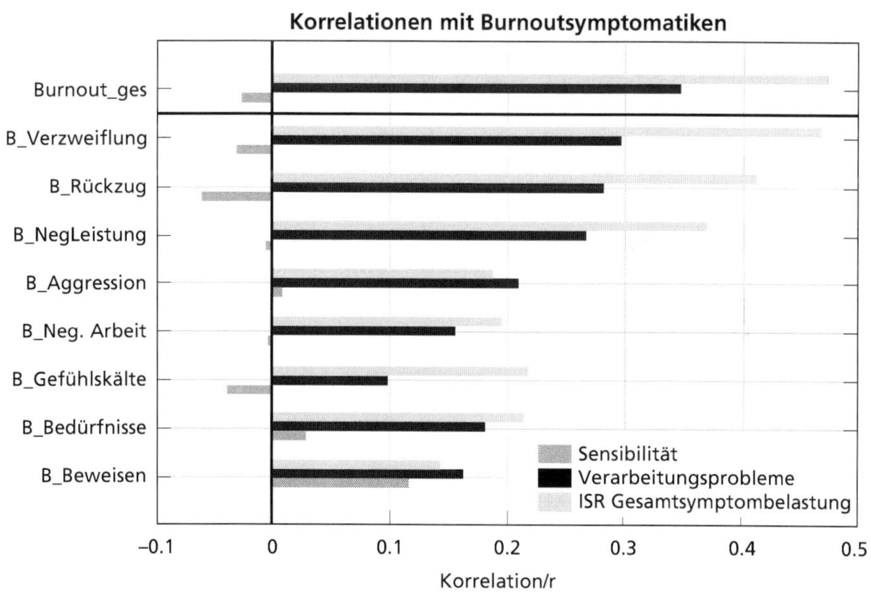

Abb. 4.7: Spearman-Korrelationen zwischen Sensibilität und Verarbeitungsproblemen, sowie der ISR-Symptombelastung und den Burnoutsymptomatiken (n > 3.500)

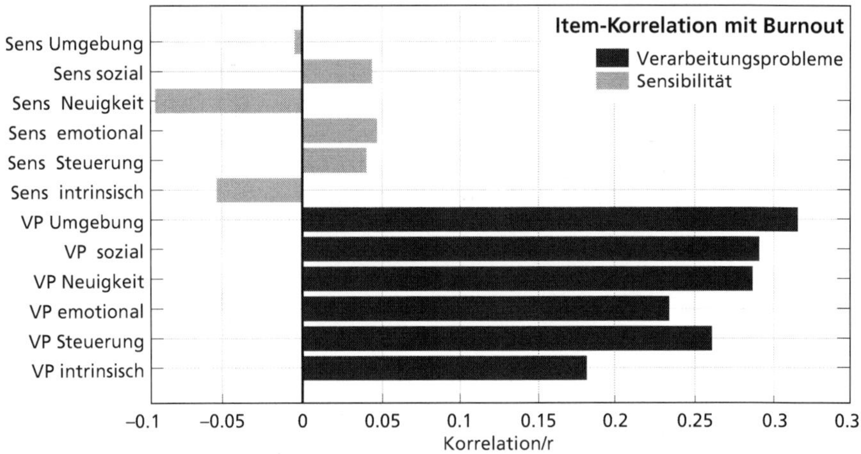

Abb. 4.8: Korrelationen zwischen dem Burnout-Gesamtwert und den Einzelitems von Sensibilität bzw. Verarbeitungsproblemen (n > 3.500)

4.7 SV-12 und Resilienz

In der oben genannten Patientenkohorte wurde auch ein Fragebogen zur Erfassung von Resilienzfaktoren erhoben. Die Items dazu sind in ▶ Tab. 4.5 gelistet. Jeweils ein positiv und ein negativ formuliertes Item bezieht sich auf Resilienzaspekte der ›sozialen Ressourcen‹, ›Stimmung‹, ›Misserfolgstoleranz‹ und ›Zuversichtlichkeit‹. Unterzieht man diese vier Aspekte nach paarweisem Zusammenfassen der positiven und negativen Items einer exploratorischen Faktoranalyse, so ergibt sich nach dem Kaiser-Kriterium ein Gesamtfaktor mit einem akzeptablen Cronbach Alpha von 0.77 (n = 4.376). Es empfiehlt sich daher, neben den Einzelaspekten den Gesamtwert dieser Art von Resilienz zu betrachten.

Tab. 4.5: Items des Resilienzfragebogens. Vier Aspekte wurden jeweils in positiver und negativer Wertung erhoben.

1 (+)	Soziale Ressourcen	Ich bin kontaktfreudig und vertraue darauf, dass ich zur richtigen Zeit die richtigen Menschen treffe.
2 (-)	Soziale Ressourcen	Ich fühle mich oft nicht in der Lage, Menschen, die mir helfen könnten, anzusprechen.
3 (+)	Stimmung	Tief in mir trage ich eine unzerstörbare innere Heiterkeit oder Freude.
4 (-)	Stimmung	Meine Stimmung hängt sehr stark von dem Umfeld ab, in dem ich mich gerade befinde.

Tab. 4.5: Items des Resilienzfragebogens. Vier Aspekte wurden jeweils in positiver und negativer Wertung erhoben. – Fortsetzung

5 (+)	Misserfolgstoleranz	Wenn ich mal erfolglos bin, kann ich mich schnell wieder für neue Aufgaben begeistern.
6 (-)	Misserfolgstoleranz	Wenn ich mal erfolglos bin, fällt es mir schwer, im Leben noch einen Sinn zu sehen.
7 (+)	Zuversichtlichkeit	Es gelingt mir, auch in unsicheren Zeiten darauf zu vertrauen, dass sich die Dinge zum Guten entwickeln werden.
8 (-)	Zuversichtlichkeit	Ich habe oft Angst vor der Zukunft und zweifle daran, dass das Leben es gut mit mir meint.

Korreliert man die Ausprägung der Resilienz und deren Teilaspekte mit dem Grad der Sensibilität und der Verarbeitungsprobleme, so zeigt sich wieder ein deutliches Ergebnis. Zur Vergleichbarkeit mit der ► Abb. 4.7 zu Burnout sind in ► Abb. 4.9 auch hier in Gelb die Korrelate der psychosomatischen Symptombelastung nach ISR hinzugefügt. Während die Sensibilität sich als weitgehend unabhängig vom Burnout-Prozess zeigt, zeigt die Sensibilität zur Resilienz durchaus schwache bis mäßige positive Zusammenhänge. Insbesondere die sozialen Faktoren scheinen an die Sensibilität geknüpft. Weil Sensibilität positiv mit Resilienz ($r = .25$, $p < .01$) und negativ mit der Symptombelastung ($r = -.47$) korreliert, kann sie als eine Ressource für psychische Gesundheit betrachtet werden. Im Gegensatz dazu zeigen sich Verarbeitungsprobleme in sehr ähnlicher Weise wie die Symptombelastung negativ mit der Resilienz korreliert. Der Zusammenhang ist mit $r = .40$ ($p < .01$) ausgeprägter als bei der Sensibilität, so dass die Verarbeitungsprobleme als Zeichen mangelnder Resilienz und umgekehrt erachtet werden können (► Abb. 4.9).

In der Betrachtung der Einzelitems des SV-12 zeigt sich in ► Abb. 4.10 vor allem, dass Personen, die angeben ideenreich, fantasievoll, neugierig und offen für Erfahrungen zu sein, auch ein hohes Maß an resilienten mentalen Zuständen aufweisen. Hier zeigt sich insbesondere die Wichtigkeit eines aktiven und kreativen Geistes. Dies scheint eine größere Ressource bezüglich der Resilienz zu sein als die besondere Wahrnehmung emotionaler und sozialer Aspekte. Bereiten jedoch umgekehrt soziales und emotionales Erleben Probleme und sind stressbehaftet, so wirkt sich dies negativ auf einen resilienzfördernden Zustand aus. Beide Aspekte, Sensibilität und Verarbeitungsprobleme, zeigen den starken Zusammenhang einer gegenüber Veränderungen offenen Haltung als wichtigen Resilienzfaktor an. Dies ist nicht verwunderlich, denn unsere Resilienzfähigkeit bewährt sich gerade in Krisensituationen und Zeiten unvorhergesehener Ereignisse mit ungewissem Ausgang. Genaugenommen ist es also nicht die feine Wahrnehmung, die uns widerstandsfähig macht, sondern eine stressfreie und offene Grundhaltung gegenüber den uns umgebenden Ereignissen, gepaart mit einem positiven und kreativen Geist.

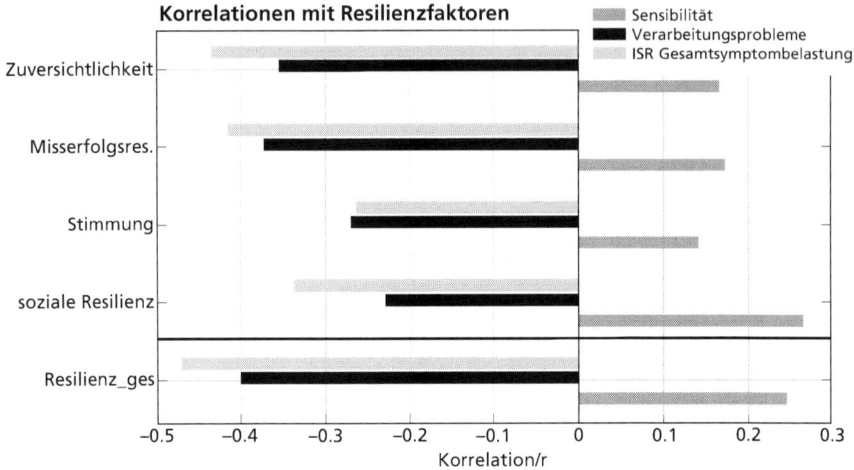

Abb. 4.9: Zusammenhänge der Sensibilität, der Verarbeitungsproblematiken und zum Vergleich der psychosomatischen Symptombelastung mit verschiedenen Resilienzfaktoren. Berechnet wurden Spearman's Rangkorrelationen von mehr als 2.500 Patienten bei Aufnahme in die Klinik.

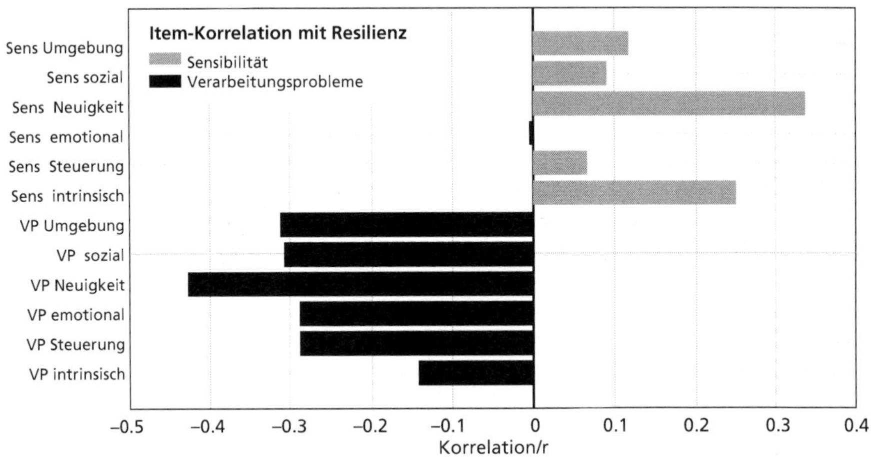

Abb. 4.10: Zusammenhang zwischen der Resilienz und den Einzelitems des SV-12. Es sind Spearman's Rangkorrelationen dargestellt, n > 2.500.

4.8 SV-12 und ADHS

Hier wurde der SV-12 von 42 erwachsenen Patienten mit F90-Diagnosen verglichen mit der Gesamtpopulation von 4.218 Patienten. Dabei fand sich weder in der

Sensibilität noch in den Verarbeitungsproblemen ein signifikanter Unterschied zur Gesamtpopulation. Damit scheint keine spezielle Ausprägung – weder der Sensibilität noch der Verarbeitungsprobleme – bei einer Hyperaktivitätsstörung vorzuliegen. Auch hier konnten also die vielfachen Spekulationen über den Zusammenhang zwischen SPS und ADHS keine speziellen Muster liefern. Lediglich die Frage »Ich habe viele Ideen und viel Fantasie« stieß bei hyperaktiven Patienten auf höhere Zustimmung ($z = 2.64$, $p < .01$) – ein Ergebnis, das plausibel erscheint. Damit zeigen hyperaktive Patienten zwar eine erhöhte innere Wahrnehmung, die jedoch weder in der Umgebungswahrnehmung noch in der emotionalen Sensibilität zu finden ist.

Zusammenfassung

Altersabhängigkeit: Der Faktor Sensibilität des SV-12 zeigt sich in der nichtklinischen Stichprobe altersunabhängig und fast identisch mit einer gesunden Referenzstichprobe. Die Verarbeitungsprobleme nehmen hingegen mit zunehmendem Alter ab, was als positive Lebensentwicklung gedeutet werden kann.

Geschlechtsabhängigkeit: In der klinischen Population weisen männliche Patienten sowohl eine unterdurchschnittliche und um 10 Prozentpunkte geringere Sensibilität als auch um 10 Prozentpunkte geringere Verarbeitungsprobleme gegenüber Frauen auf.

Psychosomatische Diagnosen: Die Sensibilität zeigt sich auch vom Grad der Symptombelastung weitgehend unabhängig. Dies gilt auch speziell für die Depression, Angststörung, Zwangsstörung, Somatisierungsstörung, Essstörung und die Zusatzitems des ISR. Hingegen findet man einen moderaten Zusammenhang der Verarbeitungsprobleme mit der Gesamtsymptombelastung, Depression, Angst- und Zwangsstörungen, aber auch im Bereich Vergesslichkeit, negativer Erinnerungen, sowie der Entfremdung.

PTBS: Die Verarbeitungsprobleme nehmen mit zunehmender Zahl traumatisierender Erlebnisse, sowie posttraumatischen Symptomen zu. Obwohl traumatisierende Erlebnisse eine Hypersensibilisierung zur Folge haben, wirken die posttraumatischen Symptome dämpfend auf die Wahrnehmungssensibilität, so dass insgesamt kaum eine Sensibilitätsveränderung bei PTBS sichtbar ist, obgleich das Aufmerksamkeitssystem gravierend bei PTBS gefordert ist.

Burnout: Eine erhöhte Sensibilität hat keinen Einfluss auf den Burnoutprozess, wohl aber nehmen die Verarbeitungsprobleme mit zunehmendem Burnoutgeschehen zu.

Resilienz: Während die Sensibilität und hier vor allem eine fantasievolle, offene Grundhaltung eine Ressource für die Resilienz darstellt, sind die Verarbeitungsprobleme deutlich negativ mit Resilienzfaktoren korreliert.

ADHS: Eine besondere Ausprägung der Sensibilität und Verarbeitungsprobleme konnte bei Patienten mit Hyperaktivitätssyndrom nicht gefunden werden.

5 Neuropsychologische Hintergründe

Thilo Hinterberger

5.1 Neuropsychologische Aspekte der Wahrnehmung

Die Betrachtung der Mechanismen der Reizverarbeitung und der Informationsverarbeitung im Gehirn bei Wahrnehmungsprozessen hilft wesentlich auch beim Verständnis der Wahrnehmungssensibilität bzw. Sensory Processing Sensitivity (SPS). Dabei ist es sinnvoll, sich den zeitlichen Ablauf der Reizverarbeitung am Beispiel der visuellen Wahrnehmung genauer anzusehen. Die über die Augen aufgenommene visuelle Information wird zunächst über die Sehzellen in einen Strom von Nervenimpulsen gewandelt, der innerhalb von etwa 100 Millisekunden (ms) die primären visuellen Areale im okzipitalen Bereich des Kortex erreicht. Auf diesem Weg geschieht jedoch bereits Wesentliches. Bereits auf der Netzhaut finden erste Analyseprozesse statt, die unter anderem dem Helligkeits-, Farb- und Kontrastausgleich dienen. Von dort aus führen die Sehbahnen über das optische Chiasma. Dort kreuzen sich die Stränge des linken und rechten Auges und es kommt zur Weiterleitung von gekreuzten und ungekreuzten Strängen jeweils in die beiden seitlichen Kniehöcker des Thalamus, dem Corpus Geniculatum Laterale. Hier, im sogenannten thalamischen Filter, findet eine erste Vorselektion der Information durch gezielte neuronale Inhibition statt. Diese Inhibition ist wichtig für die Entstehung von stabilen neuronalen Repräsentationen des Gesehenen. Gerade halluzinogene psychoaktive Substanzen wie LSD, aber auch Cannabis, führen zu einer Verringerung der inhibitorischen Funktionalitäten. So kann im Einfluss dieser Substanzen das Phänomen einer Hypersensibilität erlebt werden. Dies führt jedoch zu ständig wechselnden und oft nicht mehr stabilen und konsistenten Repräsentationen und kann zu einer unwillkürlichen Überforderung des Wahrnehmungsapparates führen. Im weiteren Verlauf gelangt ein bereits sinnvoll gefilterter Informationsstrom über breit gefächerte neuronale Sehbahnen unter anderem in die primären visuellen Areale (▶ Abb. 5.1). In diesen Zentren geschieht dann die (Vor-) Verarbeitung hinsichtlich Farbe, Form, Kontur und Bewegung. Von hier aus werden die Informationen in weitere Areale verbreitet, wobei das Modell der Two-Stream Hypothesis von Goodale und Milner (1992) eine wichtige, aber auch vereinfachte Einteilung darstellt. So existiert ein relativ langsamer ventraler Datenstrom, in dessen Arealen die konzeptionelle Verarbeitung stattfindet, wodurch schließlich das Gesehene benannt und sprachlich ausgedrückt werden kann. Der dorsale Pfad hingegen ist schneller und führt im parietalen Kortex zur räumlichen

Repräsentation inklusive ihrer Bewegungskomponenten, was schließlich auch zur Bewegungssteuerung und -planung in den motorischen Arealen führt.

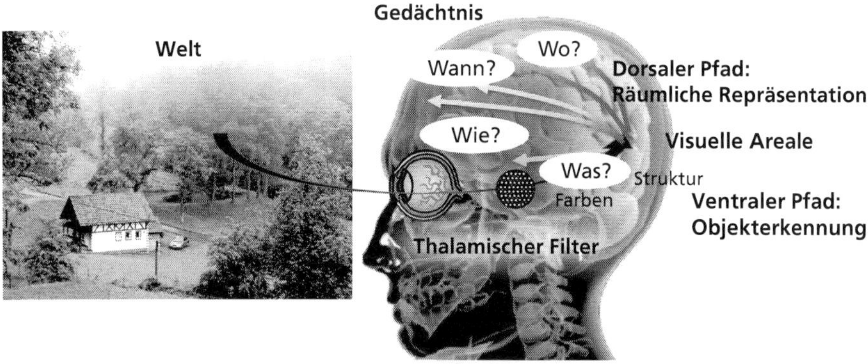

Abb. 5.1: Verarbeitungswege der bewussten Wahrnehmung entsprechend der Zweistrom-Hypothese (nach Milner & Goodale, 1992).

Dieser Aufbau einer inneren, mentalen Repräsentation erfolgt innerhalb von 200–300 ms, wobei sich die weitere bewusste Verarbeitung nach der ventralen Konzeptualisierung über längere Zeit erstrecken kann. So setzen kognitive Bewertungsmechanismen oft nach etwa 400 ms nach der Reizpräsentation ein. Die einzelnen Verarbeitungsschritte können sehr gut in der elektrischen Gehirnaktivität, dem EEG, anhand der ereigniskorrelierten Potenzialverläufe studiert werden. Da die Gehirnsignale aufgrund der komplexen Vorgänge im Gehirn üblicherweise chaotisch erscheinen, werden die Signale mehrerer (etwa 100) Stimulationen gemittelt, um eine für die Stimulusverarbeitung typische Kurve zu erhalten. Eine solche Kurve der visuellen Wahrnehmung ist in ► Abb. 5.2 abgebildet. Diese zeigt mehrere Ausschläge (Peaks), die nach ihrer Polarität (negativ [N] oder positiv [P]) und ihrer Latenz in ms bezeichnet werden. So findet sich nach ca. 100 ms die N100, bzw. in diesem Beispiel auch P100 als Indikator für die primäre Reizverarbeitung, die besonders deutlich in den Elektroden über den okzipitalen und parietalen Arealen Oz und Pz auftauchen. Daran schließt sich die sogenannte N200 an, welche die Aktivierung der Aufmerksamkeit indiziert. Nach ungefähr 300 ms findet dann mit der oft besonders starken P300 der Prozess des Ersetzens der aktuellen mentalen Repräsentation mit dem gesehenen Inhalt statt. Erst dann setzt der Vorgang der Bewusstwerdung ein, die Prozesse vor 300 ms sind meist vorbewusst und laufen weitgehend autonom ab. Je nach Inhalt kann eine anschließende N400 oder weitere langsame Wellen auf höhere kognitive Prozesse hindeuten, die jedoch von Stimulus zu Stimulus differieren und sich daher nicht mehr scharf in den EKPs (Ereigniskorrelierte Potenziale) zeigen.

Was bedeutet dies nun für die SPS, unserer subjektiven Wahrnehmung und dem, was wir mit den Fragebögen zur SPS erfassen?

Zunächst einmal wird aus den neuropsychologischen Betrachtungen deutlich, dass der bewussten Wahrnehmung eine Reihe von Signalverarbeitungsprozessen, die sowohl seriell als auch parallel organisiert sind, vorausgehen. Jede Wahrneh-

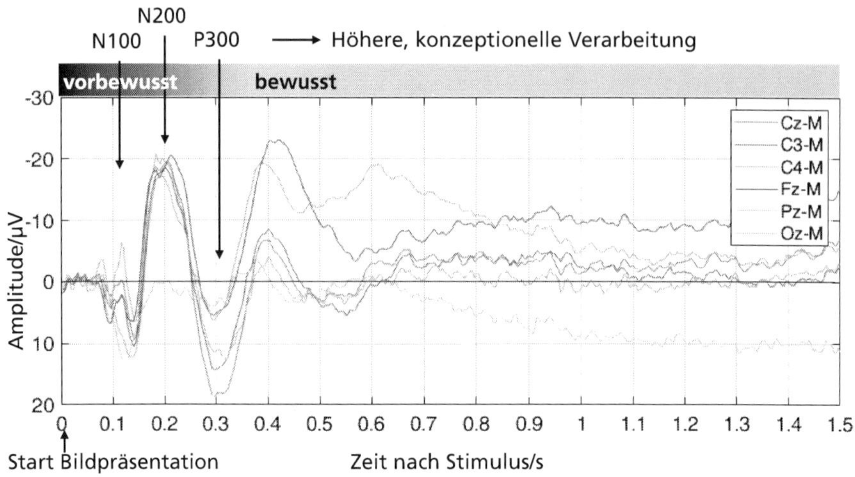

Abb. 5.2: Ereigniskorrelierte Potenziale des EEGs als Antwort des Gehirns auf Bildpräsentationen. Dargestellt sind sechs EEG-Kanäle referenziert auf die Mastoiden. Die wesentlichen Potenzialkomponenten werden mit N100, N200 und P300 bezeichnet.

mung ist folglich das Ergebnis dieser Verarbeitung und stellt damit eine Konstruktion und letztlich eine subjektive Deutung des originalen Geschehens dar. Dabei haben wir auf eine Vielzahl der meist vorbewussten Prozesse keinen Einfluss, sie sind aus einer Vielzahl von Erfahrungen relativ stabil geprägt. Deshalb ist auch aus neuropsychologischer Sicht plausibel, dass die Sensibilität als Persönlichkeitsmerkmal nur wenig veränderlich ist. Dagegen vollziehen sich die kognitiven Deutungen meist mit längeren Latenzen und stehen damit der bewussten sekundären Beobachtung und damit auch der Möglichkeit zur Beeinflussung zur Verfügung.

So beziehen sich die Aussagen zur Sensibilität des SV-12 (»Ich nehme viele Feinheiten in meiner Umgebung wahr«, »Ich spüre sehr schnell die Stimmung, wenn ich in einen Raum mit Menschen komme«) auf eine unmittelbare, schnelle Wahrnehmung. Die Fragen »Ich habe viele Ideen und viel Fantasie« und »Ich bin neugierig und will immer neue Dinge ausprobieren« beziehen sich auf eine hohe und ungehemmte Bereitschaft zur Informationsaufnahme, die auch die Zustände bereits vor der Wahrnehmung mit einbezieht. Hinzu kommen noch zwei Fragen zur emotionalen Wahrnehmung. Da emotionale Gehalte subkortikal im limbischen System ebenfalls vorbewusst und zunächst nicht kognitiv dominiert verarbeitet werden, ergibt sich für die sechs Fragen zur Sensibilität ein einheitliches Bild der neuronalen Korrelate. Im Gegenzug dazu sind die Fragen zu den Verarbeitungsproblematiken auf die längerfristigen und anhaltenden Gemütsbewegungen oder Kognitionen gerichtet.[3]

3 Die Fragen dazu sind: »Ich habe oft das Gefühl, dass ich mehr Zeit brauche, um gewisse Eindrücke oder Erlebnisse zu verarbeiten«, »Oft werde ich von meinen Gefühlen hin- und hergerissen«, »Wenn viel um mich herum los ist, reagiere ich schnell gereizt oder fühle

5.2 Der Verarbeitungsstau als gefühlte Hochsensibilität

Kann die Wahrnehmungsverarbeitung nicht innerhalb dieser kurzen Zeit abgeschlossen werden, entstehen längerfristige Nachwirkungen, die emotionaler oder auch kognitiver Art sein können. Diese in ► Abb. 5.2 als bewusste und höhere, konzeptionelle Verarbeitung angedeutete Phase umfasst also auch jene Prozesse, die uns das Gefühl vermitteln, dass wir eigentlich mehr Zeit zur Verarbeitung bräuchten, überwältigt sind, wir uns unwohl fühlen und anhaltend mit den Eindrücken zu kämpfen haben. Das sind Probleme der Wahrnehmungsverarbeitung, die unsere Aufmerksamkeit binden und die Bereitschaft, neue Reize aufzunehmen, zunächst hemmen. Daraus kann dann auch das subjektive Gefühl einer Hochsensibilität entstehen, indem das natürliche Angebot an Reizen einem dysfunktional aufwändigen Verarbeitungsprozess gegenübersteht. Dann wird nicht die Sensibilität, sondern das Missverhältnis zwischen Wahrnehmungsangebot und Verarbeitungsfähigkeit zum Problem. Für die psychische Gesundheit scheint es also wichtig, dass jede Wahrnehmung in angemessener Zeit verarbeitet werden kann. Natürlicherweise findet eine effiziente vorbewusste Selektion der Reize bereits im thalamischen Filter statt, der darüber entscheidet, ob uns ein Inhalt zu Bewusstsein kommt oder nicht. Diese Filterung von Reizen wird nicht nur dadurch bestimmt, ob ein Reiz relevant oder nicht ist, sondern auch, ob das kognitive System aufnahmebereit für neue Reize ist. Bei vielen Menschen führt daher eine anhaltende Verarbeitung von Reizen zur Ausblendung weiterer Reize, so dass diese Menschen nach außen hin abwesend oder introvertiert wirken. Bei hochsensiblen Menschen könnte demnach auch einfach die Fähigkeit der Aufmerksamkeitsregulation vermindert sein, so dass Reize nicht mehr ausgeblendet werden und daher ein Wahrnehmungsstau entsteht, der dann als Hochsensibilität gedeutet wird. Möglichkeiten zur Balancierung der Reizverarbeitungsprozesse bieten hier die achtsamkeitsbasierten Methoden.

5.3 Achtsamkeit als Schlüsseldisziplin

Nach Jon Kabat-Zinn ist die Achtsamkeit definiert als eine willentliche, nicht wertende Aufmerksamkeit, die auf die Erfahrung des gegenwärtigen Augenblicks gerichtet ist (Kabat-Zinn, 1990). Brown & Ryan (2003) definierten sie als eine rezeptive Aufmerksamkeit und ein Gewahrsein der gegenwärtigen Ereignisse oder

---

mich unwohl«, »Veränderungen in meinem Leben können mich schnell aus der Bahn werfen«, »Oft überwältigen mich meine Gefühle« und »Stimmungen und Launen von Menschen übertragen sich sehr schnell auf meine eigene Stimmung«.

Erfahrung. Nach dem Freiburger Fragebogen für Achtsamkeit (FFA) gliedert sich dies in zwei Faktoren, die Präsenz und Akzeptanz genannt werden (Walach et al., 2006, Kohls et al., 2009). Dabei zielt die Präsenz (oder Gegenwärtigkeit) auf die Offenheit für Erfahrungen, für Körpergewahrsein, sowie eine nicht verhaftete Beobachtung des Geschehens im Augenblick. Die Akzeptanz hingegen umfasst die Bejahung und Annahme von Ereignissen, anderen Personen, aber auch von sich selbst, sowie einen gütigen Umgang mit unangenehmen Situationen. Diese Aspekte finden sich auch in den Fragen und Kategorien zur Sensibilität wieder. So scheint die Achtsamkeit eine Voraussetzung zu sein, um zu einer feinen Umgebungswahrnehmung, zur Offenheit Neuem gegenüber (auch im sogenannten Anfängergeist) sowie zu einer differenzierten sozialen und emotionalen Beobachtung zu gelangen. Beide Konzepte, Achtsamkeit und Sensibilität, sind rezeptive Kategorien, denen Aufmerksamkeit und Wahrnehmung als psychologische Grundkonstrukte zugrunde liegen. Brown et al. (2007) nennt als Schlüsseleigenschaften der Achtsamkeit die Klarheit, Konzeptfreiheit, die wirklichkeitsnahe Wahrnehmung, den Gegenwartsbezug und die Kontinuität der gegenwärtigen Aufmerksamkeit.

Gleichzeitig ist damit auch ein Verzicht auf Bewertungen, abschweifende Gedanken und negative Reaktionen verbunden. Im Zustand der Präsenz wird darüber hinaus auf die Konstruktion von Zeit inklusive aller hypothetischen Kognitionen über Vergangenes und möglicherweise Zukünftiges verzichtet. Da all diese verzichtbaren Vorgänge häufige und aufwändige mentale Prozesse darstellen, kann eine achtsame Grundhaltung auch durchaus mit einer reduzierten Aktivität von Bewusstseinsfunktionen in Verbindung gebracht werden. Darauf deuten auch Studien zu EEG-Korrelaten der Meditation hin, wie jene von Hinterberger et al. (2014). Hier konnte gezeigt werden, dass verschiedene meditative Übungen die EEG-Aktivität verringern, außer der fokussierten Aufmerksamkeit, welche die Gamma-Wellen anregt. Ein hohes Maß an Aufmerksamkeit und Gewahrsein kann also durchaus auch ein »sparsamer« Seinszustand sein, der in der subjektiven Wahrnehmung zu den Qualitäten des Friedens, der Stille, des Vertrauens, der inneren Freude und Liebe führen kann, wie es die Erfahrung vieler Meditierenden zeigt. Setzen wir nun diese achtsamen meditativen Zustände mit denen einer hohen Sensibilität ohne kräftezehrende Verarbeitungsprobleme gleich, dann wird der Zusammenhang zur Sensibilität als salutogene Ressource und den Verarbeitungsproblemen als pathologische Komponente plausibel. Anders ausgedrückt scheint eine gute Meditationspraxis aufgrund von oder im Zusammenhang mit einer erhöhten Sensibilität ohne Verarbeitungsprobleme gesundheitsfördernd sein.

Zusammenfassung

Das Konzept der Achtsamkeit kann als Zustand hoher Sensibilität bei gleichzeitig geringer Verarbeitungsproblematik verstanden werden und wird damit zum Korrelat der psychischen Gesundheit. Gelingt es Menschen mit Problemen in der Wahrnehmungsverarbeitung, sich aus gedanklichen Verhaftungen und

Bewertungen zu lösen, dann können damit auch psychosomatische Symptomatiken gelindert werden.

Dass diese Prozesse jedoch häufig vorbewusst gesteuert werden, legt nahe, dass auch nichtkognitive Verfahren wie beispielsweise körperpsychotherapeutische Methoden zielführend sein können.

Ziel der Therapie sollte sein, die eigene Sensibilität als Ressource zu erfahren und zu fördern und gleichzeitig die Überforderung und den störenden Umgang mit der Wahrnehmung einschließlich der Bewertungsmechanismen steuern oder auch bewusst kontrollieren zu können.

Teil II Therapeutische und klinische Praxis

6 Relevanz des SV-Konzeptes für Diagnostik und Therapie

Thilo Hinterberger

6.1 Klinisch relevante Hochsensibilität

In der Zusammenschau des bisher Genannten richtet sich also die klinische Relevanz für hochsensible Personen nicht nach der Selbsteinschätzung in einem Hochsensibilitäts-Screening, wie es häufig im Internet zu finden ist, sondern es bedarf einer genaueren Betrachtung. Obwohl das Screeninginstrument SV-12 mit zwölf Fragen nur bedingt das große Spektrum an Merkmalen einer hochsensiblen Person abzubilden vermag, liefert es durch die Unterscheidung von ressourcenorientierten und störungsspezifischen Aspekten ein brauchbares Gerüst für eine klinisch-therapeutisch sinnvolle Einschätzung. In der Unterscheidung zwischen Sensibilität und Verarbeitungsproblematik wird die Sensibilität als Ressource mit salutogenem Charakter verstanden, während die Verarbeitungsproblematiken einen dysfunktionalen Charakter aufweisen, der mit der Psychopathologie in Zusammenhang steht. Diese beiden Aspekte können als grundlegend unabhängige Dimensionen gedacht werden. Daraus ergibt sich eine Einteilung wie in ► Abb. 6.1 dargestellt. Führt man für jede Dimension eine Schwelle ein, dann ergeben sich zwei Bereiche der Hochsensibilität, nämlich den mit geringen Verarbeitungsproblemen, den wir als funktionale Hochsensibilität benennen möchten, und jenen mit erhöhten Verarbeitungsproblemen, der aufgrund einer dysfunktionalen Wahrnehmungsverarbeitung auch als dysfunktionale Hochsensibilität bezeichnet werden kann. Ob funktionale und dysfunktionale Hochsensibilität ein Persönlichkeitsmerkmal bilden, hängt insbesondere mit der Stabilität dieser Eigenschaften zusammen. Im klinischen Verlauf einer 6- bis 8-wöchigen Therapie zeigt sich nur eine minimale Abnahme der Verarbeitungsprobleme ($ES <= .1$, $p < .01$), so dass möglicherweise von einer funktional-hochsensiblen Persönlichkeit (fHSP) und einer dysfunktional-hochsensiblen Persönlichkeit (dHSP) gesprochen werden kann. Die Zunahme der Sensibilität ist mit Effektstärken von ungefähr .1 ebenfalls gering.

Ein spezielles therapeutisches Angebot sollte demnach insbesondere für die Gruppe der dysfunktional Hochsensiblen geschaffen werden, da diese Gruppe einerseits Hilfe in Bezug auf ihre Wahrnehmungsverarbeitung benötigt, jedoch auch eine höhere psychosomatische Symptombelastung zeigt, die mit der Verarbeitungsthematik in Zusammenhang stehen kann. Ebenfalls kann es sinnvoll sein, die Sensibilität als Ressource sowohl bei den funktional als auch dysfunktional Hochsensiblen zu Nutzen.

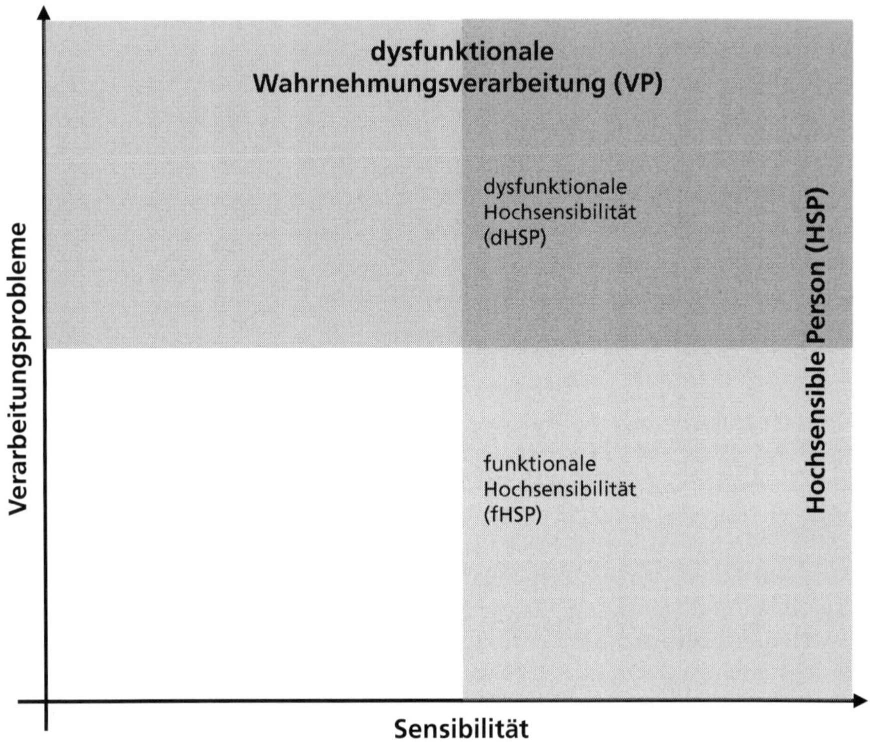

Abb. 6.1: Einteilung der hochsensiblen Personen in eine funktionale und dysfunktionale Gruppe je nach Verarbeitungsproblemen.

6.2 Screening von Hochsensibilität mit dem SV-12

Um bei Aufnahme in die Therapie oder in die Klinik entscheiden zu können, welche Patienten nun an einem speziellen Programm für Hochsensible teilnehmen sollen, bietet der SV-12 ein hervorragendes Screeninginstrument. In den Heiligenfeld Kliniken beispielsweise werden alle Patienten gebeten, diesen vorab auszufüllen. Die Fragen sollten auf einer 5-stufigen Likert-Skala von ›trifft nicht zu‹ bis ›trifft voll/immer zu‹ beantwortet werden. Die Bewertung reicht dann von 0 = ›trifft nicht zu‹ bis 4 = ›trifft voll zu‹. Die Antwortsummen der sechs Fragen zur Sensibilität bilden den Wert der Sensibilität, der gemäß ▶ Abb. 6.2 in standardisierte Perzentile umgerechnet werden kann. Ein Perzentil von 50, das bei einer Antwortsumme von 17 erreicht wird, bedeutet demnach eine durchschnittliche Sensibilität, gemessen an einer nichtklinischen Referenzstichprobe aus der Bevölkerung. Entsprechend können die Summen der Fragen zu den

Verarbeitungsproblemen nach der ▶ Abb. 6.2 rechts ebenfalls in Perzentile umgerechnet werden.

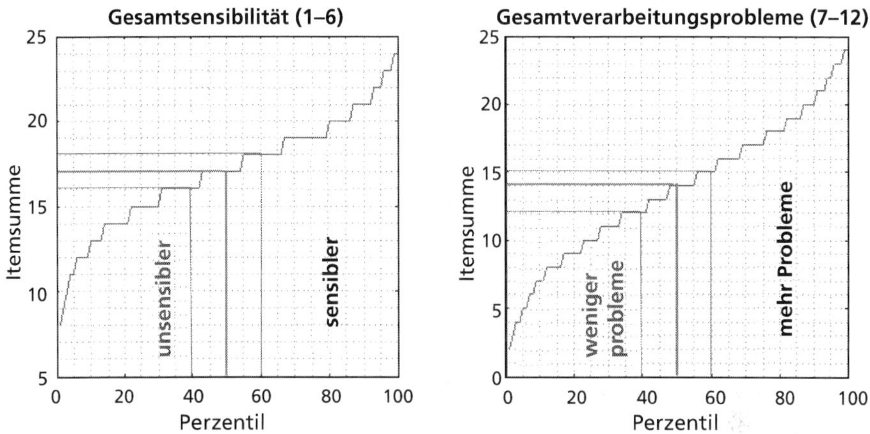

Abb. 6.2: Zur Auswertung kann die Umrechnung der Itemsummen der Antwortoptionen in Perzentile sinnvoll sein. Dies geschieht getrennt für die Sensibilität (links) und die Verarbeitungsprobleme (rechts).

Für die therapeutische Arbeit können somit Patientengruppen für unterschiedliche therapeutische Ziele und Methoden selektiert werden. Folgende Möglichkeiten möchte ich nennen:

1. Möchte man die Sensibilität als salutogene Ressource fokussieren, dann interessiert im Wesentlichen der Grad an Sensibilität, und es bietet es sich an, eine Person als »hochsensibel« einzustufen, wenn der Perzentilenwert von 80 in der Gesamtsensibilität erreicht oder überschritten wird. Das würde in einer nichtklinischen Population zu rund 20% Hochsensiblen und in einer klinischen Population laut ▶ Abb. 3.2 zu etwa 25% hochsensiblen Patienten führen. Ebenso könnte es sinnvoll sein, Personen mit geringer Sensibilität zu selektieren, um die Sensibilität als Ressource zu fördern.
2. Für die klinisch oder therapeutisch relevante Form der Hochsensibilität ist es sinnvoll, die dysfunktionale Hochsensibilität (dHSP) als Kriterium zu verwenden. Die Kriterien für die dysfunktionale Hochsensibilität wären ab dem 80. Perzentil, sowohl in der Sensibilität als auch der Verarbeitungsproblematik, erfüllt. Entsprechend der ▶ Abb. 3.2 in ▶ Kap. 3.5 erfüllen 13,4% der psychosomatischen Patienten dieses Kriterium, ein Wert, der im Bereich dessen liegt, was auch für andere HSP-Skalen behauptet wird. Da solche Einteilungen aus einer kontinuierlichen Verteilung vorgenommen werden, ist das Kriterium von 80% beliebig und kann entsprechend angepasst werden, so dass die therapeutischen Gruppengrößen für hochsensible Personen flexibel gewählt werden können.
3. Unabhängig vom Grad der Sensibilität kann es sinnvoll sein, die dysfunktionale Wahrnehmungsverarbeitung zu verbessern und ein therapeutisches Konzept

zum Umgang mit der eigenen Wahrnehmung anzubieten. Dann könnten alle Patienten ab dem 80. Perzentil in der Verarbeitungsproblematik einer solchen Therapie zugeordnet werden, unabhängig von deren Sensibilitätsgrad. In unserer Statistik wären 35,4 % der klinischen Patienten hiervon betroffen und könnten von einer entsprechenden Therapie profitieren.

Damit wird deutlich, dass die Auswahlkriterien für eine spezielle Behandlung von hochsensiblen Personen stark vom Behandlungskonzept und dem Behandlungsziel abhängen. Bevor jedoch im folgenden Kapitel auf die praktischen therapeutischen Aspekte genauer eingegangen wird, seien noch einige kritische und beachtenswerte Aspekte bezüglich eines validen Einsatzes dieses Fragebogens erwähnt.

6.3 Anmerkungen zum validen Einsatz des SV-12

Bei der Ausgabe eines Fragebogens zur Messung der Verarbeitungssensibilität ist es von großer Bedeutung, welche Vorinformationen die Teilnehmenden erhalten. Nennt man den Fragebogen ein Instrument zur Messung von Hochsensibilität, so werden die Antworten gemäß der persönlichen Einstellung oder gar der Identifikation der Patienten mit dem Begriff »hochsensibel« ausfallen. Die Fragen erhalten dann einen Antwort-Bias in Richtung der individuellen Hochsensibilitätseinschätzung. Im SV-12 sind die dafür notwendigen Antworten der Fragen zur Sensibilität leicht zu erraten, wohingegen die Fragen zu den Verarbeitungsproblemen nicht unbedingt der Hochsensibilität zugeordnet werden könnten, da dies vom Problembewusstsein der Personen abhängt und davon, welche Wertung und Deutung sie daraus ziehen.

Ebenso wichtig wie die Bezeichnung des Fragebogens ist die Vorabinformation, wozu die Ergebnisse des Fragebogens verwendet werden. Stellen wir beispielsweise den Patienten nach dem Ausfüllen des Fragebogens eine Teilnahme an einem besonders konzipierten Therapiekonzept für die »besondere« Gruppe der »Hochsensiblen« in Aussicht, so werden viele Patienten, ja wahrscheinlich die meisten, den Fragebogen entsprechend diesem Wunsch ausfüllen. Um diesen Effekt zu verhindern, empfehlen wir folgende Maßnahmen:

1. Benennen Sie den Fragebogen entweder gar nicht oder beispielsweise »Fragen zur Wahrnehmung und Verarbeitung«, aber vermeiden Sie den Begriff Hochsensibilität.
2. Teilt man den Fragebogen als Teil von anderen diagnostischen Fragebögen aus, dann braucht der Hintergrund zu den Fragen eventuell nicht explizit erläutert werden.

Schließlich sei noch darauf hingewiesen, dass, selbst wenn eine Person dem Begriff »hochsensibel« neutral gegenübersteht, die Antworten noch immer die Selbsteinschätzung widerspiegeln, die stark vom eigenen Selbstbild geprägt sein kann. Würde man den Fragebogen als Fremdeinschätzung durch gute bekannte Personen oder Freunde vornehmen lassen, so würde man sicherlich andere Ergebnisse erhalten. Dazu gibt es jedoch noch keine Daten. Auch wäre es prinzipiell möglich, objektive Tests für einige der Fragen zu entwickeln. So eignet sich die Frage »Ich nehme viele Feinheiten und Details in meiner Umgebung wahr« sehr gut dafür.

Die folgenden Kapitel und insbesondere der klinisch-praktische Teil II dieses Buches soll dazu dienen, Patienten zu unterstützen, ihre Sensibilität als Ressource nutzen zu können und ihre Verarbeitungsprobleme in Therapie und Alltag zu erkennen, zu bearbeiten und zu reduzieren.

Zusammenfassung

Sensibilität und Verarbeitungsprobleme sollten als zwei unabhängige Dimensionen der Wahrnehmungssensibilität betrachtet werden.

Sensibilität bezieht sich auf die Wahrnehmung von Menschen, Stimmungen und Gefühlen sowie insgesamt auf die Umgebung und erfasst Neugierde und Ideenreichtum. Spezieller geht es um emotionale, soziale, kreative und ethische Sensibilität.

Verarbeitungsprobleme drücken eine Belastung oder einen stressassoziierten Umgang in der Wahrnehmung von Mitmenschen, Stimmungen und Gefühlen sowie Umgebungsreizen und Veränderungen aus. In der Konstruktion und Analyse des Fragebogens zeigte sich, dass zwischen psychosomatischen Erkrankungen und Verarbeitungsproblemen ein Zusammenhang besteht.

Definiert man hochsensible Personen als diejenigen Personen, die hohe Werte für die Sensibilität aufweisen, dann muss zwischen einer funktional-hochsensiblen Persönlichkeit (fHSP) und einer dysfunktional-hochsensiblen Persönlichkeit (dHSP) unterschieden werden. Therapieangebote können daher für Personen sinnvoll sein, die

- generell eine hohe Sensibilität aufweisen, um zu lernen, diese als Ressource für die eigene Psychogenese einzusetzen.
- ein hohes Maß an Verarbeitungsproblemen aufweisen, um den Umgang mit der eigenen dysfunktionalen Wahrnehmungsverarbeitung zu erlernen.
- in beiden Dimensionen hoch scoren, also dysfunktional-hochsensible Persönlichkeiten sind, um den Umgang mit ihrer hochsensiblen Persönlichkeit zu verbessern.

7 Klinische Aspekte: Erscheinungsbild und Wesensmerkmale

Hans-Peter Selmaier

7.1 Erscheinungsbild: Woran erkennen die Therapeuten hochsensible Personen

Zunächst ist es nochmal wichtig zu betonen, dass es bei der Erfassung von Hochsensibilität nicht um eine Diagnosestellung oder Erkennung einer Psychopathologie geht, da die Hochsensibilität selbst kein Krankheitsbild darstellt. Es handelt sich um eine neurologische Veranlagung mit funktionalen, aber auch dysfunktionalen Eigenschaften. Die Symptome können sehr bedeutend sein, insbesondere in der Ausprägung der Persönlichkeitseigenschaft »Sensitivität«. Es stellt sich meist lediglich die Frage, ob sich resultierenden Schwierigkeiten mit Krankheitswert aufgrund irgendeines »Verstärkungseffektes«, den die Hochsensibilität mit sich bringt, etwas intensiver darstellen, oder ob man sie aufgrund stärkerer Introspektion eher problematisiert. So berichten hochsensible Personen, mehr Umgebungsreize wahrzunehmen. Sie verarbeiten Informationen tiefer, differenzierter und mit einem längeren Nachhall. Damit sind sie in ihrem Grundzustand stets »beschäftigt«, bevor noch die Alltagsbelastung sowie der Anpassungsdruck an ihre Umwelt hinzukommen. Ein zu reizoffenes Leben bewirkt ein hoch erregbares autonomes Nervensystem. So besteht einerseits das Risiko der Erkrankung durch die Dauerstressbelastung mit einem Verlust von Vitalität und andererseits die Chance auf das Erleben von größter Verbundenheit und einem hohen Vitalitätsgewinn. Aus diesem Spannungsfeld resultieren Positiva und Negativa der Hochsensibilität.

Im Detail unterscheiden sich das intensivere, feinere und genauere Erleben und Wahrnehmen von anderen Menschen vor allem in vier Komponenten (E. N. Aron & A. Aron, 1997):

1. *Art der Wahrnehmung (sensorisch):* Umweltdetails werden stärker und störender wahrgenommen. Berührungen oder auch Empfindungen, wie bspw. eine irritierende Kleidung, werden verstärkt gespürt. Körperwahrnehmungen werden bewusster wahrgenommen.
2. *Art des Denkens (kognitiv):* Oft erfolgt genaueres und intensiveres Nachdenken. Es wird hinterfragt, vertieft und analysiert. Komplexe Zusammenhänge werden schnell erfasst. Übergreifendes Denken, Planung und Vorbereitung unterstützen Entscheidungen.

3. *Art des Fühlens (emotional):* Spürbar sind hohe gefühlsmäßige Resonanz und ausgeprägte Empathie. Besonders feinfühlig vollzieht sich die Wahrnehmung von Stimmungen und Befindlichkeiten sowie nonverbalen Mitteilungen. Gefühle anderer können oft nicht von den eigenen unterschieden werden.
4. *Übererregbarkeit:* Durch die Menge der zu verarbeitenden Reize fühlen sich hochsensible Personen schneller überreizt, überstimuliert und überfordert. Sie brauchen meist länger für die Verarbeitung.

Auf die Beständigkeit dieser Merkmale wurde bereits im ► Kap. 3 hingewiesen. Die ersten drei Merkmale stehen für positive Ressourcen, während das vierte eher als Herausforderung gilt (Bertsch, 2021). Wyrsch (2020) charakterisiert zwei Typen von hochsensiblen Personen, die Vantage-Sensitiven, die die »Sonnenseite der Hochsensibilität leben« und die Vulnerabel-Sensitiven, die die Schattenseiten deutlicher wahrnehmen. Birgit Trapmann-Korr (2014) weist auf die Empathie als zentrales Merkmal der Hochsensibilität hin. Hochsensible Personen haben eine intensivere Umgebungswahrnehmung und eine schlechtere Selbstwahrnehmung. Autorinnen wie etwa Sylvia Harke oder Silke Collins-Tracey, die bei Bertsch (2021) zitiert werden, betonen die Wichtigkeit, das Selbst, die Selbstachtsamkeit und die Selbstfürsorge zu stärken. Wer dies unterlässt, läuft Gefahr, Opfer einer Suchtspirale zu werden (siehe unten).

Nach E. N. Aron (2014) sind die (Sinnes-)Informationskanäle von hochsensiblen Personen weit offen für Reize aus der Außenwelt. Diese werden über die fünf Sinne Hören, Sehen, Riechen, Schmecken und Tasten sowie den »6. Sinn« »Fühlen« wahrgenommen. Weiterhin sind die (Sinnes-) Informationskanäle offen für Reize aus dem Körperinneren wie z. B. Schmerzen, Unwohlsein oder Stress. So kommt es bei hochsensiblen Personen zu damit verbundenen Problemen im Beruf, in der Beziehung mit sich selbst oder anderen. Das Innenleben von hochsensiblen Personen zeichnet sich durch eine hohe Lebendigkeit aus, aber auch durch Schwierigkeiten, diese zu zeigen. Weiterhin verfügen hochsensible Personen über die Fähigkeit, Stimmungen bei anderen und/oder im Raum sofort zu Erfühlen und die Fähigkeit, »zwischen den Zeilen« zu lesen. Hochsensible Personen unterscheiden sich in ihrer Wesensart: es wurde gefragt, ob sich hochsensible Personen mit einem hohen Neurotizismus-Wert von solchen mit einem niedrigen Wert in ihrer Stressbelastung und -bewältigung unterscheiden. Dafür wurde eine quantitative Online-Umfrage erstellt. Es zeigte sich ein Anstieg von Stressbelastung und Stresssymptomen bei hochsensiblen Personen mit hohem Neurotizismus-Wert gegenüber denen mit niedrigem Neurotizismus-Wert. Hochsensible Personen mit niedrigem Neurotizismus-Wert nutzen primär positives Denken und soziale Unterstützung als Copingstrategien. Es gab keine Gruppenunterschiede hinsichtlich der aktiven Stressbewältigung, dem Halt im Glauben und einem erhöhtem Alkohol- und Zigarettenkonsum. Der neurotische Anteil bei hochsensiblen Personen variiert und eine Abgrenzung der beiden Konstrukte erscheint sinnvoll (Wensorra, 2021).

Wie bereits beschrieben, zeichnet sich das Leben hochsensibler Personen durch ihre feine und intensive Wahrnehmungsfähigkeit aus; diese besteht gleichermaßen für Positives wie für Negatives. Sie ist unter anderem die Basis für Eigenschaften wie

Empathie und Einfühlungsvermögen, soziale Kompetenzen, ein Gespür für das »Gegenüber« sowie dafür, wenn etwas (nicht) stimmt und das Gerechtigkeitsempfinden. Ein bildhaftes, vernetztes, fühlendes und außergewöhnliches Denken, die Offenheit anderen Lösungen gegenüber, ein intuitives und blitzartiges Erfassen komplexer Zusammenhänge und ein lebendiges Innenleben ermöglichen hochsensiblen Personen einen besonderen Blick auf die Welt. Weiterhin kann man hochsensiblen Personen einen leichteren Zugang zu ihrer inneren Stimme zuschreiben, was eine Aktivierung der Selbstheilungskräfte und des eigenen Potentials, sowie eine bewusste Lebensführung, dem Mut zum Eigenen und die Kreativität erleichtert.

Hochsensible Personen denken sehr häufig »mit dem Herzen« (Media, 2020) und sind sehr empathisch. Sie gelten als reflektierter, umsichtiger und vorausschauender. Sie haben oft große künstlerische Fähigkeiten. Als guter Ratgeber und Ratgeberin können sie anderen Menschen Orientierung und Hilfe geben. Hochsensible Personen können sehr belastbar sein. Wenn sie aber an ihre Grenzen stoßen und Schwierigkeiten entwickeln, sind meistens folgende Stressoren beteiligt:

- *Berufliche Stressoren:* Störungen im Beruf wie bspw. fehlende Ruhe, Sinnverlust, starre Strukturen, häufige Konflikte, wenig Anerkennung für die aufopfernde Arbeit und überhöhte Anforderungen.
- *Soziale Stressoren:* Bspw. wiederkehrende und/oder unlösbare Konflikte, schlechte Streitkultur und fehlende Vereinbarkeit der Bedürfnisse von Partnern und Partnerinnen.
- *Interne Stressoren:* Bspw. ein geringer oder instabiler Selbstwert, hohe Leistungsansprüche und ungenügende Abgrenzung.

Hochsensible Personen berichten, oft schon seit langer Zeit nicht genügend validiert worden zu sein. So wurden hochsensible Personen oft unterschätzt, nicht gesehen, missverstanden, abgewertet und abgelehnt. Man vermittelte ihnen, dass ihre Bedürfnisse nicht erfüllt werden können, weil sie »komisch«, »kompliziert«, »anstrengend« oder »zu empfindlich« seien. Erfahrungen dieser Art prägen sich meist ein und können zu dysfunktionalen Überzeugungen, einem bleibenden seelischen Schmerz, einer Überanpassung bis zur völligen Ausrichtung ihres Lebens an andere und einer ständigen Erlaubnis zur Überschreitung eigener Grenzen führen.

Alle genannten Merkmale lassen sich auch bei hochsensiblen Kindern beobachten (Aron, 2008). Dabei können u. a. folgende Eigenschaften typisch für sie sein:

- Sie sind sehr fantasievoll
- Sie teilen gerne
- Sie sind vorsichtig und können Gefahren gut erfassen
- Sie verfügen schon früh über einen großen Wortschatz und haben viele (tiefgehende) Fragen
- Sie meiden Konkurrenz und sind sehr hilfsbereit
- Sie neigen bei Stress zu Kopf- und Bauchschmerzen/Übelkeit

- Sie beobachten, bevor sie etwas ausprobieren oder Neues wagen
- Sie mögen keine spontanen Überraschungen und Veränderungen
- Sie vertiefen sich ins Spiel und vergessen die Welt um sich
- Sie sind durch große Menschenmengen beunruhigt
- Sie neigen zu intensiven Träumen und Perfektionismus

Die Prävention von psychischen und psychosomatischen Erkrankungen bei hochsensiblen Personen hat eine besondere Bedeutung (Kramer,2024). Dabei ist es wichtig, rechtzeitig zu erkennen, wenn aus ständiger Überreizung z. B. Depressionen, Angststörungen oder somatoforme Störungen entstehen, die dann oft einer längeren Psychotherapie bedürfen. Mit dem Wissen über sich und seine Bedürfnisse lassen sich einerseits die Lebensbedingungen von hochsensiblen Personen besser gestalten und andererseits auch die Vorteile der Hochsensibilität genießen. Wie bereits in ▶ Kap. 2 ausgeführt, profitieren hochsensible Personen besonders von erfahrener Unterstützung und einer positiven Umgebung.

In diesem Kontext ist folgende Arbeit von Kienzl (2014) hervorzuheben: »Die Bedeutung des Konstrukts der Hochsensibilität für die Lebensbewältigung im Jugendalter exemplarisch untersucht anhand des Selbstwerts«. Dabei wurden Schüler der 8. Klasse (Allgemeinbildende Höhere Schule, Graz) im Rahmen einer Fragebogenerhebung die Hochsensibilitätsskala für Jugendliche (HSSJ), die eine Adaption der HSP-Skala (Aron & Aron, 1997) für den deutschen Sprachraum darstellt, und die Multidimensionale Selbstwertskala (Schütz & Sellin, 2006) vorgelegt. Die Ergebnisse der (Haupt-)Untersuchung bestätigen, dass der Selbstwert hochsensibler Jugendlicher unter dem von nicht-hochsensiblen Jugendlichen liegt. Dies gilt für alle Teilbereiche der Selbstwertschätzung, ausgenommen in der leistungsbezogenen. Daraus ergibt sich, dass der Selbstwert ein bedeutsamer Ansatzpunkt ist, um insbesondere die Handlungsfähigkeit dieser Jugendlichen zu fördern und sozial unerwünschte Verhaltensweisen zur Aufrechterhaltung des Selbstwerts überflüssig zu machen (Kienzl, 2014).

Hochsensibilität sollte auch bei Patienten in der Psychosomatik und Psychotherapie früh erfasst und berücksichtigt werden. Behandler sollten wissen, ob jemand, der sie mit einer Depression, Ängsten oder einer anderen Erkrankung aufsucht, gleichzeitig hochsensibel ist. Patienten berichten immer wieder, dass Behandler Hochsensibilität negieren oder wenig darüber wissen. Dies kann für psychisch belastete hochsensible Personen eine weitere negative Erfahrung sein, die Bekanntes fortsetzt und zur Aufrechterhaltung ihrer Belastung führt. Oft werden Betroffene leider sogar als Hypochonder oder psychisch labil angesehen. Dabei sollten bei hochsensiblen Personen alle Symptome ernst genommen und nicht abgetan werden (wie z. B. später in ▶ Kap. 7.1 näher erklärt). Erforderlich ist mehr Toleranz für Anderssein und Vielfalt sowie Rücksichtnahme im Alltag statt Etikettierungen. Weiterhin sorgt die begriffliche Unschärfe dafür, dass ein Persönlichkeitsmerkmal mit Krankheitsbildern verschmilzt. So ist Hochsensibilität nicht zu verwechseln mit Hypersensibilität, die vor allem durch ein Trauma entstehen kann. Falsche Einschätzungen wirken sich in der Behandlung erkrankter hochsensibler Personen nachteilig aus. Die Behandlung läuft so Gefahr, die wahren Bedürfnisse und Erfordernisse der Betroffenen zu übersehen. Da die Hochsensibilitätsforschung noch in den Anfängen ist, fehlt eine allgemein anerkannte neurowissenschaftliche Definition des Phänomens. Obwohl also Hochsensibilität an sich keine Erkrankung darstellt, kann eine hochsensible Person wie jede andere Person erkranken, erlebt die Erkrankung jedoch anders, denn alle Wahrnehmungen sind gemäß der hochsensiblen Beschaffenheit intensiver ausgeprägt und werden intensiver wahrgenommen (Böttcher, 2019). Es wird hier deutlich, dass manche psychologischen Probleme vielfältiger und komplexer sind, als dass sie über die sechs Items des SV-12 erfasst werden können. Dennoch liefert der SV-12 bedeutsame Hinweise auf wesentliche Merkmale auf funktionaler und dysfunktionaler Ebene. Basierend auf den oben zusammengefassten Merkmalen und Schwierigkeiten von hochsensiblen Personen sollte man in der Behandlung auf Folgendes achten:

- Eine unbedingt wohlwollende, wertschätzende und unvoreingenommene Haltung.
- Ein aufrichtiges Verständnis komplementär zur sehr feinen Wahrnehmung der Patienten.
- Eine achtsame und fürsorgliche Begegnung und Begleitung, die eigene Grenzen (wieder) erspüren lässt.
- Offenheit für Details und deren großer Bedeutung für die jeweilige Person (z. B. Tonfall eines Interaktionspartners in der Vergangenheit).
- Eine sehr feinfühlige, mit Bedacht geführte Kommunikation.
- Eine akzeptierende, geduldige Ausstrahlung: sich viel Zeit nehmen und sich auf den Patienten einlassen.
- Bei einer medikamentösen Therapie wegen einer begleitenden psychischen Erkrankung sind zudem Besonderheiten zu beachten: es braucht eine besonders gute und umfängliche Aufklärung und ein vorsichtiges Dosieren (eine Therapie mit Antidepressiva sollte man z. B. mit der halben oder einer noch niedrigeren Dosis beginnen, Tropfen verwenden oder zunächst ein pflanzliches Präparat geben). Diesbezüglich sei auf die Studie von Jagiellowicz et al (2024) verwiesen.

7.2 Dysfunktionale Muster

Im folgenden Kapitel soll auf die häufigsten dysfunktionalen (teilweise unbewussten) Muster eingegangen werden. Damit nehme ich Bezug auf die Ausführungen in ▸ Kap. 2, das bereits auf die vielfältigen Auswirkungen von SPS auf die Gesundheit eingeht.

7.2.1 Identifizierung mit der Opferidentität (Viktimisierung)

Man spricht von sekundärer Viktimisierung, wenn negative Folgen für das Opfer nicht unmittelbar aus einer Straftat selbst resultieren, sondern durch Personen, die mit dem Opfer befasst sind, hervorgerufen werden. Gemeint ist eine »Verschärfung des primären Opferwerdens durch Fehlreaktionen des sozialen Umfeldes des Opfers und der Instanzen der formellen Sozialkontrolle« (Dorsch, Lexikon der Psychologie, 2021). Auf hochsensible Personen bezogen würde das auf das Fehlverhalten von primären Beziehungspersonen zutreffen, aber auch auf Menschen, die hochsensiblen Personen später ebenfalls mit wenig Verständnis begegnen.

Der Begriff »Opferidentität« wird unterschiedlich verwendet, sowohl transitiv (jemanden zum Opfer machen oder ihn als Opfer bezeichnen) als auch reflexiv (man hält sich für ein Opfer bzw. bekennt sich dazu). Stigmatisierung z. B. als hochsensible Person kann eine Opferrolle, einen Opferstatus oder einen Opfermythos auslösen. Jeder Mensch war irgendwann ein Opfer (Shaynov, 2020). Das gilt ganz besonders für hochsensible Personen, die von Kindheit an auf Unverständnis stoßen. Opfer sein heißt, auf die Handlungen Anderer zu reagieren, statt selbstbestimmt zu handeln. Ein Kind fühlt sich hilflos und machtlos, wenn es von Erwachsenen zum Opfer gemacht wird, von denen es abhängig ist. Erst, wenn sich solche Erfahrungen immer wieder wiederholen und zum Alltag gehören, so dass das Kind sich ständig davor fürchten muss, erhalten diese einen traumatischen Charakter mit tiefen Spuren im Gefühlsleben und im Nervensystem. Durch sich wiederholende Vorfälle gerät das Kind dabei in eine Opferhaltung. Es kann sich nicht wehren; jeder Versuch, sich aufzulehnen, ist sinnlos und vergrößert das Leid. Als Erwachsener kann man sich wehren, was man aber erst begreifen muss: Dabei benötigt man Unterstützung.

Nicht jeder, der in der Opferrolle ist, hat Gewalt jedoch selbst erlebt. Eine Opferhaltung kann auch über die Eltern oder durch eine toxische Beziehung zwischen den Eltern erlernt sein, beispielsweise wenn ein Elternteil Alkoholiker war und der andere als Co-Abhängiger alles tat, um dies geheim zu halten. Ein Kind mit Gewalterfahrungen entwickelt Überlebensstrategien, um der Gewalt auszuweichen oder diese abzumildern. Diese Überlebensstrategien werden später beibehalten.

Ein Anzeichen einer Opferrolle ist das Helfersyndrom (Schmidbauer, 2007). Wer daran leidet, gibt jedem ungefragt Hilfe bis zur Selbstaufgabe. Man sucht förmlich nach Hilfebedürftigen und gibt ungefragt Ratschläge. Gerade Co-Abhängige unterstützen Abhängige und fördern deren Sucht, indem sie diese zu ihrem Lebensinhalt machen. Co-Abhängigkeit (Flassbeck, 2011) bedeutet u. a., dass jemand von Außenwirkungen bestimmt wird. Der Co-Abhängige versucht, seine Leere durch andere Menschen zu füllen. Abhängigkeit von anderen und Überempfindlichkeit aufgrund erlittener Verletzungen ähneln sehr dem Phänomen der Hochsensibilität. Wenn man schon als Kind gelernt hat, auf andere Rücksicht zu nehmen und eigene Bedürfnisse hinten an zu stellen, dann kann man diese Bedürfnisse im weiteren Leben nicht erkennen, sie nicht kommunizieren und von anderen Hilfe annehmen. Das richtige Einschätzen und Erkennen einer Abhängigkeit und einer oft gleichzeitigen Co-Abhängigkeit wird dadurch weiter erschwert. Weitere Symptome des Helfersyndroms und von Co-Abhängigkeit sind Altruismus, Kontrollsucht, Fremdschämen und Überfürsorglichkeit. Wer Opfer geworden ist, ist später besonders anfällig dafür, in eine toxische Beziehung (Hemschemeier, 2021) zu geraten. Überanpassung ist ein erworbener Überlebensmechanismus, um nicht mehr aufzufallen und um dazuzugehören. Als »Ja-Sager«. wird man zum Erfüllungsgehilfen anderer. Abgrenzung müssen sich hochsensible Personen mehr oder weniger bewusst aneignen. Wegen ihrer niedrigen Reizschwelle bekommen sie mehr von anderen mit und wissen deswegen oft nicht, wo sie selbst anfangen und wo sie aufhören. Sie müssen sich diese Grenzen bewusstmachen, akzeptieren und wahren. Leider fehlt vielen die Aggressionswahrnehmung bei sich selbst. Ärger und Aggression zeigen uns, wann unsere Grenzen überschritten wurden. Da hochsensible Personen sehr beim Gegenüber sind, merken sie nicht, dass das, was der andere tut, womöglich gerade ärgerlich für sie selbst ist. Weiterhin können Rollentausche bei hochsensiblen Kindern und Jugendlichen – wie die »Parentifizierung« – eintreten, indem sie Elternaufgaben übernehmen und wegen ihrer ruhigen und besonnenen Art gerne als Ansprechpartner benutzt werden. Das erschwert ihre Abgrenzung weiter.

Verena Kast (2010) schreibt in »Vom Sinn des Ärgers. Anreiz zur Selbstbehauptung und Selbstentfaltung«: »So regt Ärger an, Grenzen zwischen Menschen zu bereinigen, oder zumindest über diese nachzudenken, aber auch, sich mit dem verletzten Selbstwert auseinander zu setzen. Diese Emotion reguliert Schwierigkeiten mit unseren Grenzen, reguliert den Selbstwert bei Erfahrungen von etwas Beleidigendem und/oder Aversivem, reguliert aber auch unsere Beziehung zum Unbewussten, zu unserem Körper und zum Du, aber auch zur Gesellschaft« (S. 20). »Ärger fordert heraus, grenzbewusst zu werden und uns immer wieder zu überlegen, wo wir Grenzen neu wieder setzen« (S. 20). Ist die Kontrolle des Ärgers zu gut gelungen, wie bei hochsensiblen Menschen, durch Erziehung und Selbsterziehung, und hat man sich immer beherrscht, dann wird es mitunter sehr schwierig, mit dem Ärger konstruktiv umzugehen (Kast, 2010). Verena Kast erklärt, warum es Menschen so schwerfällt, ihre Aggressionen und ihren Ärger bewusst wahrzunehmen und zuzulassen: Wenn man sich über jemanden ärgert, stellt man sich spontan vor, wie es wäre, diese Aggression einfach auszuleben. Dabei kann man auch Ärger und Aggression provozieren. Das macht wiederum Angst. Deswegen ist das Empfinden von Ärger und Aggression immer auch an Angst gekoppelt; es macht Angst, sich über andere zu ärgern, diese Beziehung zu gefährden, einen eskalierenden Konflikt zu provozieren und der Gegenreaktion des Gegenübers nicht gewachsen zu sein. Einerseits ist das nützlich, denn die Angst bewirkt, dass man nicht einfach herausplatzt, sondern sich überlegt, wie man mit seinem Ärger und seinen Aggressionen jeweils am besten umgeht. Doch andererseits kann die Angst auch dazu führen, dass Aggressionen verdrängt und zuletzt gar nicht mehr bewusst wahrgenommen werden. Wir merken nicht mehr, wann andere unsere Grenzen verletzen. Ärger-Reaktionen verschieben sich ins Unbewusste, so dass keine Kontrolle mehr darüber besteht. Ärger und Aggression sind energetisierend: Nimmt man sie nicht wahr, fehlt einem auch die Energie für die Selbstbehauptung. Der Umgang mit ihrer Aggressionshemmung ist ein wichtiges Thema für hochsensible Personen und kann davor schützen, wieder zum Opfer zu werden oder sich ausnützen zu lassen. Außerdem kann damit verhindert werden, dass andere einen aggressiv erleben, was man bei sich gar nicht wahrnimmt.

7.2.2 Scham bei hochsensiblen Personen

Hochsensible Personen empfinden besonders häufig Scham. Das ist allerdings kein Problem der Hochsensibilität an sich, sondern diese wird hochsensiblen Kindern anerzogen, wenn sie in einem unsensiblen Umfeld aufwachsen. Die Scham entsteht durch das Gefühl, anders zu sein als von einem erwartet wird und Ansprüchen nicht zu genügen (Jorzik-Oels, 2022). Darum gehen hochsensible Personen vermehrt toxische Beziehungen (Herdwart, 2020) ein und werden emotional missbraucht. Sobald sie dies merken, steigt die Scham in ihnen so hoch, dass sie andere Gefühle beherrscht. Sie schwächt das Selbstbewusstsein. Je mehr man sie empfindet, je mehr Gründe es gibt, für die man glaubt, sich schämen zu müssen, desto kleiner ist das Selbstbewusstsein. Je geringer das Selbstbewusstsein eines Menschen ist, desto größer ist seine Scham. Sie vermehrt sich unbemerkt, aus Scham wird mehr Scham. Sie schiebt andere intensivere Gefühle vor, hinter denen sie sich verbirgt, besonders gern hinter der Angst.

Wie alle anderen Emotionen, ist auch Scham nicht grundsätzlich schlecht. Ihre wahre Aufgabe ist die eines Aufsehers: wie physischer Schmerz ein Wächter des physischen Körpers ist und warnt, wenn etwas nicht im Gleichgewicht ist, so erfüllt auch die Scham eine wichtige Schutzfunktion. Sie erscheint, wenn irgendwo etwas nicht stimmt, und fordert uns auf, genau hinzuschauen und Probleme zu klären (Jorzik-Oels, 2022). Scham kann ausgelöst werden, wenn man etwas getan hat, was den Erwartungen und Normen der Gesellschaft nicht entspricht. Im Hintergrund steht das Grundbedürfnis nach Zugehörigkeit. Die Scham ist weiterhin Wächterin unseres Gewissens und eng mit der Schuld verwandt. Wurde man schuldig, dann zeigt sie einem, dass man etwas falsch gemacht hat, mit dem Ziel, das eigene Verhalten zu überprüfen. Je nach Schwere der Schuld kann es sein, dass Scham uns weiter als Erinnerung daran, sich an die Moral zu halten, begleitet. Dann sucht sie ständig nach Ereignissen, die uns Schuldgefühle verursachen könnten. Sie wirkt auf unsere Emotionen so destruktiv wie Krebs. Dabei kann sie unser Gewissen verändern, sodass es nicht mehr differenzieren kann zwischen echter und scheinbarer Schuld. Ursache und Wirkung werden vertauscht und so werden wir aus Opfern einer Situation zu Tätern. Je mehr Schuldgefühle jemand empfindet, desto mehr Geheimnisse hat er. Die Scham möchte uns nötigen, ihre Ursache zu verbergen und wenn das gelingt, ist das Geheimnis auch für den Träger unsichtbar. Dann erscheint die Angst als mächtige Emotion, so groß, dass sich die Scham mit all ihren Geheimnissen dahinter verbergen kann. Scham und Traumata sind eng verbunden. Das bedeutet, dass man sich schämt, Opfer geworden zu sein, dass einem dieses widerfahren ist und man sich nicht gewehrt hat. Der Verstand sagt einem, dass man nichts tun konnte und schuldlos ist. Man muss sich die Traumata anschauen und sich ihnen stellen. Sonst kann ihre Integration nicht gelingen!

Für hochsensible Personen ist es besonders wichtig, von der Scham zur Authentizität und zu eigenen Werten zu gelangen. Es ist vor allem wichtig, sich selbst Anerkennung zu schenken. Dazu sollten sie Routinen, Rituale und positive Affirmationen entwickeln, die ihr Selbstvertrauen und ihr Stärkeempfinden steigern. Wichtig ist es, dass sie sich selbst mit Achtsamkeit, Freundlichkeit, Geduld und Verantwortung begegnen.

7.2.3 Altruismus und hochsensible Personen

Altruismus bezeichnet das uneigennützige Helfen und Einsetzen für andere ohne sofortige oder zukünftige Gegenleistung. In der Persönlichkeit hängt Altruismus vor allem mit der Verträglichkeit bzw. dem kooperativen Interagieren zusammen. Dies bezeichnet eine Persönlichkeitseigenschaft des Big-Five-Modells (Allport, 1937), die beschreibt, wie rücksichtsvoll wir anderen begegnen, also ob wir eher auf den eigenen Vorteil achten, oder auf positive Beziehungen zu den Mitmenschen. Das ist nicht genau das gleiche wie Altruismus oder Selbstlosigkeit, steht aber in deutlichem Zusammenhang damit. Hochsensible Personen sind herzlich, menschenfreundlich und haben einen tiefen Zugang zum Leben. Im Wohlfühlbereich denken sie zuerst an die andern. Das ist eine Gabe, solange es nicht bewirkt, dass sie sich und ihre Bedürfnisse vernachlässigen.

7.2.4 Hochsensible Personen und Narzissmus

Manche hochsensible Personen zeigen gelegentlich ein gewisses Anspruchsdenken: Man nennt die Mischung aus Hochsensibilität und Anspruchsdenken auch »hypersensitiven Narzissmus« (Jauk et al., 2022). Dieser geht mit einem geringen Selbstwert einher. Hochsensible Personen berichten, auf unangenehme Situationen sehr stark zu reagieren. Diese Eigenschaft kann bei ihnen zu Negativkreisläufen und Rückzug führen, was wiederrum ihre Verbundenheit mit anderen schwächt. Narzissten neigen offen im Verborgenen zu Fantasien der Großartigkeit, einem Größenselbst. Hochsensibilität ist aber eine genetische Veranlagung, während Narzissmus ein Persönlichkeitsstil bis hin zu einer Störung ist.

Oft steht bei Narzissten, das heißt besonders beim vulnerabel-fragilen Typus, extreme Scham im Vordergrund (worunter folglich die Selbstliebe leidet; Kelle, 2018). Wenn dies die eigentliche Ursache des Narzissmus ist, verwundert es nicht, dass unter den Betroffenen überdurchschnittlich viele hochsensible Personen sind. Denn diese nehmen alle Gefühle intensiver wahr. Scham wird so noch unerträglicher und führt in die Narzissmus-Falle. Eine hochsensible Person wird dann ihre Gabe zur narzisstischen Scham-Abwehr nutzen. Diese Gabe beschreibt die Fähigkeit hochsensibler Personen, Schwächen anderer aufgrund ihrer Feinfühligkeit besonders gut wahrnehmen zu können und dadurch ihr Gegenüber u. a. sehr gut manipulieren und reizen zu können. Weiterhin kann Narzissmus eine Strategie sein, um in einer narzisstischen Umgebung zu überleben. Viele sehen sich als »Opfer« von Narzissten. Sie erwähnen dann den »bösen« Narzissten, unter dem man sehr gelitten hat (Grüttefien, 2022). Wenn man ständig für den Selbstwert eines anderen entwertet, manipuliert und instrumentalisiert wird, dabei eingeschüchtert wird und viele Schuldzuweisungen abbekommt, erleidet man einen massiven Einbruch des Selbstwerts. Als Folge entstehen mehr Schamgefühle. Dagegen braucht man selbst wieder etwas, was den Selbstwert hebt. Dadurch entwickelt man selbst auch narzisstische Züge. Wenn also jemand »Opfer« von Narzissten geworden ist, ist es zum einen wichtig, die seelischen Belastungen zu überwinden, die das Zusammenleben mit dieser Person mit sich brachten. Zum anderen aber auch, eigene narzisstischen Anteile zu erkennen und aufzulösen. Zu beachten ist jedoch, dass Empfindlichkeit viele Narzissten annehmen lässt, selbst hochsensibel zu sein. Hochsensible Personen reagieren jedoch nur sensibel, wenn es um eigene Bedürfnisse und Gefühle geht. Narzissten fürchten sich vor jeder Art von Kritik oder Benachteiligung, auch wenn sie gar nicht kritisiert werden.

7.2.5 Burnout und hochsensible Personen

Für Burnout existieren keine allgemeinen Kriterien: daher ist es keine offizielle Diagnose. Erkennbar sind Symptome wie große Erschöpfung, innere Unruhe, emotionale Überlastung Schlafstörungen und Überforderungsgefühle. Der grundlegende Unterschied zu einer Depression ist, dass Burnout durch Überforderung entsteht und einer starken Erschöpfung gleicht. Bei einer Depression sitzen die Krankheitszeichen »tiefer«. Einem Burnout kann eine depressive Erkrankung zugrunde liegen. Da es heute anerkannter ist, durch Überarbeitung »auszubrennen«, soll das »Burnout-Syndrom« der Stigmatisierung von depressiven Patienten entgegenwirken. Beide Erkrankungen haben Ähnlichkeiten und gehen mitunter ineinander über. Bei der Behandlung liegt beim Burnout der Schwerpunkt zunächst darauf, äußere Stressfaktoren zu minimieren und die eigene Fähigkeit zur Abgrenzung zu stärken. Betroffene sind immer zur Reizaufnahme bereit und warten ständig auf einen geistigen Einsatz. Dadurch wird Adrenalin ausgeschüttet. Da dieser Zustand nur selten aufhört, kommt es zu Dauerstress, was zur Ausschüttung des Stresshormons Cortisol führt. Es folgen eine erhöhte Infektionsanfälligkeit, Essstörungen, Vergesslichkeit, Bluthochdruck sowie ein Knochen- und Knorpelabbau. Der Kreislauf wird stark belastet und das Immunsystem geschwächt. Für hochsensible Personen im Beruf kann die reizintensive Arbeitswelt zu einer besonderen Herausforderung werden. »Die Überstimulation durch laute Büroumgebungen, intensive zwischenmenschliche Interaktionen und hohe Arbeitsbelastungen kann zu Erschöpfung, Stress und dem Gefühl der Überforderung führen« (Vocke, 2024). Hochsensible Personen überschreiten leicht ihre Grenzen. Ihre Empathie macht sie oft zu Beziehungsmenschen und Lastenträgern. Sie erspüren atmosphärische Stimmungen und reagieren darauf mit einem Harmoniestreben. Sie neigen im kognitiven Bereich zum Tüfteln und Zerdenken, und brauchen dafür oft mehr Energie als andere. Gleichzeitig lässt sie ihre Reizempfindlichkeit früher Grenzen erreichen. Bei hochsensiblen Personen führen Antriebsdynamiken leichter zur Erschöpfung. Sie nutzen ihre hochsensiblen Fähigkeiten selten für sich, sondern stellen sie häufig in den Dienst anderer. Anpassungsstreben und Perfektionismus haben sie mit Burnout-Betroffenen gemein. Dazu kommt eine größere Intensität des Arbeitens sowie eine erhöhte Komplexität der Arbeitsaufgaben. Dazu kommt eine erhöhte Komplexität der Arbeitsaufgaben. Da hochsensible Menschen Reize und Infos besonders intensiv wahrnehmen und verarbeiten, leiden sie besonders stark unter sich ständig verändernden Arbeitsbedingungen sowie unter Druck und Stress am Arbeitsplatz (Vocke, 2024). Hochsensibilität bleibt oft unerkannt (Rühle & Maxeiner, 2015).

7.2.6 Angststörungen bei hochsensiblen Personen

Die leichte Überreizung von hochsensiblen Personen kann, insbesondere bei schwieriger Kindheit, psychische Erkrankungen begünstigen. Durch eine erhöhte Anspannung kann es bei unvorhergesehenen Abläufen zu einer schlechteren sozialen Anpassung kommen. Bei hochsensiblen Personen, die subtile Wertungen stärker wahrnehmen, kann das zu Scham und vermindertem Selbstbewusstsein führen. Wenn sich diese negativen Erfahrungen wiederholen, kann eine Abwärtsspirale entstehen. Bei fehlenden sozialen Ressourcen wird eine soziale Phobie begünstigt. Die körperlichen Symptome übermäßiger Erregbarkeit bei Hochsensibilität können eventuell als Angst fehlinterpretiert werden. Dadurch kann eine Angststörung gefördert werden. »Als hochsensibler Mensch habe ich sozusagen eine angeborene Alarmanlage, die ständig überreagiert« (Felten-Leidel, 2015). Ob Hochsensibilität zur Ressource wird, hängt vom Entwicklungsumfeld ab.

In der Behandlung von hochsensiblen Personen steht meist nicht die Hochsensibilität selbst als Behandlungsansatz im Vordergrund, sondern ein aus schlechten Lebensbedingungen stammendes psychosomatisches Leiden. Dies verdeutlicht, dass Hochsensibilität an sich nicht schädlich sein muss. Neben der verstärkten Wahrnehmung plötzlicher Veränderungen ist bei Betroffenen entscheidend, ob sie diese Veränderungen als gefährlich interpretieren. Erst die Interpretation als Gefahr bedingt den Zusammenhang zwischen Hochsensibilität und Angststörung. Wenn man an dieser leidet, erschreckt man oft sofort und verspannt sich. Man bekommt nicht nur Angst, weil man äußere und körperliche Veränderungen schnell wahrnimmt, sondern diese zusätzlich als gefährlich wertet.

Häufig reicht es bei hochsensiblen Personen, einen verängstigten Menschen zu sehen oder den Angstschweiß einer anderen Person zu riechen, um selbst Furcht zu empfinden. Eine hochsensible Person ist oft sogar in der Lage, fremde Furcht zu spüren und sie wie die eigene wahrzunehmen. Wenn in der Kindheit Angst und Furcht herrschten, hat man diese vermutlich in sich aufgenommen und sich angeeignet, obwohl sie nicht dem eigenen Wesen entsprach.

Es kann einen großen Unterschied machen, ob z. B. zögerliche Annäherung bis zur sozialen Vermeidung als ein behandlungsbedürftiges Symptom sozialer Ängste angesehen wird, als ein gesunder Aspekt einer an sich neutralen Temperamentseigenschaft, oder sogar als beides zugleich. Es sollte unbedingt von einer Pathologisierung abgesehen werden, denn dadurch kann die Angst vor negativer Bewertung und Ablehnung noch verstärkt werden. Ohnehin steht Hochsensibilität, insbesondere bei Männern, nicht unbedingt mit dem Persönlichkeitsideal von Männlichkeit in westlichen Kulturen in Einklang, und damit auch nicht mit den

Erwartungshaltungen wichtiger Bezugspersonen. Gerade bei hochsensiblen Personen, die solche oft subtilen Wertungen stärker wahrnehmen, kann das zu Scham und vermindertem Selbstbewusstsein führen, welche gleichzeitig Merkmale sozialer Ängste sind. Deshalb ist es umso wichtiger, dass sich hochsensible Personen, egal ob mit oder ohne soziale Ängste, die vielen positiven Aspekte ihres Merkmals verdeutlichen. Hilfreich kann dagegen zum Beispiel ihre erhöhte Empfänglichkeit für positive soziale Reize wie Ermutigung, Akzeptanz und Freude sein, ihr Gespür für zwischenmenschliche Feinheiten oder ihre besonders ausgeprägte Fähigkeit zur Empathie (Wunderlich, 2014).

7.2.7 Depressionen bei hochsensiblen Personen

Hochsensible Personen sind besonders anfällig für Depressionen (► Kap. 2.3). Die intensive Wahrnehmung von Sinneseindrücken kann sie belasten. Auch ihre Empathie mit Menschen, die krank oder selbst depressiv sind oder einen Schicksalsschlag erlitten haben, kann sie sehr mitnehmen. Dies wird spätestens dann zum Problem, wenn sie ihre eigenen Empfindungen nicht mehr von jenen des Mitmenschen unterscheiden können. Sie sind zudem besonders depressionsgefährdet, weil sie aufgrund ihres häufigen Rückzugs oft wenig Freunde haben und ihr Umfeld eher mit Ausgrenzung anstatt mit Verständnis reagiert. Der innere Wunsch nach Nähe besteht trotzdem. Wer immer perfekt sein möchte und sich selbst keine Fehler gestattet, droht außerdem an seinen überhöhten Ansprüchen zu scheitern. Hochsensible Personen neigen zu intensivem Nachdenken über das Weltgeschehen. Sie stellen sich nicht nur häufig die Frage nach dem Sinn ihres Lebens, den sie oft nicht erkennen, sondern verzweifeln auch an den vielen Ungerechtigkeiten und dem Leid von Menschen und Tieren. Diese Sinnkrisen und innere Leere weist eine Parallele zu Depressionen auf. Viktor Frankl meinte, dass es zum Wesen eines jeden Menschen gehöre, nach Sinn zu streben. Ein Leben ohne Sinn könne krankmachen. »Wer ein Warum zu leben hat, erträgt fast jedes Wie« – nach diesem Motto erforschte Frankl, wie Sinnerfüllung auch angesichts schwerer Schicksalsschläge möglich ist und Menschen in die Lage versetzt, in Krisenzeiten seelisch heil zu bleiben (Frankl, 2017). Diese These wird inzwischen durch eine Reihe empirischer Studien bestätigt (Boyle et al., 2009). Die Arbeit an der Selbstwahrnehmung und am Selbstwert, Wertschätzung, sich abgrenzen und Neinsagen lernen und von verinnerlichten negativen Glaubenssätzen zu befreien sind Kernpunkte in der Begleitung von hochsensiblen Personen (Rühle & Maxeiner, 2015). Wichtig ist es für sie, Überstimulationen rechtzeitig zu erkennen.

7.2.8 Somatoforme Störungen und Hypochondrie bei hochsensiblen Personen

Möglicherweise beobachten sich hochsensible Personen selbst viel genauer. Vielleicht haben sie z. B. gar nicht öfter Kopfschmerzen als andere, sondern bemerken es nur schneller. Das macht Sinn, wenn man sich überlegt, dass eine niedrige

Schwelle für Sinnesreize und Übererregbarkeit bei hochsensiblen Personen mit körperlichen Symptomen verbunden sind. Außerdem geben hochsensible Personen häufiger an, dass sie sich gestresst fühlen. Es finden sich bei ihnen höhere Werte des Stresshormons Cortisol. Dieses wirkt sich negativ auf das Immunsystem aus, denn bei wem das Cortisol erhöht ist, der wird schneller krank. Dies bietet daher eine weitere Erklärung für den Zusammenhang zwischen Hochsensibilität und körperlichen Symptomen. Bei hochsensiblen Personen wurde vermehrt Ängstlichkeit und eine Depressionsneigung festgestellt. Bei inneren Spannungen kommt es zu ausgeprägten körperlichen Beschwerden. Oft meint man, die Betroffenen wollten durch ihren Zustand einen Krankheitsgewinn erreichen, der ihnen aber nicht bewusst ist. Manche Patienten entwickeln hartnäckige Rücken- und Gliederschmerzen ohne somatische Ursache. Oft steht dahinter ein psychosozialer Konflikt. Peter Falkai (2015) betont in einem Interview für die Münchner Medizinische Wochenzeitschrift (MMW), dass Dauerstress zu stressassoziierten Erkrankungen wie etwa dem Burnout führt. Die Überforderungsreaktion bei Menschen, die sich andauernd an ihrer Grenze bewegen und überreizt sind, kann sich unterschiedlich äußern. Während eine Person Kopfschmerzen entwickelt, bekommt eine andere Person Magenschmerzen. Halten die Belastungen an und ist eine gewisse Empfänglichkeit vorhanden, können auch Depressionen, somatoforme oder Angststörungen entstehen. Man sollte hochsensible Personen nicht zu sehr schonen. Wenn klar ist, was der Betroffene kann und was nicht bzw. was ihn überfordert und stresst und was nicht, kann die Umgebung entsprechend angepasst werden, sodass möglichst wenige spezifische Stressfaktoren auf die Person einwirken. Bei der Hypochondrie handelt es sich speziell um eine übermäßige Beschäftigung mit der eigenen Gesundheit, der Unversehrtheit oder Funktion von einzelnen Körperorganen oder seltener des eigenen Verstandes. Wie bei den somatoformen Störungen kann das Modell der somatoformen Amplifikation (Barsky & Wyshak, 1990) Bedeutung haben. Dies beschreibt, dass somatische Sensationen als intensiv, schädlich und störend empfunden werden.

7.2.9 Dissoziation bei hochsensiblen Personen

Dissoziation ist ein Zustand, in dem man sich von der Welt entfernt, z. B. durch Tagträume oder durch das unbewusste Ausführen von Tätigkeiten. Es kann eine unbewusste Strategie sein, sich in eine Welt zurückzuziehen, in der man nicht bedroht ist. Hochsensible Personen reagieren auf traumatische Erfahrungen oder auf innere Spannungen besonders stark. Sie haben komplizierte, leicht auszulösende Komplexe (Aron, 2014). Dadurch kommt es zu einer starken Einengung des Bewusstseins. Traumatisierte Menschen spüren sich nicht mehr und verlieren den Bezug zu ihrem Körper (Depersonalisation) oder der Welt (Derealisation) bei intakter Realitätskontrolle. Sie erleben den Körper oder einzelne Teile als verändert, unwirklich oder fremd. Ein Patient fühlt sich z. B. wie in einem Film, in dem er mitspielt. In der Behandlung lernen hochsensible Personen, die nonverbale Sprache ihres Körpers zu lesen wie einen Kompass, der ihnen Orientierung und Sicherheit gibt. In behutsamen kleinen Schritten wird es möglich, in eine größere

Distanz zu der Kraft des »Überwältigungs- oder Trauma-Sogs« zu treten, um so langsam und allmählich Souveränität über die eigenen Wahrnehmungsräume zu erlangen. Eine erneute Verbindung zu sich selbst und eine bessere Selbstregulation werden möglich. Die Erforschung und Übersetzung der feinen Sprache des Körpers, der in leisen Gesten und Bewegungen kommuniziert, ist dabei häufig wie der Schlüssel zu einem verschütteten Schatz: Der Hochsensible kommt zu seinen tiefliegenden Ressourcen, und aus einer vermeintlichen Last wird eine Gabe – vielleicht sogar ein Geschenk, einschließlich der Heilung eines Traumas. Denn bei allen Gemeinsamkeiten gibt es natürlich Unterschiede: Flashbacks, Angststörungen, starkes dissoziatives Verhalten oder selbstzerstörerische Tendenzen sind nur einige Trauma-Merkmale, die in keinem direkten Zusammenhang zur Hochsensibilität stehen. Hier muss klar zwischen Gesundheit und Pathologie getrennt werden (Görlitz & Böttcher, 2017).

7.2.10 Entwicklungstraumatisierung bzw. Bindungstraumata bei hochsensiblen Personen

Aron (1997) postuliert, dass die Hochsensibilität grundsätzlich genetisch bedingt ist. Traumata und Stress finden jedoch einen besonderen Nährboden. Stress und Traumata können sich negativer auswirken, obwohl sie wahrscheinlich zumindest teilweise von der Hochsensibilität unabhängig sind (Aron, 2014). Hochsensibilität ist umgekehrt eine Gabe, die zur Verarbeitung von Traumata genutzt werden kann, wenn man sie bewusst verwendet. Ansonsten können Traumatisierungen Hochsensibilität noch verstärken. Umgekehrt können Entwicklungstraumatisierungen bzw. Bindungstraumata Hochsensibilität begünstigen. Die Grenzen zwischen beiden Ursachen sind fließend. Viele Symptome für Hochsensibilität sind ähnlich denen bei Traumafolgestörungen, manchmal sogar gleich, wie beispielsweise eine erhöhte Wachsamkeit, die Überempfindlichkeit auf äußere Einflüsse, Abgrenzungsprobleme oder die Tendenz, sich zurückzuziehen. Hinzu kommt eine komplexe Innenwelt, ein ganzheitliches Wahrnehmen weit über die eigenen Grenzen hinaus und die Überzeugung, »nicht richtig zu sein«. Solche Symptome lassen sich auf Traumatisierungen oder abgespaltene Anteile des Selbst zurückführen, welche es (wieder) zu integrieren gilt. Es könne nach Aron (1997) auch sein, dass sich in Verhaltens- und Empfindungsmustern einer hochsensiblen Person bereits die Integration erkennen lasse. Noch ist nicht geklärt, ob und wie sehr sich frühkindliche oder gar vorgeburtliche Entwicklungs- und Bindungstraumata oder generationsübergreifende Traumata bemerkbar machen können.

Erwähnenswert ist die Bachelorarbeit von Isabell Paasch-Elfers »Hochsensibilität als Folge einer Entwicklungstraumatisierung. Eine empirische Untersuchung« (2021): Die Forschungsfragen FF1 »Machten hochsensible Personen häufiger traumatische Kindheitserfahrungen als nicht-hochsensible Personen?« und FF2 »Korrelieren Hochsensibilität und traumatische Kindheitserfahrungen positiv miteinander?« konnten bejaht werden. Dabei konnte H1 bestätigt werden, dass hochsensible Personen vier Mal häufiger emotionale Misshandlung, doppelt so häufig körperliche Misshandlung, sexuellen Missbrauch, emotionale Vernachlässigung und 20% häufiger körperlicher Vernachlässigung erleben. Daraus lässt sich jedoch nicht eindeutig eine Kausalität ableiten. Zu diskutieren wäre, ob nicht hochsensible Personen aufgrund ungenügender Annahme in ihrer Kindheit besonders anfällig sind.

Emotionaler Missbrauch beschreibt eine Reihe von Verhaltensweisen, mit denen man versucht, in einer Beziehung Macht und Kontrolle auszuüben. Dazu gehören unter anderem Beleidigungen, Manipulation, Abwertungen, Verweigerung der Kommunikation, Drohungen, Erniedrigungen, Liebesentzug oder Abschottung. Frauen sind stärker davon betroffen (Smajic, 2023). Bei emotionalen Misshandlungen oder Vernachlässigungen bestehen oft Mischformen und **Komorbiditäten** zu anderen Misshandlungsformen (Neigh et al., 2009).

Hochsensible Personen, die von ihrem Merkmal noch nicht wissen, suchen lange nach einem verursachenden Trauma in ihrem Leben. Dieses muss es aber nicht gegeben haben. Vielleicht ist es einem Angehörigen widerfahren (Görlitz & Böttcher, 2017). Zu berücksichtigen ist, dass in der Generation der Nachkriegskinder jeder einzelne bei traumatisierten Eltern, in einer stark traumatisierten Welt aufgewachsen ist. Es gibt jedoch Unterschiede in Art und Ausprägung: Flashbacks, Angststörungen, starkes dissoziatives Verhalten oder selbstzerstörerische Tendenzen sind nach Görlitz & Böttcher (2017, S. 87) Trauma-Merkmale ohne direkte Verbindung zur Hochsensibilität. Außerdem haben die meisten hochsensiblen Kinder ein, oft auch zwei, hochsensible Eltern mit unverarbeiteten Kriegstraumata. Viele von ihnen entwickelten aufgrund ihrer unverarbeiteten Traumata typische Störungen, wie z. B. psychische Krankheiten, Persönlichkeitsstörungen und Süchte, die bei den Kindern zusätzliche Entwicklungstraumata auslösten. Lange wirkten bei der »verlorenen Generation« viele Nazi-Ideale weiter. Gewalt war völlig normal. Zärtlichkeit galt als Verweichlichung und abzulehnende Verwöhnung. Kinder hatten zu funktionieren. Jungen durften keine Gefühle zeigen.

Die Antwort auf die Frage, wie Traumata speziell auf hochsensible Personen wirken, wird dadurch erschwert, dass es kaum noch hochsensible Personen gibt, die ohne Belastung durch vererbte Traumata aufgewachsen sind. E. N. Aron begann ihre Tests und Untersuchungen von hochsensiblen Personen in den 1990ern. Das bedeutet, dass die Teilnehmer der ersten und zweiten durch die Eltern traumatisierten Generation angehörten. Die Entwicklung wird dadurch immer sehr beeinträchtigt gewesen sein. Vor allem die besonderen Gaben der hochsensiblen Personen konnten nicht voll zur Entfaltung kommen, wie z. B. Mitempfinden, Intuition und möglicherweise einer außersinnlichen Wahrnehmungsfähigkeit. Während immer behauptet wird, alle hochsensiblen Personen seien empathisch, zeigt es sich, dass dem leider nicht so ist. Möglicherweise werden alle hochsensiblen Personen mit einer hohen Empathiefähigkeit geboren, die sich jedoch durch Entwicklungstraumata nicht ausgebildet hat. Die Intuition ist ebenfalls bei traumatisierten hochsensiblen Personen oft tief verschüttet. Auch über die Wahrnehmung von außersinnlichen Erscheinungen verfügen längst nicht alle hochsensible Personen. Das kann mit der Entwicklung der Chakren zusammenhängen, die durch Entwicklungstraumata nachhaltig gestört wird. Dabei entwickelt das Kind Überlebensstrategien. Wenn es der auslösenden Situation physisch nicht entkommen kann, dann wenigstens seelisch-geistig. Manche Kinder lernen, sich z. B. bei physischer Gewalt durch Dissoziation »wegzubeamen«. Wenn das zur Regel wird, entwickelt sich oftmals eine schwere Persönlichkeitsstörung, bis hin zur »Multiplen Persönlichkeit«. Auch sonst sind die späteren Folgeschäden massiv. So können diese Überlebensstrategien bei entsprechender Disposition einen Nährboden für narzisstische und soziopathische Persönlichkeitsstörungen bieten oder zu Depressionen führen (Jorzik-Oels, 2024).

Bei ständiger Gefahr bilden sich Überlebensinstinkte aus, alle Sinne werden besonders geschärft. Der Fokus wird nur in die Außenwelt gerichtet, um möglichst früh Gefahren zu entdecken. Viele hochsensible Personen entwickeln dazu eine fast hellseherische Gabe. Sie sind ständig im Fluchtmodus. Solch ein Kind hat kaum Reserven für ein normales Leben. Diese hohe Sensibilität ist nochmal unabhängig von der speziellen Wahrnehmungsverarbeitung und Denkweise der hochsensiblen Personen erworben. Je nach Schwere des Traumas und der Dauer, der man dem Trauma ausgesetzt war, kann diese Art der Sensibilität bei Aufarbeitung des Traumas wieder verschwinden. Es gibt eine Gruppe hochsensibler Personen, bei der zu vermuten ist, dass sie sowohl hochsensibel als auch hochempfindlich ist. Bei letzterem ist von etwas Erworbenem auszugehen, z. B. infolge von Traumatisierungen. Gleichermaßen besteht der Verdacht, dass bei hochsensiblen Personen, die nicht empathisch sind, ein Entwicklungstrauma vorliegt. Diese Personen brauchen fachmännische Hilfe. Ein Therapeut sollte sich mit Hochsensibilität auskennen und sie nicht mit Hochempfindlichkeit gleichsetzen. Warum löst ein Ereignis bei dem einen eine PTBS aus und beim nächsten nicht? Warum erholt der eine sich von demselben Ereignis binnen Wochen ohne Hilfe, während die andere jahrelange Therapie benötigt? Anscheinend haben hochsensible Personen eine größere Resilienz bei Schocktraumata.

7.2.11 Borderline bei hochsensiblen Personen

Menschen mit Hochsensibilität und einer Borderline-Persönlichkeitsstörung (BPS) weisen bei ihrem Temperament Gemeinsamkeiten in Bezug auf ihre hohe Empfindsamkeit und Verletzlichkeit auf. Beide zeigen etwa Beziehungsängste und Sorge vor interpersoneller Zurückweisung (Konrad, 2020). Von 2015–2016 wurden im deutschsprachigen Raum n = 1.105 Erwachsene (MW-Alter 39,75 Jahre; SD = 11,50, 954 Frauen) online zu ihrer Feinfühligkeit und ihren BPS-Symptomen befragt. Hochsensibilität wurde mit der validierten deutschen, angepassten Fassung der High Sensitiv Person Scale erhoben. Die BPS-Symptome wurden mithilfe der Subskala Borderline (BL) des Persönlichkeitsstil- und Störungsinventars (PSSI) erfasst. Die Korrelationen zwischen PSSI-BL und Hochsensibilität zeigten schwache bis mittlere Zusammenhänge, jedoch waren die Zusammenhänge nach Auspartialisierung der jeweils anderen beiden Subskalen mit BL (spontaner-Borderline-Typus) geringer und finden sich eher im Zusammenhang mit dem Faktor EOE (Leichte Erregbarkeit) wieder. Im Gruppenvergleich berichten hochsensible Personen höhere Werte auf der PSSI-BL-Subskala als Nicht-Hochsensible. Da BPS und Hochsensibilität Überschneidungspunkte aufweisen, sollte Hochsensibilität bei BPS gegebenenfalls mit erwogen werden. Behandlungsimplikationen nach kognitiv-behavioralen Ansätzen werden vorgeschlagen (Meyer et al., 2005). Hochsensible Personen und solche mit einer Borderline-Persönlichkeitsstörung können sehr emotional sein, beide haben Schwierigkeiten, Informationen zu verarbeiten oder Entscheidungen zu treffen, und beide neigen dazu, sich aufgrund ihrer Sensibilität von geliebten Menschen abgelehnt oder verlassen zu fühlen. Betroffene von einer BPS haben im Gegensatz zu hochsensiblen Personen eine negative Affektivität (S3-Leitlinie Borderline-Persönlichkeitsstörung Langversion, Fassung vom 14.11.2022). Diese beschreibt eine Neigung zu Pessimismus, negativer Grundhaltung, mangelnder Emotionsregulation sowie mangelndem Selbstwertgefühl und Selbstvertrauen und Neigung zu starken Ängsten. Hochsensible Personen und Menschen mit einer BPS haben beide ein starkes Bedürfnis nach Intimität. Sie können ihre Emotionen nur schwer steuern, besonders, wenn sie überreizt oder gestresst sind. Sie zeigen eine geringe Toleranz gegenüber negativen Gefühlen wie Wut, Eifersucht oder Traurigkeit. Hochsensible Personen haben jedoch kein selbstzerstörerisches oder impulsives Verhalten als Reaktion darauf. Auch hochsensible Personen empfinden Erfahrungen intensiver als andere und reagieren stärker auf äußere Reize. Hochsensible Personen und Patienten mit einer BPS können sehr emotional sein. Zweifellos können einige Menschen mit einer BPS auch hochsensibel sein. Sensory-Processing Sensitivity ist ein Persönlichkeitsmerkmal, das bewirkt, dass man Erlebnisse stärker empfindet. Das kann manches für sie erschweren, bedeutet aber nicht, dass sie ihren Alltag nicht bewältigen. Bei der BPS geht es um extreme Emotionen wie Wut oder Angst.

Symptome der BPS sind:

- Impulsives Verhalten
- Instabile Beziehungen zu Familie, Freunden und Bezugspersonen
- Instabiles Selbstbild und Selbstwertgefühl
- Stimmungsschwankungen, die oft plötzlich zu Wut oder Depression führen
- Intensive Emotionen, die sich aufgrund anderer Umstände schnell ändern

Wie sieht das gleichzeitige Auftreten von Borderline und Hochsensibilität aus?

Wenn ein Mensch an beidem leidet, kann es schwierig sein, für beides Hilfe zu erhalten. Man kann eine BPS und eine Hochsensibilität der Sinnesverarbeitung haben. Tatsächlich weisen Patienten mit einer BPS diese manchmal auf. Diejenigen mit zusätzlicher Hochsensibilität leiden eher unter Empfindlichkeit in Bezug auf Berührung, Geräusche und Geruch, Schwierigkeiten bei der Regulierung von Emotionen aufgrund der verstärkten Wahrnehmung von Umweltreizen und einer verstärkten emotionalen Reaktion auf Ereignisse oder Dinge, die sie als negativ empfinden. Es kann auch schwerfallen, Aufgaben zu erledigen oder vorauszuplanen, weil sie so sehr mit ihren Gefühlen beschäftigt sind. Wenn bei HSP immer wieder intensive aversive Zustände auftreten, sollte an eine Borderline-Persönlichkeitsstörung gedacht werden. Dies führt umgekehrt zur Erfahrung negativer Gefühlszustände. Einschränkungen der gegenwärtigen Studie und Bedeutungen für therapeutische Interventionen werden diskutiert (Brindle et al., 2015).

Es gibt temperamentsbedingte Vulnerabilität bei Hochsensibilität und der BPS. Teile des Big-Five-Persönlichkeitstests weisen auf Ähnlichkeiten zwischen Borderline und Hochsensibilität hin. Das trifft zumindest auf hochsensible Personen mit einem hohem Neurotizismuswert zu (Streit et al., 2022). BPS ist mit einem Temperament verbunden, das neben einem hochgradigen Neurotizismus durch einen geringen Grad an Sympathie (z. B. starker Individualität) gekennzeichnet wird (Kühn, 2001).

7.2.12 Autismus bei hochsensiblen Personen

Häufig kommt die Frage nach der Abgrenzung zwischen dem Asperger-Autismus und der Hochsensibilität auf. Grundsätzlich ist ein Vergleich nicht möglich, weil es sich nur beim Autismus um eine Störung handelt. Es gibt hochsensible Asperger-Autisten oder autistische hochsensible Personen. Beides ist genetisch bedingt. Aufgrund ihrer Besonderheiten kann es bei Beiden zu weniger Kontakten zu den Mitmenschen kommen. Beide können nur schwer oberflächliche Gespräche führen. Sensuelle Übersensibilität/-empfindlichkeit kann eine Gemeinsamkeit sein, ebenso der Blick fürs Detail und bildhaftes Denken. Ganz besonders auffallend ist, dass sowohl Kinder mit Asperger-Autismus als auch hochsensible Kinder sehr an Ritualen hängen, Abweichungen vom vertrauten Ablauf nur mühsam bewältigen und sich mit Entscheidungen schwertun. Auch wenn es einige Gemeinsamkeiten zwischen Asperger-Autismus und Hochsensibilität gibt, ist eine Abgrenzung möglich. Während es bei der Hochsensibilität keine geschlechtsspezifischen Auffälligkeiten gibt, sind vom Asperger-Autismus vier Mal häufiger Jungen betroffen. Weiterhin wird das Auftreten von Asperger-Autismus auf 0,25 bis zu 2 % geschätzt, das Auftreten von Hochsensibilität hingegen auf 20 %. Auch in den angenommenen Risikofaktoren gibt es Unterschiede. So gehen manche Theorien von der Möglichkeit erworbener Hochsensibilität, z. B. durch Traumata, aus. Zum Asperger-Autismus gibt es hingegen verschiedene Meinungen zu Risikofaktoren. Wenn sich sowohl bei Personen mit Asperger-Autismus als auch bei hochsensiblen Personen Auffälligkeiten im Sozialverhalten zeigen, lassen sich auch diese Auffälligkeiten differenzieren. Während Asperger-Autisten durch pedantischen Sprachgebrauch oder »hochtrabende« Formulierungen auffallen und hervorstechen, ist das nicht Altersgemäße bei den hochsensiblen Kindern eher inhaltlich zu verstehen. Dabei sind Personen mit Asperger-Autismus in Wortschatz und Grammatik ihrem Alter voraus; auch thematisch und inhaltlich überholen sie oft die hochsensiblen Kinder. Ebenso ist das autistisch zwanghafte Gedankenkreisen anders zu bewerten, als das »vom Einen ins Andere kommen« eines grübelnden hochsensiblen Kindes.

Asperger-Autisten erzählen häufig davon »auf dem falschen Planeten« zu leben. Dieses Gefühl teilen teilweise auch hochsensible Kinder, allerdings ist es bei Autisten stärker und anhaltend. Wenn auch nicht jede hochsensible Person zwangsläufig besonders empathisch ist, so ist sie mindestens durchschnittlich bis eher hoch-empathisch. Die größten Unterschiede zwischen Personen mit Asperger-Autismus und hochsensiblen Personen bestehen darin, dass letztere die Fähigkeit haben, empathisch zu sein, »zwischen den Zeilen zu lesen« und nonverbal zu kommunizieren. Während hochsensible Kinder meist auch die unausgesprochenen Worte der Kommunikation empfangen sowie ungeschriebene Regeln und Abläufe leicht erkennen, nehmen autistische Kinder Gesagtes wörtlich und reagieren verwirrt oder überfordert, wenn nur bildlich, ironisch oder in Metaphern gesprochen wird. Die Schwierigkeiten beider, nur schwer in Gruppen arbeiten zu können, lässt sich insofern differenzieren, dass autistische Kinder dies grundsätzlich ablehnen, während hochsensible Kinder länger brauchen sich einzufügen, dies aber gerne tun. Von außen betrachtet meint man, das autistische Kind sei egozentrisch und das Hochsensible würde »sich anstellen«. Asperger-Kinder reden öfter über Dinge, die sie selbst interessieren, ohne auf die Interessen anderer einzugehen. Die Sprache wirkt unnatürlich, gelegentlich irritierend. Sie ist teilweise nicht bezogen auf das Gegenüber, so wie meist der Blick nicht das Gegenüber trifft und festhält, sondern an ihm vorbeigeht (Neumann, 2017).

Asperger-Autisten wird häufig eine motorische Ungeschicklichkeit zugeschrieben, was nicht zwingend der Fall ist. Außerdem haben sie häufiger Tics. Es besteht keine relevante Verzögerung in der Sprache oder der kognitiven Entwicklung. Fähigkeiten zur Selbsthilfe, anpassungsfähiges Verhalten und Wissbegierde bezogen auf das Umfeld sollten mit der intellektuellen Entwicklung übereinstimmen.

Neu ist, dass im ICD 11 nur mehr von einer Autismus-Spektrum-Störung gesprochen wird, während die Begriffe »frühkindlicher Autismus« und »Asperger-Syndrom« entfallen. In den Diagnosekriterien wird der Veränderung der Symptomatik und ihrer möglichen Maskierung je nach Entwicklungsstand Rechnung getragen. Abweichungen in der wechselseitigen sozialen Interaktion zeigen sich in mindestens zwei der folgenden Merkmale:

- Unvermögen, einen angemessenen Blickkontakt herzustellen und aufrechtzuerhalten, Mängel in Mimik, Gestik und Körperhaltung;
- Unvermögen, Beziehungen zu Gleichaltrigen zu entwickeln, die gemeinsame Interessen, Aktivitäten und Emotionen betreffen;
- Mangel an sozio-emotionaler Gegenseitigkeit, die sich in einer unzulänglichen oder abweichenden Reaktion auf die Emotionen anderer zeigt; oder ein Mangel an Verhaltensmodulation im sozialen Kontext; oder eine geringe Integration der Verhaltensweisen;
- Fehlender spontaner Wunsch, mit Anderen Vergnügen, Interessen und Errungenschaften zu teilen;
- Ungewöhnlich starkes, sehr spezielles Interesse oder begrenzte, repetitive und stereotype Verhaltensmuster, Interessen und Aktivitäten, die sich in mindestens einem der folgenden Bereiche manifestieren:
  - einer konzentrierten Beschäftigung mit stereotypen und begrenzten Interessensmustern, die in Inhalt oder Gebiet abnorm sind; oder eine oder mehrere Interessen, die in ihrer Intensität und ihrer speziellen Natur begrenzt sind;
  - offenkundige zwanghafte Befolgung spezifischer, nicht funktionaler Routinen oder Rituale;
  - stereotype und repetitive motorische Manierismen;
  - Beschäftigungen mit Teil-Objekten oder nicht funktionalen Elementen oder Spielmaterialien.

Der Zusammenhang zwischen sensorischer Verarbeitungssensitivität (SPS) und den Autismus-Spektrum-Störungen (ASS) wurde in der Arbeit von Konrad & Theobald (2018) näher untersucht. SPS beschreibt, wie bereits erwähnt, ein Temperamentsmerkmal, bei dem Betroffene intensiver auf interne und externe Stimuli reagieren und spezifische Verarbeitungsmuster aufweisen. Umgangssprachlich werden diese Personen als hochsensibel bezeichnet. Wenn man vergleicht, sind auch Autismus-Spektrum-Störungen durch eine ungewöhnliche sensorische Verarbeitung (Crane et al., 2009; Kern et al., 2006; Marco et al., 2011) in mehreren Sinnesmodalitäten sowie durch die Beeinträchtigungen der Integration des sensorischen Inputs charakterisiert. Weiterhin zeigen sich eine sensorische Überempfindlichkeit (Attwood, 2012) und atypische Reaktionen auf sensorische Stimuli (Brandwein et al., 2012). In einer Untersuchung von Liss et al. (2008) konnten bereits signifikante Zusammenhänge zwischen SPS und autistischen Merkmalen gefunden werden. In der Untersuchung werden drei unterschiedliche Versuchsgruppen (n = 20 Autisten; n = 80 hochsensible Personen; n = 74 gesunde Kontrollen) hinsichtlich ihrer Ausprägung autistischer Merkmale und SPS untersucht. Dazu wurden ihnen der Autismus Spectrum Quotient (AQ, Baron-Cohen et al., 2001) und die deutsche Fassung High Sensitive Person Scale (Herzberg et al., 2021) LV vorgelegt. Die Ergebnisse zeigten, dass sich hochsensible und autistische Personen nicht signifikant in der Ausprägung der SPS unterscheiden. Die Kontrollgruppe unterschied sich dabei in ihrer Ausprägung der SPS signifikant von den anderen beiden Versuchsgruppen. Hinsichtlich der Ausprägung autistischer Merkmale wurden signifikante Unterschiede in allen Versuchsgruppen gefunden. Hochsensible Personen lassen sich demnach dem Broader Autism Phenotype (Dovgan & Villanti, 2021) zuordnen.

7.2.13 ADHS bei hochsensiblen Personen

Die Diagnose ADHS wird oft zu schnell gestellt, gerade bei sehr lebhaften Kindern mit unangepasstem, abweichendem Verhalten. Zwischen ADHS und Hochsensibilität gibt es einige ausgeprägte Unterschiede. Lehrer, Erzieher oder Ärzte sind nur selten Experten und kennen sich mit Hochsensibilität zu wenig aus. Man kennt Kinder mit ADHS als die unkonzentrierten »Zappelphilipps«, die ständig motorisch unruhig sind. Kindern mit einer ADS-Diagnose fehlt dabei die Hyperaktivität und man kennt sie als die »Träumerchen«. Daher ist die Fehldiagnose bei hochsensiblen Kindern meistens ADS, da bei diesen die motorische Unruhe weniger auffällt. Zunächst weisen Kinder mit einer ADS-Diagnose einige Gemeinsamkeiten mit hochsensiblen Kindern auf. Kinder mit ADS haben einen schwachen Reizfilter, d. h. sie nehmen alle Reize deutlich intensiver wahr. Dabei sind sie sehr ablenkbar und können sich auch schlecht steuern. Sie können die Konsequenzen ihres Handelns nur schwer abschätzen und handeln oft, ohne nachzudenken. Prioritäten zu setzen fällt ihnen häufig schwer, und so springen sie von einer Tätigkeit zur nächsten, ohne eine wirklich abzuschließen. Hochsensible Kinder können sich trotz schwachem Reizfilter eher eingrenzen und steuern. Sie können lernen, sich den Reizen zu entziehen oder diese kognitiv verarbeiten. Das ist recht anstrengend für sie, wodurch sie schnell ermüden. Impulsen geben sie nicht so schnell nach, da sie vorher Folgen und Konsequenzen abschätzen. Außerdem setzen sie Prioritäten und bleiben bei einer Sache, besonders, wenn ihr Interesse dafür geweckt ist.

Kinder mit ADHS können sich nicht lange konzentrieren und vermeiden entsprechende Aufgaben. Bei Reizminderung tritt keine Verbesserung auf. Sie haben Probleme, sich länger auf etwas einzulassen. Hochsensible Kinder hingegen können sich schlecht konzentrieren, wenn sie zu vielen Reizen ausgesetzt sind. Wenn sie aber in einem ruhigen Umfeld sind, können sie sich lange auf etwas einlassen und dabeibleiben. Auch kommen sie körperlich besser zur Ruhe, besonders, wenn sie nicht so viele Reize aufnehmen müssen. Die Automatisierung der Lernprozesse fällt Kindern mit ADHS sehr schwer, wohingegen hochsensible Kinder damit kaum Probleme haben. Sie können Gelerntes meist selbständig umsetzen, während Kinder mit ADHS Unterstützung benötigen. Das selbstständige Arbeiten fällt Kindern mit ADHS meist recht schwer. Nach einer Ablenkung finden sie schlecht zu ihrer Aufgabe bzw. ihrem Spiel zurück und können sich oft nicht wieder darauf einlassen. Hochsensible Kinder können zwar abgelenkt werden. Aber nach Verarbeitung können sie wieder an ihre Aufgabe anknüpfen und weitermachen. Hochsensible Kinder können meist sehr strukturiert aufräumen; sie lieben die Ordnung. Kinder mit ADHS beginnen mit dem Aufräumen, doch sobald ihnen ein Spielzeug gefällt, lassen sie sich davon ablenken, beginnen damit zu spielen und vergessen ihre Aufgabe. Hochsensible Kinder wirken oft etwas abwesend und gedankenversunken. Sie denken über vieles intensiv nach und brauchen Zeit, um Reize gut zu verarbeiten. Kinder mit ADHS brauchen viel Abwechslung. Die meisten auffälligen Verhaltensweisen von Kindern mit ADHS treten aber erst zur Schulzeit auf, wenn die Ansprüche und Anforderungen erheblich steigen. Bei Kindern mit ADHS kann man früh eine gewisse Unausgeglichenheit sowie Ess- und Schlafprobleme beobachten. Auch haben sie eine gereizte Grundstimmung und sind oft unausgeglichen. Es ist schwer für sie, passend zu reagieren. Anforderungen setzen sie meist sehr unter Druck. Durch ihre motorische Unruhe, ihre schlechte Konzentration und ihr oft unangepasstes Verhalten fallen sie bald auf. Sie können kaum mit dem Stoff mithalten. Dies schwächt das Selbstbewusstsein. Sie werden mitunter sogar aggressiv. Auch sind ihre sozialen Kompetenzen vermindert, sodass es ihnen oft schwerfällt, Freundschaften zu schließen und zu pflegen.

Dass ein Kind hochsensibel ist, zeigt sich oft schon früh. Babys wollen viel getragen werden und weinen oft mehr. Im Kindergarten haben sie größere Ablösungsprobleme und sind nicht gern in großen Gruppen. Soziale Kontakte suchen sie von sich aus eher selten. Sie sind eher introvertiert, nur selten extrovertiert. Sie können lange und konzentriert spielen und verlieren sich nicht selten völlig. Hochsensible Kinder sind sehr ausgeglichen, wenn die äußeren Bedingungen stimmen. Emotionale Ausbrüche entstehen meistens durch Überreizung oder eine ungewohnte Situation. Bekommen sie die nötige Ruhe für ihre Verarbeitung, können sie sich meistens auch wieder beruhigen. Da sie selbst einen hohen Anspruch an sich selbst haben, zeigen sie oft sehr gute Leistungen. Jedoch kann die Schule sehr anstrengend für sie sein, da sie ständig reizüberflutet sind. Der ständige Leistungsdruck ist schwer zu ertragen. Besonders in Prüfungen versagen sie oft, da sie unter Beobachtung blockieren. Oder sie langweilen sich, da sie unterfordert sind. Sie kommen teilweise nicht mit dem Tempo mit, was aber nicht mit ihrer Konzentration zu tun hat. Sie schweifen zu sehr mit ihren Gedanken ab oder denken zu sehr über die Aufgabe nach, um deren tieferen Sinn bzw. Zusammenhang zu verstehen. Besonders für introvertierte hochsensible Kinder sind soziale Kontakte nicht immer einfach. Hänseleien oder Ablehnung setzen ihnen zu.

Menschen mit ADHS sind sehr temperamentvoll und fühlen besonders intensiv. Sie saugen Eindrücke förmlich aus der Umgebung auf. Ihnen wird Überempfindlichkeit nachgesagt. Kinder mit ADHS haben oft noch Zusatzdiagnosen, wie z.B. Lese-Rechtschreib-Störungen bei bis zu 30%, eine Rechenstörung bei bis zu 30%, eine Tic-Störungen bei etwa 10–20%, Autismus bei ca. 6%, Zwänge, eine hohe Unfallrate, eine Störung des Sozialverhaltens, oppositionelles Verhalten oder Schlafstörungen.

Tab. 7.1: Vergleich Kinder mit ADHS und hochsensible Kinder (Trappmann-Korr, 2010)

Kinder mit ADHS	Hochsensible Kinder
• Schwacher Reizfilter mit hoher Ablenkbarkeit • Schwache Selbststeuerung • Niedrige Konzentrationsfähigkeit durch große motorische Unruhe und innere Anspannung (Dauerzustand auch bei Reizminderung) • Lernprozesse können nur schlecht automatisiert werden • Bei Ablenkung Schwierigkeiten, zur Aufgabe zurückzukommen • Verzetteln sich beim Aufräumen • Handeln impulsiv, können Konsequenzen nur schlecht einschätzen • Haben Probleme, Prioritäten zu setzen und einzuhalten • Oft sprunghaft im Verhalten und leicht ablenkbar • Spielen oft Klassenclown • Schlechtes Durchhaltevermögen, meiden Aufgaben, die viel Durchhaltevermögen verlangen • Oft Schlafprobleme, kommen schlecht zur Ruhe • Oft innere Anspannungen und Stimmungsschwankungen • Soziale Kompetenzen oft eingeschränkt • Hohe Risikobereitschaft, suchen Abwechslung und Nervenkitzel • Oft laut und aufgedreht	• Schwacher Reizfilter, aber Reizüberflutung kann kanalisiert werden • Können sich selbst steuern • In ruhiger Umgebung lange Konzentrationsfähigkeit • Lernprozesse können automatisiert werden • Bei Ablenkung können sie zur Aufgabe zurückkommen • Können strukturiert aufräumen, mögen Ordnung • Denken vor Handeln gründlich nach, können Konsequenzen abschätzen • Können Prioritäten setzen und Ablenkungen aushalten/widerstehen • Wirken oft abwesend, da sie sehr in Gedanken versunken sind • Stehen nicht gern im Mittelpunkt • Vor allem bei Aufgaben, die sie interessieren, haben sie sehr viel Ausdauer • Hoher Schlafbedarf (Erschöpfung durch Reizverarbeitung) • Wenn das Umfeld passt, eher ausgeglichen • Sehr empathisch, bleiben aber gerne für sich • Eher bedacht, gehen kein großes Risiko ein und vermeiden unbekannte Situationen (bis auf die Ausnahme der High Sensation Seekers) • Eher zurückhaltend (der Großteil der HSK ist introvertiert)

7.2.14 Exkurs zur Neurodiversität

Zimpel beschreibt Neurodiversität als die Vielfalt menschlicher Nervensysteme, unter denen es wie bei Schneeflocken, »niemals zwei sich völlig gleichende Exemplare gibt«. Jeder Mensch verarbeitet Informationen und Eindrücke auf seine Weise (Zimpel, 2013). Neurodiversität hat unterschiedliche Perspektiven: Die Forschung belegt, dass Hochsensibilität und Autismus an sich völlig unterschiedlich sind. Doch gibt es auch Gemeinsamkeiten. So findet man jeweils atypische Abweichungen im Gehirn. Die »Neurodiversitätsbewegung« fragt sich, warum der Großteil der Unterschiedlichkeiten nicht als einzelne Variationen menschlicher Erfahrung zu betrachten sind, anstatt als Krankheiten. Menschen sind nicht beeinträchtigt oder leiden, nur weil sie ein hochsensibles Gehirn haben. Ebenso fühlen sich auch viele derjenigen, die dem Autismus-Spektrum zugeordnet werden oder bei denen ADHS diagnostiziert wurde, oft fälschlich pathologisiert. Manche neurodivergenten Gehirne führen zu tatsächlichen Beeinträchtigungen, die sehr behindern und kaum zu überwinden sind. Dies hat andere dazu gebracht, sich gegen die neurodivergente Perspektive zu stellen, mit dem Argument, dass ein fehlendes Krankheitsbewusstsein auch bedeuten könnte, dass keine sinnvolle Behandlung möglich ist. Kann man sich Diversität zugestehen, ohne gleich einen Unterschied als Krankheit zu betrachten? Die meisten Gehirnunterschiede bringen neben so manchen Herausforderungen auch Vorteile mit sich, wie z. B. bei der Hochsensibilität. In einem unterstützenden Umfeld können hochsensible Personen andere in bestimmten Bereichen oft sogar übertreffen. Wenn sich hochsensible Personen als Erwachsene in einem Umfeld wiederfinden, das nicht zu ihnen passt, können aber auch Beeinträchtigungen entstehen. Vorteile von Neurodiversität bestehen auch in der Vielfalt, die Hochsensibilität auszeichnet. Vielfalt bedeutet, dass Hochsensibilität kein einheitliches Konzept ist, sondern eine breite Palette von individuellen Ausprägungen und Stärken umfasst. Jedes fünfte Kind hat eine Diagnose oder einen Verdacht auf ADHS, Hochbegabung, Legasthenie, Dyskalkulie, Autismus, Dyspraxie oder AVWS. Es ist hilfreich, wenn Eltern die Stärken neurodivergenter Kinder erkennen und fördern (Niechzial, 2024).

7.2.15 Abhängigkeit und Sucht bei hochsensiblen Personen

Es fällt auf, dass das Thema der Abhängigkeit und Sucht im Zusammenhang mit Sensibilität wenig beachtet wird. Hochsensibilität ist charakterisiert durch erhöhtes Bewusstsein, vermehrte Empathie, vertiefte Informationsverarbeitung und verstärkte Anfälligkeit für Überstimulation (Wyrsch, 2020; Acevedo, 2018). Zum Schutz gegen Süchte ist Selbstachtsamkeit und Selbstfürsorge wichtig, wie auch Bertsch (2017) betont, der sich in seinem Buch auf Autorinnen wie Sylvia Harke und Silke Collins-Tracey bezieht.

Als Genussmittel ist Alkohol gesellschaftlich anerkannt; entsprechend ist das Hemmnis, sich ein »Gläschen zu genehmigen«, beachtlich gering. Das »Eisbergphänomen« in einer gestörten Trinkkultur gehört zu den psychosozialen Erklärungsmodellen der Alkoholabhängigkeit. Deren Entstehung und Entwicklung wird dadurch begünstigt, dass der Alkoholabhängige den Beginn der Abhängigkeit nicht wahrnimmt (Lindenmeyer, 2013). Alkoholische Getränke vermitteln zunächst ein Gefühl der Entspannung und Beruhigung. Ähnlich wie ein Betäubungsmittel dämpft Alkohol die Erregbarkeit bestimmter Nervenzellen und mindert die Ausschüttung des Stresshormons Cortisol. Das Gehirn setzt Endorphine frei. Man meint, mithilfe von Alkohol belastenden Gedanken und Stress entfliehen zu können. Dass diese Wirkung nach etwa zwei Stunden verfliegt und der Körper Stress nun weniger gut und schnell abbauen kann, bemerkt man zunächst nicht. Oft werden Burnout-Symptome, gerade auch von diesbezüglich besonders gefährdeten hochsensiblen Personen, unterschätzt; man begibt sich lange nicht in ärztliche Behandlung, sondern versucht, sich selbst zu behandeln. Während einige Betroffene mit Nahestehenden Kontakt aufnehmen und sich so erleichtern, trinken andere regelmäßig Alkohol, rauchen vermehrt oder benutzen Beruhigungsmittel, um herunterzukommen. Ein Teufelskreis entsteht, denn aufgrund biochemischer Veränderungen im Gehirn ist auf Dauer Entspannung nur noch durch das Suchtmittel möglich.

Alkohol ist depressiogen und führt regelhaft zu depressiven Verstimmungen. Alkoholkranke sind einem erhöhten Risiko für Burnout und Depression ausgesetzt. Gleichzeitig liegt ein Konnex aus umgekehrter Perspektive vor: Für depressive Personen fungiert Alkohol oft als Selbstmedikation, als Tranquilizer, als Spannungs- und Angstlöser. Kurzfristig wird diese Wirkung auch erzielt. Der Alkoholkonsum kann bei beginnenden oder latenten depressiven Verstimmungen aber rasch eine Eigendynamik entwickeln. Aufgrund seiner depressiogenen Eigenschaften verstärkt Alkohol sowohl Überlastungssyndrome als auch depressive Zustände, wodurch Betroffene in einen »Teufelskreis« geraten (Türk, 2018). Zu den Ursachen der Sucht werden schmerzhafte Erfahrungen, meist in der Kindheit, angeführt (Metzler, 2020). Gabor Maté reduziert das komplexe Thema auf einen einfachen Nenner: Ausgangspunkt einer Sucht ist Schmerz und Schmerzvermeidung (2021). Diese Erkenntnis ist für hochsensible Personen sehr bedeutsam, denn es liegt nahe, dass Offenheit der Welt gegenüber zu Verletzlichkeit und zu Schmerz führt (Bertsch, 2021)

Sucht ist nicht immer offenbar; sie führt oft ein Schattenleben. Der Mensch besteht ursprünglich aus seinem Selbst. Was ihn sonst noch ausmacht ist das, was er tut und das, was er hat, also die Ebenen: Sein – Tun – Haben. Die erste ist die der Selbstsucht. Ingrid Parlow von »Zart Besaitet« stellt in »Suchttendenzen, Scham und Hochsensibilität« einen Bezug zwischen der Scham und Sucht her und verweist auf die »toxische Scham« (2020). Scham an sich ist eine gesunde Emotion und reguliert soziale Nähe und Distanz. Parlow meint, dass hochsensible Personen anfälliger sind für toxische Scham, oft aufgrund frühkindlicher Verletzungen. Toxische Scham entstehe, wenn man sich nicht ausreicht und sich nicht natürlich zeigen darf, sondern etwas darstellen muss. Der Schmerz des eigenen Ungenügens und der eigenen Fehlerhaftigkeit werde dann überdeckt von einem falschen Selbst. Dieses nähre sich am Lob der eigenen Person und ist die subtilste, aber tiefgreifendste Form von Sucht, eine Selbstverleugnung.

Die ganze Diskussion um Narzissmus und Hochsensibilität gewinnt vor diesem Hintergrund an Bedeutung (Domröse, 2021). Oft hört man im Zusammenhang mit Hochsensibilität als Herausforderung von hohen Maßstäben und Perfektionismus, von Antreibern, die oft über das Erträgliche hinaus für gewaltige Leistungen verantwortlich sind und in eine Erschöpfungsdepression führen. Hintergrund ist oftmals ein strenges Über-Ich. Nicht nur ein Workaholic, auch Spielsüchtige haben einen klaren Leistungsbezug. Darunter verborgen ist gefühltes Ungenügen. Wie bei der Selbstsucht ist es ein Kompensationsverhalten, das im Zusammenhang mit der Verleugnung eigener gesunder Grenzen besonders schadet. Zu beachten ist auch die materielle Sucht. Jede Form von hedonistischem Glück, das mit dem Außen verbunden ist, währt nur kurz, und so nimmt auch diese Sucht eine Dynamik an, die immer weiter in den Abgrund führt. Erich Fromm beschreibt in »Haben oder Sein: Die seelischen Grundlagen einer neuen Gesellschaft« (2005), wie sehr unsere Gesellschaft vom Haben und Habenwollen bestimmt ist – der Mensch ist Diener des Wirtschaftssystems, und er will immer mehr haben, weil das System es so vorsieht. Der Einzelne, entfremdet von sich selbst, wird dabei krank und unglücklich, und zwischen Gesellschaftsklassen und Völkern entstehen Neid und Krieg. Dem stellt er die Existenzweise des Seins gegenüber: hier definiert der Mensch sich nicht über seinen Besitz, sondern darüber, was er ist. Er erlebt, statt zu horten, ist ganz bei sich und anderen und bringt seinen Wesenskern zur Entfaltung.

Wie kann man Suchtentwicklungen entgegensteuern? Das führt zu Resilienz- und Salutogenese-Fragen: Was macht mich stark? Wie kann ich meine Persönlichkeit und Gesundheit stärken und den negativen Folgen der Hochsensibilität entkommen? Viele spirituelle Schulen vermitteln nicht nur bewusstseinserweiternde Techniken, sondern gleichzeitig ethisch-moralische Prinzipien und idealerweise auch charakterstärkende Methoden. Ein hohes Bewusstsein und Weltoffenheit brauchen ein stabiles Fundament.

Achtsamkeit als transformative Kraft erkennt man schon in Therapie-Sequenzen, bei denen es um tiefe Umwandlung geht. Das Bewusstsein verschafft nicht nur passive Informationen, sondern ist transformierend. Gerade auch körperorientierte Ansätze wie das Focussing belegen das eindrücklich (Gendlin, 2020). Ein anderer wichtiger Zugang zur Ausgewogenheit von hochsensiblen Personen ist die Impulskontrolle. Letztlich steht aber auch hinter der Impulskontrolle die Kraft der Achtsamkeit, eingebettet in die östliche Philosophie des aktiven Nichtstuns (Fischer, 2005).

HSP nehmen die Welt besonders intensiv war. Dadurch entwickeln sie oft Fragen, auf die sie in der Oberflächlichkeit des Alltags oder auch unserer Gesellschaft keine Antwort finden. Ihre Suche lässt sie meistens nicht mehr los und so wird aus ihr zunächst eine große Sehnsucht. Erfahrener Mangel kann sich aber zur körperlichen Sucht steigern. Es kann zu Vorwürfen an den Partner kommen, dieser würde sich nicht genug um ihn kümmern, ihn nicht mehr lieben, hätte keinerlei Empathie. Der Beginn einer Suchterkrankung ist hier möglich, weil sich die hochsensiblen Personen in etwas für sie Erträgliches flüchten müssen. Oftmals werden die Süchte in Partnerschaften jahrelang mitgetragen, immer mit der Hoffnung auf Änderung und dem Verantwortungsgefühl, den hochsensiblen Partner nicht »im Stich lassen« zu können. Spätestens mit Beginn eines Suchtverhaltens kann sowohl das Leben der hochsensiblen Person als auch die Partnerschaft/Familie toxisch werden. Die intensiven Wahrnehmungen von hochsensiblen Personen können durch die verschiedenen Suchtmittel nicht nur deutlich erhöht werden, sie können auch intensivere Reaktionen als bei anderen hervorrufen, womit ein deutlich höheres toxisches Potenzial gegeben ist (Pfennig, 2024). Bei hochsensiblen Personen ist die häufigste Sucht die Arbeitssucht. Der Workaholic geht durch Vernachlässigung seiner eigenen Bedürfnisse bis an seine Leistungsgrenzen und darüber hinaus. Auf der Suche nach Anerkennung durch andere vergisst bzw. verliert er sich selbst und nur die Arbeit scheint diesen Mangel reduzieren zu können. Haben hochsensible Personen also eher mit Süchten zu kämpfen? Man meint damit selten »harte« Drogen, sondern meist Internet- oder Handysucht, Zigaretten-, Kaffee- oder Alkoholmissbrauch, oder auch Esssucht bzw. Essstörungen sowie – wie erwähnt – die Arbeitssucht. Warum gibt es Menschen, die mit Suchttendenzen zu kämpfen haben, und andere nicht? Einen wertvollen Hinweis findet man in dem Buch »Essanfälle adé: Vom emotionalen Essen zum persönlichen Wohlfühlgewicht. Selbsthilfe-Ratgeber: Essstörungen/Binge Eating/Heißhunger heilen und zurück zum intuitiven Essverhalten finden« von Olivia Helmer-Wollinger (2018). Im Rahmen ihrer langjährigen Begleitung von Menschen mit emotionalem Essverhalten stieß sie auf die »toxische Scham«. Gesunde Scham sei wichtig. Sie verhindere, dass wir Menschen zu nahetreten. Sie bewirke, dass wir überlegen, was wir wie sagen und wir andere Menschen nicht verletzen oder ihre Grenzen überschreiten. Gesunde Scham lässt uns deutlich spüren, ob unser Verhalten angemessen ist. Schuldgefühle können auch normale, gesunde Gefühle sein. Soziales Verhalten wird hochgradig von Scham geregelt. Ein Schuldgefühl sagt einem: »Ich habe etwas Schlechtes getan.« Das hilft mir, mich zu bessern. Toxische Scham hingegen ist ein sehr unangenehmes Gefühl, das besagt: »Ich bin schlecht, so wie ich bin«. Nicht etwas Konkretes oder eine Eigenschaft wird beanstandet, sondern wir als Ganzes. Sie vermittelt uns, nicht in Ordnung zu sein, nicht liebenswert und nicht wertvoll zu sein. Toxische Scham ist chronisch. Sie entsteht, wenn unsere Bezugspersonen uns ständig das Gefühl geben, dass sie uns so, wie wir sind, nicht lieben können. Z. B., wenn wir als Kind nur Anerkennung bekommen, wenn wir den elterlichen Vorstellungen genügen, wenn wir ständig abgewertet werden, wenn einige unserer Gefühle oder Wesenszüge regelmäßig unterdrückt werden, wenn unsere Privatsphäre missachtet wird, oder wenn wir vernachlässigt und unsere grundlegenden Bedürfnisse nicht beachtet werden. Vermutlich entwickeln hochsensible Personen eher toxische Scham. Wahrscheinlich werden sie eher von ihrer Umwelt als »nicht in Ordnung« abgestempelt. Etwa, weil sie sich mehr Ruhe und Geborgenheit wünschen, weil sie sich vielleicht weniger trauen, weil sie schlechter für ihre Interessen kämpfen können, weil sie vielleicht lärm- oder kälteempfindlicher sind, etc. Wenn Kinder das Gefühl entwickeln, sie können sich nicht gut anpassen, dann reagieren sie erst einmal trotzig. Wenn sie dann dafür bestraft oder gar bedroht werden, dann kann sich die Überzeugung festsetzen, wirklich »nicht in Ordnung« zu sein. Weil kleine Kinder ihre Eltern in Schutz nehmen, meinen sie, selbst daran schuld zu sein. Schließlich schämt man sich dafür, dass man nicht geliebt wird. Auch als Erwachsene fällt es ihnen oft schwer, sich zugehörig und verbunden zu fühlen, was das beste Mittel gegen Scham ist. Bewältigungsstrategien können sein: Man lenkt sich mit ständigen

Aktivitäten ab, man will viel leisten und fühlt sich verpflichtet, hohe Erwartungen zu erfüllen. Man verwendet als Kompensation Essen, Drogen, Zigaretten oder anderes, um entweder die unangenehmen Gefühle auszublenden oder um mit anderen Empfindungen die toxische Scham zu übertönen. Das leitet eventuell eine Suchtentwicklung ein. Sucht gibt dann einen guten Grund für starke Schuld- und Schamgefühle, und noch mehr Druck, diese irgendwie zu übertönen – ein Teufelskreis.

Alkohol spielt eine große Rolle in der Gesellschaft und bei den einzelnen Menschen. Selbst diejenigen, die nicht trinken, sind mit Werbung und Alkohol trinkenden Menschen konfrontiert. Somit fragen sich hochsensible Personen, ob und wie viel sie trinken sollen. Hochsensible Personen sollten sich damit stärker auseinandersetzen. Das gilt nicht nur für Alkohol, sondern für alle Drogen. Hochsensibilität bringt einen empfindsameren Umgang mit Reizen mit sich. Wo andere Filter haben, kommt bei HSP vieles ungebremst durch. Die Welt wirkt direkter und unnachgiebiger. Hochsensible Personen sind schneller »überfordert« – das gilt auch bei Drogen. Ihr Körper reagiert stärker auf fast alles, also auch auf das, was ihm zugeführt wird. Viele hochsensible Personen vertragen nicht viel Alkohol. Somit müssen sie sich mäßigen; man sagt ihnen nach, dass sie »nichts abkönnen«. Vermuten könnte man jetzt, dass sie also weniger anfällig für Süchte seien. Sie brauchen nicht viel, um einen Effekt zu spüren. Leider ist das ein gefährlicher Irrtum. Alkohol hebt die Stimmung und lässt Hemmungen schwinden. Das wirkt besonders verführerisch auf hochsensible Personen. Sie erleben wiederholt, dass sie sich in lauten und unübersichtlichen Umgebungen nicht wohlfühlen und dadurch gehemmter sind. Kritisch wird es, wenn Alkohol nicht mehr nur situativ genutzt wird, sondern generell Verwendung findet. Im Extremfall wird die Empfindsamkeit nur als eine Last empfunden, die am besten unterdrückt wird. Alkohol schafft das auch, wird aber bald zur Notwendigkeit. Das reine Wissen um die Schädlichkeit von Süchten reicht nicht. Ein Suchtmittel löst keine Probleme, sondern dient der Verdrängung und Verleugnung. Dazu muss man aber immer mehr auf dieses zurückgreifen. Sucht gilt als etwas Schlechtes, als Charakterschwäche, die man besser versteckt, was Hilfe verunmöglicht. Warnsignale werden nicht vermittelt und nicht erkannt.

Will jemand seinen Alkoholkonsum hinterfragen, dann muss er prüfen, wie viel Kontrolle er noch hat. Dafür muss man sich fragen, ob man ohne Alkohol in Schwierigkeiten gerät. Kann man ohne ihn nicht leben, droht Gefahr. Dann kann man neue, gesündere Bewältigungsstrategien benützen und sich für seine Gesundheit entscheiden. Hochsensible Personen müssen nicht auf Alkohol verzichten. Sie müssen aber verstehen, dass seine ständige Verfügbarkeit und seine kulturelle Relevanz riskant sind. Zu verweisen ist auf das »Eisbergphänomen der Sucht« (Lindenmeyer, 2013). Alkoholprobleme fallen zunächst lange nicht auf, bevor sie schlagartig deutlich werden.

7.2.16 Andere Süchte und die Wirkung auf hochsensible Personen

Zu betrachten sind noch die anderen Süchte wie süchtiges Essen. Denn nicht nur Alkohol ist ein Mittel zum Zweck. Auch anderes ungesundes Konsumverhalten ist bei hochsensiblen Personen zu beobachten. So werden Süßwaren genutzt, um die Stimmung zu verbessern. Wenn der Zucker dazu dient, Stress zu überspielen oder Gefühle auszublenden, drohen auch hier Abhängigkeit oder Sucht. Hochsensible Personen reagieren stärker auf Reize, somit kann auch Essensgenuss intensiver erlebt werden. Nicht suchtanfällige und nicht hochsensible Personen verstehen nicht, wie so etwas Einfaches wie Schokolade einen Menschen beherrschen kann. Je früher man erkennt, dass man sich mit Stoffen therapiert und ein gefährliches Essverhalten zeigt, umso schneller kann man es beenden. Vorsichtig sein sollten hochsensible Personen auch bei nichtstoffgebunden Süchten, beim Zocken, beim Wetten, bei illegalen Drogen, bei Sex und selbst bei süchtiger Beziehungssuche. Wenn die Welt nicht ohne diese Verhaltensweisen zu ertragen ist, die gleichzeitig negative Folgen bergen, muss man überlegen, was man besser machen kann ohne Scham oder Schuldgefühle zu empfinden. Süchte können aufgrund unterschiedlicher Ursachen entstehen und erfüllen auch unterschiedliche Zwecke (Bilitza et al., 2007).

Die Bedeutung der Förderung der eigenen Entwicklung als Schutz vor Sucht ist hervorzuheben. Ohne Wissen über die Hochsensibilität und dass man davon betroffen ist, ist es schwer, ein zufriedenes Leben zu führen. Somit sollte man sich erst informieren und passende Veränderungen einleiten. Es ist für eine hochsensible Person wichtig, Verständnis für die eigenen Bedürfnisse zu entwickeln. Sie braucht mehr Ruhe, eine andere braucht dunklere Umgebungen, eine weitere kann mit lauten und hellen Umgebungen klarkommen, wenn sie nur begrenzt betreten werden. Je besser man auf seinen Körper hört, umso mehr kleine Entscheidungen kann man treffen, die die Situationen vereinfachen, in denen man vielleicht gerne »ein Bierchen hätte«. Die reine Erkenntnis der Hochsensibilität genügt nicht. Niemand weiß von da an immer genau, was er braucht und was nicht. Ein Prozess der Selbsterkenntnis ist immer wieder zu durchlaufen. Dazu muss man achtsam sein und Fragen stellen. Manchmal tun uns Dinge in jungen Jahren gut, die uns später belasten. Man sollte neugierig bleiben und nicht aufhören, seine Bedürfnisse kennenzulernen. Die nötige Sorge für die körperliche Gesundheit betrifft insbesondere hochsensible Personen. Ein gesunder Körper erleichtert das ganze Leben. Ob jemanden ein Streit mit seinem Partner zum Weinen bringt oder nur traurig stimmt, hängt von seiner Gesundheit ab. Nach einer Woche mit Fast Food geht man schlechter mit Herausforderungen um, als wenn man sich gesund ernährt und ausreichend bewegt. Grundlegende Gesundheit ins Leben zu bringen, gelingt nur schrittweise und leise. Deshalb unterschätzt man die Effekte oft. Wichtiger ist die mentale Vorbereitung als Schutz vor Sucht. Ist Alkohol für jemanden wichtig, um eine Veranstaltung genießen zu können, weiß man eigentlich vorher schon, was auf einen zukommt – also »zu viel«. Mit viel Übung kann man lernen, sich davon weniger belasten zu lassen. Unter anderem muss man Reize vermindern und auf

Entspannung zurückgreifen. Aber wenn man schon weiß, dass man reizintensive Kontakte haben wird, ist es noch mal wichtiger, für Ausgleich zu sorgen. Es gibt kein Alkoholverbot für hochsensible Personen, nur einige Warnungen. Wer sich gut kennt, seine Verhaltensweisen immer mal hinterfragt und alternative Bewältigungsstrategien für Stress nutzt, der ist auf einem guten Weg. Genauso wichtig ist es, so gut wie möglich eigene Bedürfnisse wahrzunehmen und zu leben; dazu gehört die Suche nach dem eigenen Lebenssinn; das macht dann einen süchtigen Ersatz überflüssig. Nach Viktor Frankl liegt der Sinn des Lebens darin, ein Ziel zu verfolgen. Dabei sollten wir Verantwortung für uns selbst und für andere übernehmen. Nachdem wir für uns die Frage beantwortet haben, warum wir etwas tun, können wir uns damit beschäftigen, wie wir es umsetzen. Wir müssen frei sein in unseren Entscheidungen und uns in der Wahl unseres Ziels sicher sein (Sabater, 2022).

Zusammenfassung

In diesem Kapitel wird das Erscheinungsbild der Hochsensibilität genauer beschrieben. Einerseits erfolgt eine Abgrenzung von Krankheitsbildern, die Ähnlichkeiten mit der Hochsensibilität aufweisen, andererseits werden Überschneidungen beschrieben. Genauer aufgezeigt wird, wie das Wesensmerkmal der Hochsensibilität auf die Entstehung von Krankheitsbildern Einfluss nimmt bzw. diese mitgestaltet. Es ist in erster Linie wichtig, Hochsensibilität überhaupt zu erkennen. Weiter werden Konsequenzen gezogen, was den Umgang mit der Hochsensibilität, aber auch mit den damit verbundenen Krankheitsbildern angeht. Es geht um Akzeptanz des Merkmals, um eine bessere Stressverarbeitung, eine Stärkung der Autonomie und Selbstentwicklung und eine Vermeidung süchtiger Fehlkompensationen. Andererseits soll auch die individuelle Resilienz verbessert werden. Die Hochsensibilität kann etwas sehr Positives, eine Ressource sein und somit auch der Gesundheitsförderung, der Salutogenese (Aaron Antonovsky, 1997), dienen. Sie gewinnt besondere Bedeutung in der Beziehung zu sich und Anderen.

8 Hochsensibilität in der Psychosomatik

Hans-Peter Selmaier

8.1 Therapie in psychosomatischen Kliniken

Vorab soll hier darauf hingewiesen werden, dass in Deutschland unter anderem die Parkklinik Heiligenfeld in Bad Kissingen das Merkmal Hochsensibilität in ihre therapeutische Arbeit mit einbezieht; sie kann damit schon auf eine mehrjährige Erfahrung zurückblicken. Insbesondere die dort angebotenen und durchgeführten therapeutischen Maßnahmen werden hier beschrieben, da der Autor diese Klinik leitet; er kann deshalb auf Alltagserfahrungen zurückgreifen. Auch in anderen psychosomatischen Kliniken werden ähnliche Konzepte verfolgt.

Die Therapie wird in diesen Kliniken wird durch das Einbeziehen der Hochsensibilität wirksam ergänzt und vertieft in einer ganzheitlichen Herangehensweise. Unter diesem Aspekt richten sich Therapieangebote für Menschen mit Hochsensibilität an den spezifischen Bedürfnissen der Betroffenen aus. Das terminiert die Ziele und Inhalte einer darauf abgestimmten Behandlung, sodass insbesondere ein verbessertes Verständnis für das Wesensmerkmal »Hochsensibilität« erreicht werden kann. Ein patientenorientiertes Vorgehen, welches Verständnis und Wissen über das Merkmal der Hochsensibilität bei den betroffenen Patienten evozieren will, beinhaltet insbesondere solche Leitfragen wie: Was ist unter Hochsensibilität zu verstehen? Woran erkenne ich (meine) Hochsensibilität? Welche Auswirkung hat (meine) Hochsensibilität auf meine Beziehungen, meine Arbeit und auf mein Leben insgesamt?

Letztlich geht es darum, ein besseres Verständnis für die eigene Biografie, für das eigene »So-Geworden-Sein« unter dem Blickwinkel der Hochsensibilität zu erzielen: »Hochempfindlichkeit ist weder Krankheit noch Makel, sondern eine normale und sinnvolle Spielart der menschlichen Art. Dadurch kommt den Hochsensiblen speziell in der modernen Welt eine nicht zu unterschätzende Bedeutung zu« (Parlow, 2003). Hochsensible erfuhren und erfahren oft nicht die nötige Akzeptanz und gehen auch mit sich eher selbstabwertend um; während sie sich selbst geringer einschätzen, sehen sie andere tendenziell als überlegen an. In der Interaktion mit anderen kann das bedingen, dass sie wieder schlechter abschneiden nach dem Muster einer selbsterfüllenden Prophezeiung. In der Behandlung geht es um das Betrauern und Verarbeiten negativer Erfahrungen mit Zugang auch zu aggressiven Regungen, die nicht weiter selbstwertmindernd gegen sich gewandt werden. Betroffene erzielen einen besseren Zugang zur eigenen Gefühlswelt einschließlich aggressiver Regungen, die in adäquatem Umfang zugänglich werden. Gleichzeitig wird eigene Aggressivität nicht mehr generell verurteilt, sondern auch als positive gestaltende Kraft gesehen. Hochsensible Personen fällt es oft schwer, sich mit ihren Bedürfnissen vollständig anzunehmen. Eigenschaften, die sie von der Mehrheit der Mitmenschen unterscheiden, werden oftmals von ihnen als Makel oder Stigma abgelehnt oder sogar als krankhaft wahrgenommen. In speziellen Therapiegruppen, wie auch in der einzelpsychotherapeutischen Begleitung, werden Patienten darin unterstützt, sich mit ihrer Hochsensibilität besser kennen und schätzen zu lernen und Verantwortung für ihr Wesensmerkmal zu übernehmen. Entsprechend zielen therapeutische Maßnahmen auf das Erkennen, Bewusstmachen und die Integration eigener Schattenanteile in das Selbstkonzept ab, um letztlich positiv die eigenen Lebensziele und den Lebensstil zu beeinflussen. Dabei lässt sich oft ein »Aha-Effekt« bei den Betroffenen erkennen. Der Schatten eines Menschen enthält, was seinem positiven (naiven) Selbstbild und seiner »Theatermaske« (Persona) entgegensteht. Des Schattens »Dunkelheit« – vom Ich-Bewusstsein aus betrachtet – ist auch seine Unbewusstheit, und außer »Bösem« können aus ihm auch positive Entwicklungsimpulse kommen (C. G. Jung in Lorenz Jung, 2022).

Psychotherapie sollte vornehmlich darauf ausgerichtet sein, den ätiologischen Anteil, den eine hohe Sensitivität an der Entstehung der zu behandelnden psychischen Störung hat, aufzudecken und aufzulösen. Dies beinhaltet oftmals einen funktionalen Umgang mit deren konfliktträchtigen Seiten. Zur Sicherung des Therapieerfolgs kann es zusätzlich indiziert sein zu lernen, mehr von den bereichernden Seiten dieser Veranlagung zu profitieren. Angemessene Unterstützung kann Psychotherapie in folgender Weise leisten (Krampe & van Randenborgh, 2023): Eine positive Sicht auf hochsensible Personen entwickeln setzt voraus, die eigene Veranlagung zu verstehen und ihre Herausforderungen zu akzeptieren. Des Weiteren geht es um Arbeit am Selbstwert und Integration in das Selbstbild: Psychoedukation vermittelt Betroffenen, »anders«, aber nicht »minderwertig« zu sein. Sie können von körpernaher Selbstwahrnehmung profitieren, die es erlaubt, feine, aber wichtige Unterschiede im eigenen Befinden auszumachen. Hinzu kommt die Vermittlung von akutem Stressmanagement. Zur akuten Stressreduktion sollten zwei Kompetenzen gefördert werden: Erstens hilft Achtsamkeit, physiologische Anzeichen von Übererregung frühzeitig wahrzunehmen, um dann funktional reagieren zu können, was speziell für die Gruppe der hochsensiblen Personen belegt wurde. Zu verbessern ist zweitens die Emotionsregulation: Regulationsstrategien, die zu einem frühen Zeitpunkt der Emotionsgenese ansetzen (z. B. Neubewertung), sind späteren, reaktionsfokussierten Strategien oftmals überlegen. Dies gilt vermutlich insbesondere für hochsensible Personen, da die zu regulierende Emotion intensiver ist als bei anderen Betroffenen und somit eine höhere Anforderung an die Regulationsstrategie darstellt. Beziehungen sind zu verbessern sowie Arbeit mit dem sozialen Umfeld zu leisten: Für hochsensible Personen ist es oft eine große Herausforderung, ihr Bedürfnis nach Verbundenheit mit anderen mit ihrem starken Bedürfnis nach dem Alleinsein in Einklang zu bringen. Bezüglich ihres Situations- und Selbstmanagements können hochsensible Personen durch Psychotherapie Unterstützung erhalten, sich nicht den Anforderungen der Umwelt anzupassen, sondern ihre Umgebung gemäß ihrem angeborenen Temperamentsmerkmal zu gestalten, was einer Akkommodation (Piaget, 1998) entspricht. Regenerative Kompetenzen müssen entwickelt werden: Für hochsensible Personen ist es besonders wichtig, die eigene Resilienz gegenüber Belastungen zu erhalten, indem sie sich aktiv entspannen und erholen. Zahlreiche Verhaltensstrategien, bei denen sie zur Ruhe kommen und loslassen können, werden von hochsensiblen Personen in qualitativen Studien benannt: handwerkliche und kreative Tätigkeiten, Yoga und Meditation, Aufenthalte und Spaziergänge in der Natur, kleinere körperliche Übungen, Schlafen, ruhigere Aktivitäten wie Lesen, oder »einfach nichts tun«.

8.2 Besonderheiten der psychosomatischen Behandlung hochsensibler Personen

Therapeutische Konzepte, die die spezifischen Bedürfnisse von Menschen mit Hochsensibilität aufgreifen, berücksichtigen und integrieren folgende Aspekte: Wenn ihre Hochsensibilität von den Patienten erkannt ist, können sie sich mit ihren lebensgeschichtlichen Erfahrungen auseinandersetzen. Man hat eventuell in Vergangenheit und Gegenwart Abwertung und Ausgrenzung erfahren, die in Einzel- und Gruppentherapie verarbeitet und betrauert werden müssen. Integrative, vorwiegend tiefenpsychologisch oder auch verhaltenstherapeutisch durchgeführte Gruppensettings für hochsensible Personen bieten Betroffenen die Möglichkeit, sich in einem geschützten und haltgebenden Rahmen untereinander auszutauschen, Entwicklungspotenziale zu erkennen, Erfahrungen zu bearbeiten, Korrekturen zu erfahren und gemeinsam daran zu arbeiten, ihre Hochsensibilität als eine Ressource kennen- und wertschätzen zu lernen. Dazu können auch individuelle und Gruppenübungen sowie stabilisierende Rituale gehören. Letztere helfen außerdem, Lebensübergänge angstfreier zu bewältigen. Man erkennt jedenfalls, dass man mit seinem Wesensmerkmal nicht allein dasteht. Lernen. Generell geht es um Resilienz und Resilienzförderung über die Lebensspanne (Rönnau-Böse & Fröhlich-Gildhoff, 2024). Die Universalität des Leidens (Yalom, 2016) kann von den Betroffenen wahrgenommen werden. Auch traumatherapeutische Therapieelemente, wie der »sichere Ort« (Reddemann, 2021), können zur Stabilisierung beitragen.

Ebenso wie auch sonst bei psychischen Erkrankungsbildern etabliert, wird der Gruppenkontext zur Vermittlung psychoedukativer Elemente bei Hochsensibilität verwendet. Oft wird zusätzlich eine indikative Gruppe angeboten. Ergänzend werden im Kontakt untereinander (z. B. selbst organisierte Selbsthilfegruppen) oder im Einzelkontakt offene Sprechstunden angeboten, um in persönlichen Gesprächen differenziert auf Fragen hinsichtlich individueller Bedürfnisse und Besonderheiten einzugehen und/oder noch nicht Verarbeitetes nachzubesprechen.

Besonders wichtig ist der bessere Umgang mit Stress und die Selbstfürsorge: Bei Personen mit Hochsensibilität besteht ein erhöhtes Risiko für psychische bzw. psychosomatische Belastungen. Forschungen bestätigten, dass bei hochsensiblen

Personen ein erhöhtes Risiko für die Entstehung von internalisierenden Störungen, Depressionen sowie Merkmalen von Krankheiten aus dem Bereich des Autismus-Spektrums besteht (Boterberg & Warryen, 2016; Bakker & Moulding, 2012; Liss et al., 2008). Über therapeutische Maßnahmen in Form von praktischen Anleitungen/Übungen (z. B. imaginative Verfahren, Stabilisierungstechniken, Selbststeuerung, körperorientierte Verfahren) lernen die Betroffene, den erlebten Stresspegel zu reduzieren. Auch die Einrichtung und Bereitstellung von Snoezelenräumen begünstigt weitere Stressreduktion und fördert die Fähigkeit zu entspannen. Ein Schwerpunkt in der stationären Behandlung ist der sicherere Umgang mit persönlichen Beziehungen, dem sozialen Umfeld, in der Ausbildung und im Beruf. Die Therapie konzentriert sich hierbei auf die Gegenwart, das »Hier und Jetzt.« Gerade in Gruppen erlernen Betroffene leichter und mit mehr Achtsamkeit, die Atmosphäre, die Stimmung und den emotionalen Zustand des Gegenübers wahrzunehmen. Gefühle und Motivationen anderer können besser verstanden werden. Somit wird auch die Mentalisierung (Bolm, 2010) gefördert. Eine tiefe emotionale Verbundenheit mit anderen kann leichter entstehen mit mehr gegenseitigem Wohlwollen und gespürter Zugehörigkeit. Das kann dann auf andere Lebensbereiche übertragen werden. Dazu können auch sogenannte Transfergruppen dienen. Diese unterstützen den Übergang von der Klinik nach Hause.

8.3 Behandlung psychosomatischer Krankheitsbilder bei hochsensiblen Personen

Abgrenzung und Selbstbehauptung

Hochsensible Personen nehmen die Bedürfnisse anderer eher zur Kenntnis als die Eigenen, überfordern sich und kommen selbst zu kurz. Wichtig ist es für sie, erst einmal die eigenen Grenzen wahrzunehmen und anzuerkennen, ebenso wie die Legitimität eigener Bedürfnisse und Wünsche, da sie besonders zu Schuldgefühlen neigen. Was ist ihnen möglich und was nicht? Dann müssen hochsensible Personen lernen, ihre Grenzen zu behaupten bzw. zu verteidigen. Gleichzeitig ist es wichtig, die Grenzen der anderen zu beachten und einzuhalten. Wo hört die eigene Verantwortung auf und wo beginnt die Verantwortung der anderen? Ziel ist, sich von Vereinnahmung, Verstrickung und Überforderung zu schützen. Besonders zu erwähnen ist bei hochsensiblen Personen ein Helfersyndrom (Schmidbauer, 2007). Immer mehr Menschen in helfenden Berufen geraten dabei selbst an den Rand ihrer Kräfte.

Selbstwert

Hochsensible Personen haben oft von jeher das Gefühl, dass etwas mit ihnen nicht stimmt und dass sie irgendwie nicht dazu gehören. Laut E. Aron (2018) stellen sie vermehrt Vergleiche mit anderen an, die vor allem nur die Nachteile ihrer Veranlagung berücksichtigen, nicht aber ihre Stärken. Hinzu kommt eine Neigung zum Perfektionismus bis hin zum Vollkommenheitsanspruch. Fehler fallen bei starker Gewissenhaftigkeit stärker auf und stören mehr. Hochsensible Personen erleben sich tendenziell defizitär. Das Erkennen des eigenen Potenzials muss deshalb gefördert werden: oft haben hochsensible Personen das Empfinden der Andersartigkeit, was zu inneren Zweifeln, Verunsicherungen und Gefühlen von »ich verstehe mich nicht« führen kann. Häufig umgeben sie sich mit Menschen von einem anderen Naturell, was ihren Eindruck nochmal verstärkt. Sie müssen sich immer wieder bewusstmachen, dass in ihnen großes Potenzial, innerer Reichtum und schöpferische Kraft vorhanden ist, wozu positive Affirmationen beitragen können. Außerdem setzen sie sich mit eventuellen traumatischen Erlebnissen auseinander, verarbeiten und integrieren diese: Da sich Hochsensibilität und verschiedene Formen von Traumatisierungen gegenseitig negativ beeinflussen, sollten sie mit verschiedenen Formen der stabilisierenden Traumatherapie behandelt werden, gegebenenfalls auch mit Traumakonfrontation und Integration, gerade wenn die Betroffenen früher in ihrem Leben traumatisiert worden sind. Dabei machen hochsensible Personen bereits frühzeitig erste Bewältigungserfahrungen. Sie können sich schließlich von diesen Inhalten distanzieren und ihre emotionale Belastung vermindern. Gleichzeitig werden Bewältigungsressourcen mobilisiert bzw. neue entwickelt durch hilfreiche und unterstützende imaginative Vorstellungen. Das ermöglicht eine allmähliche Veränderung des traumatischen Narrativs in eine Geschichte mit positivem Ausgang (Sack & Gromes, 2020).

Fertigkeiten zum Umgang mit intensiven Gefühlen und Reizen werden vermittelt und gefördert: Da hochsensible Personen vor allem Verarbeitungsprobleme haben und Reize nicht gut verarbeiten, einordnen und loslassen können, wirken diese intensiver und erzeugen Stress und emotionale Ungleichgewichte. All das wird durch ihre Neigung zu Selbstüberforderung und Verausgabung verstärkt. Außerdem geht es in der Therapie um bessere Selbststeuerung; diese beschreibt die Fähigkeit, das eigene Verhalten zu beobachten, zu bewerten, gezielt zu verstärken und an eigenen Zielen flexibel auszurichten (Rietmann & Deing, 2019). Die wesentlichen Störungen und Schwierigkeiten, die mit der Wahrnehmung zusammenhängen, stehen mit Problemen in der Verarbeitung des Erlebten in Zusammenhang. Außerdem stellt eine hohe Sensibilität auch hohe Anforderungen an die Reizverarbeitung (Hinterberger, 2018). Bei psychosomatischen Erkrankungen geht es gerade bei hochsensiblen Personen um ein besseres Stressmanagement, auch um nicht wieder traumatische Erfahrungen zu reaktivieren. Beim instrumentellen Stressmanagement soll der Alltag stressfreier werden. Dabei sollen stressauslösenden Faktoren identifiziert und so weit wie möglich minimiert oder ganz ausgeschaltet werden. Die Entstehung von weiterem Stress soll möglichst verhindert werden. Beim regenerativen Stressmanagement braucht es eher Strategien der Stressbewältigung, um körperliche Anspannung zu lösen und innere Anspannung und Nervosität abzubauen, um langfristig negative Folgen zu lindern, die eigene Widerstandskraft gegenüber Belastungen zu erhalten und neue Energien aufzubauen. Beim mentalen Stressmanagement gilt es, sich zur Stressbewältigung persönliche Stressverstärker bewusst zu machen, kritisch zu hinterfragen und in förderliche Einstellungen und Bewertungen umzuwandeln (Ernst et al., 2022).

8.4 Mögliche Module eines indikativen Gruppenkonzepts für hochsensible Personen in der Psychosomatik

Das im Folgenden dargestellte Konzept greift wesentliche der zuvor beschriebenen Aspekte der inhaltlichen Ausrichtung und therapeutischen Zielsetzung auf, um hochsensible Personen in ihrer Problematik zu unterstützen. Es ist auch geeignet zur einzeltherapeutischen Durchführung. Es gliedert sich in aufeinander aufbauende und ineinandergreifende themenspezifische Module, die für hochsensible Personen 1) »Informationen/Wissen«, 2) »Beziehungen«, 3) »Beruf und Berufung« sowie 4) »Selbstfürsorge – Umgang mit Stress« behandeln.

8.4.1 Modul 1: Einführung

Es wird verdeutlicht, dass Hochsensibilität als eine spezifische Disposition mit Besonderheiten zu begreifen ist, jedoch nicht als psychopathologisches Phänomen. Hochsensibilität ist deshalb keine eigenständige (psychische) klinische Diagnose. Im ▶ Kap. 2 sind die Merkmale der SPS beschrieben. Wie bereits ausgeführt, wirken bei hochsensiblen Personen jegliche Eindrücke noch lange nach. Sie verarbeiten Informationen gründlich, denken über den Sinn des Lebens nach, sind sehr gewissenhaft und wägen sorgsam ab, ehe sie Entscheidungen treffen. Um mit ihrem Merkmal besser umzugehen, müssen sie in der Therapie lernen, sich auf sich selbst zu besinnen, sich die nötige Zeit einzuräumen und sich in ihrer Identität abzugrenzen und zu behaupten. Sie erfahren, dass ihre Hochsensibilität, wenn sie diese kultivieren, zu einem bemerkenswerten Merkmal werden kann, das sie selbst, ihre zwischenmenschlichen Beziehungen und die Gesellschaft insgesamt bereichert.

Ziel des Moduls ist es, Betroffenen mittels eines psychoedukativen Vorgehens einen Überblick über das »Erscheinungsbild« der Hochsensibilität zu geben, also wichtige Informationen bereitzustellen, und Möglichkeiten eines Behandlungsspektrums zu eröffnen, auch um damit die Hochsensibilität zu entpathologisieren, entstigmatisieren und enttabuisieren. Dies hilft dabei, dass hochsensible Personen ihr Persönlichkeitsmerkmal besser verstehen und dadurch einen selbstverantwortlichen Umgang damit und eine verbesserte Alltagsbewältigung erreichen können. Also steht die systematische und strukturierte Vermittlung von wissenschaftlich fundiertem Wissen über Hochsensibilität am Beginn des Moduls (Psychoedukation). Daran anschließend werden im Einführungsmodul Durchführung und Ablauf der Therapie erläutert, ebenso wie die Zusammenstellung von Übungen und die praktischen Pfade für das Alltagsleben. Eine körperorientierte Übung wie »Das innere Zuhause« schließt die Therapieeinheit ab; sie stellt eine Analogie und Ergänzung der in den Psychotherapien vielfach praktizierten und bewährten Übungen dar, vergleichsweise »Der innere Tresor« oder »Der innere Helfer«, die vor allem in der Traumatherapie (Reddemann, 2021) verwendet werden.

8.4.2 Modul 2: Beziehungen

Es wird darauf verwiesen, dass zwischenmenschliche Beziehungen von hochsensiblen Personen als besonders intensiv und emotional erlebt werden, und dass das Eingehen neuer Beziehungen und das Erleben von Konflikten in Beziehungen ein deutlich erhöhtes Stresserleben auslösen kann. Während und/oder innerhalb des therapeutischen Prozesses kann eine Aufarbeitung bzw. Neubewertung eigener vergangener Beziehungen (z. B. Partnerschaften), vor allem bei verletzenden Erfahrungen, hilfreich sein. Wichtig ist es, Betroffene darin zu unterstützen, sich aus einer Opferidentität zu lösen und hin zu einer selbstbestimmten, aktiv gestaltenden Identität zu bewegen.

Auf dieser Grundlage zielt das Modul darauf ab, die grundlegenden Herausforderungen für hochsensible Personen besser zu bewältigen. So besteht die Möglichkeit, sich insbesondere in nahen Beziehungen notwendige kommunikative Fähigkeiten anzueignen. Eigene Gefühle und Bedürfnisse können kontinuierlich wahrgenommen werden, ohne sich gleichzeitig in den Gefühlen und Bedürfnissen des anderen zu verlieren und sich dabei aufzugeben. Wichtig ist für hochsensible Personen also die Arbeit an der Subjekt-Objekt-Differenzierung (Sachse, 1995), die ein Strukturmerkmal in der Psychotherapie ist. Weiterhin geht es um die Gestaltung von Beziehungen, die Frage, wie die hochsensible Person für eigene Bedürfnisse, Absichten und Wünsche einstehen kann; wichtig ist es, dass sie sowohl bei deren Erfüllung als auch Ablehnung stabil in der eigenen Balance bleiben kann. Auch geht es darum, wie die Betroffenen Räume ganz für sich selbst (u. a. Grenzen setzen, »zu viel« vom Anderen spüren) und Räume des partnerschaftlichen Zusammenseins gestalten können, und wie sie mit Stresserleben in der Partnerschaft (u. a. Konflikte aushalten, Vertrauen, hohe Erwartungen an den Anderen) umgehen können. Verschiedene Übungen helfen dabei, diese Themen – vergleichbar mit der Skulpturenarbeit – zu reflektieren und zu bearbeiten (Molter & Strecker, 2019).

8.4.3 Modul 3: Beruf und Berufung

Bekannterweise stellt es für hochsensible Personen eine große Herausforderung dar, einen erfüllenden Beruf und einen angenehmen Arbeitskontext zu finden, weil sie schon früh vermittelt bekamen, dass sie »falsch seien« und sich anpassen sollten. Also dauert es bei hochsensiblen Personen oft länger, die eigene Berufung zu finden und einen beruflichen Weg mit einer sinnerfüllenden Arbeit einzuschlagen.

Da sie sich oft stark an äußeren Begebenheiten und Konventionen orientieren und sich die Bedeutung für ihre eigene innere Sinnerfüllung noch nicht vollständig erschlossen haben, kennzeichnen oft brüchige Arbeitsbiografien, häufige Jobwechsel oder ein Verharren in einem für sie ungeeigneten beruflichen Umfeld ihr Leben (u.a. um Geld zu verdienen, Erwartungen zu erfüllen, für Nahestehende zu sorgen). Diese Schwierigkeiten sind in den verschiedenen Therapien unter Begünstigung neuer Haltungen und Verhaltensweisen zu bearbeiten.

Eine Quelle der Arbeitszufriedenheit stellt das Arbeitsklima dar, welches primär im Austausch und Miteinander der Kollegen und Vorgesetzten realisiert ist. Hier lassen sich sehr deutlich die Vorteile und Nachteile der besonderen Fähigkeiten hochsensibler Personen skizzieren. Auch dieser Sachverhalt wird in der Therapie angesprochen. Gleichzeitig erfahren hochsensible Personen, dass sie Vorzüge und Qualitäten in die Arbeitswelt einbringen können. Das beinhaltet ihre Gewissenhaftigkeit, Vorstellungskraft, Kreativität, Wachsamkeit bei Fehlern, ihren Perfektionismus, ihr Problembewusstsein, Verantwortungsgefühl und Gespür für die Bedürfnisse der Kollegen/Mitarbeiter und des Unternehmens. Zeigen sich jedoch die Kehrseiten, wie schnellere Überforderung, geringere Belastbarkeit, notwendiger Rückzug und Ruhezeit, können hochsensible Personen Unverständnis von Kollegen und Vorgesetzten erfahren, oft mit Kränkungen, Zurückweisungen und Ausgrenzungen. Damit können sie bei Selbstwertdefiziten nicht gut umgehen. Entsprechend müssen sie in der Therapie im Umgang damit vertrauter werden, indem sie sich Bewältigungsstrategien aneignen. Wir berücksichtigen Interventionen zur Selbstwertsteigerung (Potreck & Jacob, 2016). Da die Verschiedenartigkeit von Menschen am Arbeitsplatz noch nicht die gebührende Aufmerksamkeit im Personalmanagement findet, müssen hochsensible Personen sich ihrerseits mit ihren Besonderheiten anerkennen, gute Selbstfürsorge leisten, sich vernetzen und aktiv werden. Das können sie in der Therapie lernen.

Gegenstand des Moduls »Beruf und Berufung« ist daher auch die selbstkritische Auseinandersetzung mit dem aktuellen Beruf und Arbeitsplatz. Übungen zur Reflexion zielen darauf ab, sich die bisher erfahrene Wertschätzung für die eigenen Qualitäten zu erschließen und sich diese zu vergegenwärtigen. Es geht in der Therapie darum, vorbereitend ihre Resilienz zu fördern, indem eine realistische Bewusstheit über Arbeits(welt)aspekte und Arbeitsbedingungen angeregt wird, welche nicht zu den eigenen Bedürfnissen und zur Wesensart passen. Dies kann beispielsweise mit Anleitungen zur Kontemplation erfolgen; ebenso sind ressourcenorientierte und ressourcenaktivierende Übungen wie Externalisierungen geeignet, z.B. »Der priesterliche Ratgeber«, entsprechend dem Archetyp des Weisen oder des Priesters.

8.4.4 Modul 4: Selbstfürsorge und Umgang mit Stress

Ordnen hochsensible Personen sich dem gesellschaftlichen Druck unter, unterdrücken sie ihre hohe Sensibilität und ignorieren ihre Verarbeitungsproblematik, so kann dies zu einer Überstimulierung sowie Überreizung und zu einer Überforderung führen. Vermehrte oder andauernde Stress-Situationen bewirken dann eine chronische Übererregung. Anzeichen einer solchen Übererregung können beispielsweise unerklärliches Herzklopfen, ein »nervöser« Magen oder Schlafprobleme sein. Für hochsensible Personen geht es also therapeutisch darum, ein optimales Erregungsniveau zu finden und ihre »innere Mitte« (wieder) zu erreichen als Balance zwischen dem Hineinstürzen in äußere Anforderungen (Übererregung) einerseits und dem extremen Rückzug (Untererregung) andererseits. Gefördert werden in der Therapie eine bessere Selbst- und Körperwahrnehmung, Achtsamkeit und bessere Möglichkeiten der Selbststeuerung. Gerade in der Gruppe können das Selbstverständnis der Betroffenen und ein gegenseitiger Umgang auf Augenhöhe eingeübt werden. Zu verhindern ist auf alle Fälle resignative Selbstaufgabe.

Zusammenfassung

Das Modul behandelt, wie hochsensible Personen für sich sorgen und ihre Resilienz fördern können. Theoretisch wie praktisch werden wichtige Inhalte einer gesunden Selbstfürsorge erarbeitet und geübt, wie sie ihre innere Mitte und ihr Gleichgewicht finden, die richtige Balance zwischen Innen und Außen, die Selbstwahrnehmung oder die Verantwortungsübernahme für sich selbst und die eigenen Grenzen. Es kommen auch körperorientierte Verfahren zum Einsatz (z.B. Zentrierungs- oder Pendelübungen), die Betroffenen ermöglichen, korrektive Erfahrungen zu machen, bei sich anzukommen, sich zu spüren und gleichzeitig in Kontakt mit jemand anderem zu kommen, also insgesamt offen zu sein. Zielgerichteter Austausch sowohl zum bisherigen eigenen »Umgang mit Stress« oder zur situationsspezifischen eigenen »Über- und Untererregung« kann zwischen den Betroffenen angeregt werden und für die eigene Reflexion, Bewusstseinsschaffung und der eigenen Veränderung dienen (z.B. Kleingruppe). Weiter können Betroffene in ihrem Merkmal selbstwertsteigernd und identitätsstiftend auch eine Ressource bzw. Kompetenz erkennen, die zum eigenen, aber auch zum Nutzen der Gemeinschaft beitragen kann.

9 Zentrale Therapieelemente bei hochsensiblen Personen

Hans-Peter Selmaier

9.1 Bewusstwerdung der Hochsensibilität

Therapeutisch zielführend ist zunächst das Bewusstwerden und die Kenntnisnahme des Merkmals Hochsensibilität. Betroffene, die das Bewusstwerden bei sich erfahren, erleben dies häufig wie ein »Aha-Erlebnis« (i.S. eines »Heureka!«), ein »Coming-out« oder ein »Gebirgsketteneffekt«, also ein Gefühl grundsätzlicher Erleichterung (Banek, 2022). Es ist das plötzliche Verständnis in dem Erfahren und Erkennen, was das Besondere bei ihnen ist. Der Gebirgsketteneffekt entspricht dem »Turmerlebnis« Martin Luthers, dass die Gerechtigkeit Gottes nicht menschliche Leistung, sondern Gnade Gottes ist. Viele hochsensible Personen haben bereits einen langen Leidensweg hinter sich, sodass durchaus anzunehmen wäre, einen gebrochenen Menschen zu erwarten. Jedoch verfügen sie offenbar gleichzeitig über eine außerordentliche Widerstandskraft und Resilienz: ihre sensible Veranlagung als ein tiefes Wissen von ihrem heilen Wesenskern, eine Art »Draht zur heilen Seele« im Sinne eines humanistischen Therapieansatzes. Man geht davon aus, dass hochsensible Personen einen leichteren Zugang zu dieser Kraftquelle haben.

Therapie, insbesondere tiefenpsychologisch orientierte Verfahren, will stets Bewusstwerdung – »Wo Es war, soll Ich werden« (Freud, 1933). Sie folgt also der Idee, die eigenen Besonderheiten als einen »eigenen inneren Reichtum« zu entfalten. Gelingt es, die individuelle Stärke, die im Bewusstwerden dieser Besonderheiten liegt, optimal zu nutzen, ebnet dies den Weg, sich selbst, seine Mitmenschen und die Gesellschaft zu bereichern. Wichtig ist es dabei, Hochsensibilität als eine Stärke und besondere Gabe bei sich anzuerkennen und wertzuschätzen.

In der Bewusstwerdung allgemein, und spezifisch von hochsensiblen Personen, geht es also um die Förderung der Autonomie, der Ich- und der Selbstentwicklung sowie Entwicklung der eigenen Identität und Persönlichkeit. Darüber wird die Art und Weise deutlich, wie Menschen sich selbst aus ihrer Lebensgeschichte heraus in ständiger Auseinandersetzung mit ihrer Umwelt wahrnehmen und sinnhaft ausrichten. Als wichtige Kennmerkmale werden Geschlecht, Alter und soziale Herkunft, Ethnizität, Nationalität und Gruppenzugehörigkeiten, Beruf und sozialer Status, aber auch persönliche Eigenschaften und Kompetenzen betrachtet. Identität umfasst allerdings weitaus mehr als Merkmale der Biologie, sozialen Schicht und Kompetenzen. Sie auszugestalten bzw. (aus) zu bilden verlangt stets den intersubjektiven Abgleich einer reflexiven Betrachtung des Selbst mit den Rückmeldungen des Umfelds. Das bedeutet, um eine bestimmte Identität für sich beanspruchen zu können, muss man sie in sozialen Interaktionen aushandeln. Nötig ist weiter die

Ausbalancierung von Kontinuität und Veränderung, in der Aufgabe, sowohl einzigartig als auch gleich wie andere sein zu sollen, und dem Bedürfnis, sich in der Auseinandersetzung mit der Welt selbstwirksam zu erleben. Dies bedeutet auch, dass Identität unter wechselnden Lebensbedingungen lebenslang und in den Lebensübergängen immer wieder angepasst werden muss, also etwas Dynamisches ist. Der Ich-Identität kommt dabei eine synthetisierende Funktion zwischen Kindheitsidentifikationen, sozialen Anforderungen und eigenen Bedürfnissen zu, deren Gelingen sich letztlich in einer positiven Ich-Identität zeigt (Straub, 2000). Ich-Synthese wird hier verstanden als sich wechselseitig beeinflussende Prozesse zwischen dem menschlichen Organismus und der Gesellschaft. Entscheidend für die Entwicklung einer positiven Ich-Identität ist die innere Einheit und biografische Kontinuität (Hiebler, 2012).

Um in einer Therapie die Bewusstwerdung der eigenen Person und ihrer Identität zu unterstützen, eignen sich aufdeckende Therapieangebote oder auch vertiefende Interventionen, die Facetten der Persönlichkeit gezielt adressieren (z. B. Tanztherapie, Aufstellungsarbeiten, Arbeit mit inneren Anteilen ...; aber auch Übernahme von Patientenämtern); dies beinhaltet auch eine ganzheitliche Betrachtungsweise von Körper – Geist – Seele – Spiritualität. Patienten können so in einem geschützten Setting, (noch teils unbewusste) Aspekte, Eigenschaften und Fähigkeiten ihrer Persönlichkeit erproben und im interpersonellen Austausch Erfahrungen und Rückmeldungen (respektive Korrekturen) durch Andere sammeln und ihr Selbst aktualisieren. Dabei sollte die Bewusstwerdung aktiv durch die Auseinandersetzung mit dem eigenen Gewordensein (Biografiearbeit, z. B. mittels Genogramm) und daraus entstandenen Denk- und Verhaltensmustern durch Therapeuten begleitet und sinnvoll ergänzt werden. Man wird sich seiner Selbst stärker bewusst und gewinnt auch einen Zugang zu seinem Schatten.

9.2 Bedeutung der Achtsamkeit von und meditativen Ansätzen im Umgang mit hochsensiblen Personen

Inzwischen ist allgemein anerkannt, dass Trainings zur Achtsamkeit und zum Mitgefühl einen bedeutenden Beitrag zum Therapieerfolg leisten (Germer et al., 2009). Paradoxerweise kann sich die Frage stellen, da wir per definitionem über oft zu viele Wahrnehmungen verfügen, ob genau diese dann noch achtsam zu registrieren sind. Die Antwort ist, dass es nur dann Probleme mit der Achtsamkeit gibt, wenn man zu sehr alle Wahrnehmungen interpretiert und sich mit der Überforderung identifiziert. Regelmäßiges Meditieren kann einen »inneren Beobachter« aktivieren, um wie von außen und mit Abstand alles wahrzunehmen, was gerade da ist. Dadurch entstehen ein anderer Blickwinkel und ein größerer Bezugsrahmen, was sehr entlastend und entspannend sein kann: man nimmt einfach nur wahr, ohne darauf zu reagieren. Hochsensible Personen brauchen stets Rückzugsmöglichkeiten und Pausen gegen die Reizüberflutung. Es hilft ihnen, sich regelmäßig und in kleinen Einheiten bewusst Zeit für Meditation zu nehmen. Während dieser kann sich das Gehirn in einer »reizarmen Umgebung« und einem ruhigen Ort besser erholen und regenerieren. Zunächst ist es sicher erst einmal eher im Außen still und im Inneren vielleicht sehr unruhig und bewegt. Aber bald entstehen auch dort Ruhe und Gelassenheit.

Achtsamkeitstrainings schulen die Selbstwahrnehmung und bewirken mehr Präsenz, was vor Stress und psychosomatischen Krankheiten schützen kann (Lefrank & Gräf, 2021). Viele hochsensible Personen sind nicht wirklich präsent: entweder sind sie hinter einer »dicken Schutzmauer« gefangen, um sich so vor Überreizung abzuschirmen und nah bei sich zu sein, oder sie halten ständig ihre Aufmerksamkeit im Außen und richten ihre feinen Antennen auf die nächste Wahrnehmung aus, entfernen sich dadurch aber weit von sich selbst. Beide Formen verhindern jedoch, von seinen Mitmenschen als eigenständige Person wahrgenommen zu werden: hinter einer Schutzmauer ist man verborgen; eine Person, die sich ständig am Außen orientiert, ist in ihrem Wesen nicht erkennbar. Hochsensible Personen nehmen sich oft selbst kaum noch als eigene Person mit ihren vielfältigen Seiten und Bedürfnissen wahr; sie haben ein sogenanntes »falsches Selbst« entwickelt (Winnicott, 1974). Deshalb wird sowohl mit Meditationen als auch mit Achtsamkeitstrainings bezweckt, die Aufmerksamkeit immer wieder selbstbesinnend auf sich zu lenken: die Aufmerksamkeit wird immer wieder auf die eigenen Körperempfindungen, Gefühle und Gedanken gerichtet. Für hochsensible Personen kann das bedeuten, immer wieder in Kontakt mit sich selbst zu gehen und mehr bei sich zu bleiben, sich selbst immer besser wahrzunehmen und kennenzulernen; dadurch zeigt man sich mehr im Außen und ist präsenter für die anderen. Über einen authentischeren Selbstausdruck wird man deutlicher wahrgenommen und beachtet; die Umgebung kann sich besser orientieren. Ich-Bewusstsein und sichere Identität fördern Selbstbehauptung und Abgrenzung. Kurz vor seinem Tod überraschte Carl Rogers mit der Frage, ob er nicht vielleicht das Wichtigste beim Konzeptualisieren der drei Therapeuteneinstellungen Empathie, bedingungslose Wertschätzung und Kongruenz übersehen hätte, nämlich die eigene Präsenz (Tichy, 2018).

Achtsamkeitstrainings fördern die Selbstakzeptanz, das Selbstvertrauen und das Selbstmitgefühl (Remmel, 2016). Viele hochsensible Personen haben das Gefühl, »nicht okay« zu sein, und leiden darunter. Wenn andere ihre hochsensible Seite nicht akzeptieren, verwundert es nicht, dass ihnen dieses auch nicht gelingt. In Einzel- und Gruppentherapien können sie dagegen korrektive Erfahrungen machen, indem sie Nähe und Annahme erleben.

Außerdem sagen manche, sie wünschten, sie »würden nicht so viel fühlen«. Das Umfeld kann oft ihre differenzierten Wahrnehmungen nicht nachvollziehen und zeigt Unverständnis. Das wiederum kann bewirken, dass hochsensible Personen ihrer eigenen Wahrnehmung nicht vertrauen und meinen, sie bilden sich das alles nur ein. Also ignorieren viele von ihnen ihre Veranlagung einfach und tun so, als hätte man genauso viel Energie wie die »Anderen«. Trotz gefühlter Überforderung sagen sie sich: »Ich muss so stark sein wie die anderen und mich nicht immer so anstellen.« Der Gegenbeweis kostet sie (zu) viel Energie.

In der Meditation und in der Achtsamkeitspraxis üben hochsensible Personen, alles wahrzunehmen, was sich zeigt, ohne zu urteilen oder zu interpretieren. Meditierende lernen immer mehr, ihre Wahrnehmung einfach zu akzeptieren und sich nicht ständig selbstzerfleischend zu hinterfragen. Das fördert die Selbstakzeptanz und das Vertrauen in die eigenen Wahrnehmungen. Hochsensible Personen können ihre vielfältigen Wahrnehmungen dann wieder besser integrieren, sich selbst und ihren Fähigkeiten mehr vertrauen und sich auch akzeptieren, so wie sie sind. Es gibt dabei nicht *die eine* Meditation für hochsensible Personen. Jeder kann und sollte für sich selbst entscheiden, welche am besten passt. Nun werden exemplarisch verschiedene Arten der Meditation kurz vorgestellt, die sich klinisch bewährt haben.

Achtsamkeits-Meditationen gibt es viele, vom Body-Scan, um den eigenen Körper wahrzunehmen und zu erspüren, bis zur Atembeobachtung. Diese können hochsensiblen Personen helfen, ihren Körper und darüber ihre Bedürfnisse besser wahrzunehmen und sie gut zu heißen. So können sie sich adäquater von äußeren Reizen abgrenzen.

Hochsensiblen Personen gelingen Visualisierungen und aktive Imaginationen (Dorst et al., 2014) besser, da bei ihnen Fantasie- und Bildwelten oft sehr stark ausgeprägt sind. Sie unterstützen den Weg zum eigenen Selbst und helfen dabei, sich von äußeren Reizen zu entfernen und mehr den eigenen Bedürfnissen und dem eigenen Selbst zuzuwenden.

Bei dem Pranayama geht es um eine bewusste Regulierung und Vertiefung der Atmung durch Achtsamkeit und beständiges Üben. Atemübungen sprechen das parasympathische Nervensystem an. Alle Übungen, die den Atem verlängern und vertiefen, können dazu beitragen, den Körper in einen Ruhezustand zu versetzen. Aktivierende Atemübungen verstärken eher die übermäßige Stimulation und sollten besser vermieden werden.

Mitgefühlsmeditationen fördern die Selbstakzeptanz. Dadurch gelingt es hochsensiblen Personen, wieder freundlicher und mitfühlender zu sich zu sein. Dann gönnen sie sich die nötigen Pausen, trösten und ermutigen sich bei Schwierigkeiten und gestatten sich öfter etwas Gutes. Die Mitgefühlsmeditation und die Selbstmitgefühlspause (Germer & Neff, 2021) sind dafür besonders gut geeignet. Wenn man regelmäßig meditiert und versucht, immer mehr achtsame Augenblicke in den Alltag einzubauen, wendet man sich aktiv sich selbst zu, nimmt sich und seine Befindlichkeiten ernst und kümmert sich gut um sich. Achtsamkeit bedeutet auch Selbstfürsorge. Hochsensible Personen sind zwar sehr mitfühlend mit anderen, vergessen aber sich dabei. Durch Achtsamkeit können sie ihr Leben neu ausrichten und sich weiterentwickeln. Sie können dadurch besser Herausforderungen meistern, die ihre Hochsensibilität mit sich bringt. Ihr Leben wird leichter, gelassener, zufriedener und entspannter, was sie sehr bereichern kann.

Ein Selbstmitgefühlstraining fördert das Selbstmitgefühl, was ein wichtiger Baustein in der Behandlung hochsensibler Personen ist. »Ich kann aus erster Hand berichten, wie lebensverändernd Selbstmitgefühl sein kann« (Neff, 2012), »Mitgefühl verändert nicht nur unsere Gedanken und Gefühle, sondern auch physiologische Prozesse, u. a. auch im Gehirn« (Gilbert, 2011). Wichtige Elemente des Selbstmitgefühls sind insbesondere Freundlichkeit als emotionale Antwort auf eigenes Leiden und das Gefühl der gemeinsamen Menschlichkeit bei eigener Unvollkommenheit und Verletzlichkeit.

Selbstmitgefühl hat einen positiven Einfluss auf die psychische und physische Gesundheit, das Körperbild und Essverhalten, die Motivation, die Selbstverantwortung, das Präsentationsverhalten, die Ressourcen und Resilienz, persönliche Beziehungen, etc. (Neff & Vonk, 2008). Um das Selbstmitgefühl therapeutisch zu stärken, haben sich gezielte Anleitungen und Übungen zum Achtsamen Üben, zur Meditation und Kontemplation, aus der Mindful Self-Compassion (MSC; Germer & Neff, 2021) sowie aus Achtsamkeitstrainings/-programmen (MBSR/MBCT; Meibert, 2016) bewährt. Als beginnende oder kleinere Interventionen zur Stärkung des Selbstmitgefühls können der »mitfühlende Brief an sich selbst«, die »Selbstmitgefühlspause« oder der »Spaziergang der Freude« genannt werden. Exemplarisch sind nachfolgend drei beispielhafte Übungen zur Förderung des Selbstmitgefühls (Bolt et al., 2022) ausgeführt:

- Übung 1. »Die beruhigende Berührung«: Geht es einem Nahestehenden schlecht, nehmen wir ihn in den Arm, um ihm zu zeigen, dass wir für ihn da sind. Diese Übung zeigt, wie man durch Berührung nicht nur andere tröstet und umsorgt, sondern auch sich selbst: dazu muss man einige Male tief und bewusst ein- und ausatmen. Dann legt man eine Hand auf sein Herz, spürt seinen Herzschlag und nimmt seine Wärme wahr. Dann verweilt man so lange in dieser fürsorglichen Position, bis man sich wohler und entspannter fühlt.
- Übung 2. »Die Meditation der liebevollen Güte« (Salzberg et al., 2003) hat ihren Ursprung im Buddhismus. Sie hilft einem dabei, sich mit einem anderen Menschen, den man liebt, zu verbinden: Man denkt an die Person, die man sehr gern hat, lässt sich ein Lächeln ins Gesicht zaubern und ein warmes, angenehmes Gefühl in sich aufkommen. Man lässt vor seinem inneren Auge ein Bild von diesem Menschen entstehen und sendet ihm Zuwendung, Freundlichkeit und liebevolle Güte. Man sagt ihm nun: »Mögest du in Frieden sein. Mögest du in Gelassenheit leben. Mögest du gesund sein. Mögest du glücklich sein.« Wenn das ganze eigene Sein nun von einem wärmenden Gefühl ausgefüllt ist, richtet man das »Mantra« auf die geliebte Person und sich: »Mögen wir in Frieden sein. Mögen wir in Gelassenheit leben. Mögen wir gesund sein. Mögen wir glücklich sein.«
- Übung 3. Bei der »Selbstmitgefühlspause« aus dem Mindful Self-Compassion-Kurs (Neff & Germer, 2018) liegt der Schwerpunkt auf der Entwicklung emotionaler Ressourcen. Sie kann hochsensiblen Personen dabei helfen, auf Stress mit Selbstmitgefühl zu reagieren. Statt sich in Selbstkritik zu üben oder in Selbstmitleid zu versinken, sollte man sich eine Selbstmitgefühlspause gönnen. Diese besteht aus den nun folgenden drei Schritten:
  a) Achtsamkeit: Man spürt in sich nach, wo das Unbehagen, das durch Stress, Anspannung oder Leid ausgelöst wurde, im Körper wahrgenommen wird. Man benennt das Unbehagen und sagt zu sich selbst: »So fühlt sich Angst an!«, »Das ist der Stress!« oder »Ich fühle Leid!«

b) Gemeinsames Menschsein: Sich bewusstmachen, dass alle Menschen Leid erfahren und man sich mit dem momentanen Gefühl nicht von anderen unterscheidet. Man sagt sich: »Ich bin nicht allein. Anderen geht es genauso wie mir!«
c) Selbstfreundlichkeit: Man legt seine Hände nun auf sein Herz oder seinen Bauch und spürt die Wärme seiner Berührung. Man tröstet sich selbst, so wie man es bei einem geliebten Menschen machen würde. Man richtet nun freundliche und aufbauende Worte an sich: »Ich nehme mich so an, wie ich bin!«

Belegt ist inzwischen, dass Meditationstrainings Effekte auf Emotionen, Hirnfunktion, Kognition und auch auf das Immunsystem haben. Nach Chang-Gusko et al. (2019) beruht ihre psychoneuroimmunologisch positive Wirkung auf der Ausbalancierung der beiden Gegenspieler des Stress- und Immunsystems. Auch hier ist das regelmäßige Üben Voraussetzung für erkennbare Wirkungen. Meditation kann dabei unterstützen, den Verstand zu trainieren und sich bewusster über den eigenen Zustand zu werden. Regelmäßige Routine hilft, das eigene Innere besser zu verstehen und äußere Reize und Wahrnehmungen weniger zu beachten. Das Trainieren der inneren Ruhe kann auch bewirken, dass im Alltag störende Erregungen besser registriert und verarbeitet werden können.

9.3 Bedeutung der Körper- und Bewegungstherapien für hochsensible Personen

Körper- und Bewegungstherapien helfen gerade auch bei Hochsensibilität: diese geht mit einer Tendenz zu depressiven Verstimmungen einher. Zwar wird nicht jede hochsensible Person depressiv und außerdem entwickeln auch andere Menschen Depressionen. Da sich HSP jedoch tendenziell weniger bewegen als nicht-hochsensible Personen, kann dies wiederum Depressionen fördern. Wenn sie sich mehr bewegen und Sport treiben, senken sie das Risiko, an Depressionen zu erkranken, und entwickeln sie nur noch genauso häufig wie andere (Yano & Oishi, 2018). Sie kommen auch im übertragenen Sinne »mehr in Bewegung«.

Wie kommt es, dass Sport, der ja ohnehin Stress-reduzierend wirkt, – gerade in der Natur – das Risiko von hochsensiblen Personen, (zusätzlich) eine Depression zu entwickeln, neutralisieren kann? Ein Hauptgrund dafür ist, dass Menschen, die Sport treiben, das vorteilhafter draußen oder gemeinsam mit anderen Menschen tun. Damit ist man vielfältigen Reizen ausgesetzt. Vielleicht gewöhnen sich hochsensible Personen an Außenreize und sind folglich nicht mehr so leicht überstimuliert; außerdem entwickeln sie funktionale Strategien, einer Überreizung zu begegnen. Ob das zutrifft, ist fraglich. Umgekehrt bewegen sich viele hochsensible Personen sowieso in einem Alltag, in dem sie vielfältigen Reizen unterliegen; wo das stattfindet, macht letztlich keinen großen Unterschied. Eine andere Erklärung könnte sein, dass Sporttreibende sich sozial besser eingebunden fühlen und auch darüber hinaus viele Eigenschaften entwickeln, die mit mehr psychischem Wohlbefinden verbunden sind. Vielleicht helfen diese »life skills« ihnen dabei, besser mit ihrem Alltag zurechtzukommen.

Hochsensible Personen profitieren von regelmäßiger und ausreichender sportlicher Aktivität. Sie sollten sich jedoch nicht noch zusätzlich unter Druck setzen, Höchstleistungen zu vollbringen und damit weiteren Stress erzeugen. Außerdem reagieren sie aufgrund ihrer erhöhten sinnlichen Sensitivität oft aversiv auf die verschwitzte Nähe der anderen Sportteilnehmer. Nicht jede sportliche Betätigung ist für sie zudem gleich gut geeignet. Bei der Wahl sollten sie daher gut auf ihre innere Stimme hören. Schnelles Gehen in schöner Umgebung ist möglicherweise wirksamer und wohltuender als das Workout in einem überfüllten Fitnessstudio.

Der Körper sollte beim Auf- und Abbau von Hormonen und weiteren Stoffen unterstützt werden: aerobes Training baut Cortisol ab. Im Vergleich zu Kontrollen wurden die Cortisolwerte messbar in den Sportgruppen gesenkt. Dabei waren die verschiedenen Sportarten aber offenbar unterschiedlich effektiv. Besonders deutlich schien Aerobic das Cortisol zu senken, Krafttraining dagegen nicht. Auch das Ausmaß sportlicher Aktivitäten war relevant: die deutlichste Senkung der Werte gelang mit fünfmal wöchentlichem Sport. Dreimal wöchentlicher Sport senkte die Werte mäßig, zweimal wöchentlich zeigte dagegen keinen messbaren Effekt mehr (Beserra et al., 2018). Sport setzt Glückshormone (Oxytocin) frei (Yüksel et al., 2019). Auch wird die Blut- und Sauerstoffversorgung in Körper und Gehirn stimuliert. Das Blut – Transportmedium für Sauerstoff und Nährstoffe – reagiert mit Änderungen auf Ausdauertraining, die mit den beschriebenen Änderungen des Blutgefäßsystems harmonieren. Aerobes Ausdauertraining führt zur Vermehrung der roten Blutkörperchen und des Hämoglobins durch eine Vergrößerung des Blutvolumens um 1–2 Liter. Damit erhöht sich das Hämoglobin um 200–300 g. Da Hämoglobin den Sauerstoff zum Transport im Blutkreislauf bindet und in der Arbeitsmuskulatur wieder abgibt, erhöht sich dadurch die maximale Sauerstoffaufnahme. Der positive Einfluss körperlicher Aktivität auf psychologische Konstrukte ist gründlich erforscht (Stoll et al., 2010). Bezüglich des Krafttrainings zeigte sich, dass sich bei Untrainierten nach mehrwöchigem Training die Selbstwirksamkeit in verschiedenen Bereichen erhöhte (Holloway et al., 1988). Auch kommt es zu einer verbesserten Aufmerksamkeitssteuerung und Informationsverarbeitung. Mit Hilfe von EEG-Untersuchungen konnte man sehen, wie körperliche Aktivität und körperliches Training das Gehirn befähigt, Informationen effizienter zu verarbeiten (Schadwinkel, 2021). Insgesamt verbessert Bewegung das Essverhalten, die Stimmung, die körperliche/psychophysische Leistungsfähigkeit und das Wohlbefinden. Wer regelmäßig körperlich aktiv ist, stärkt sein Immunsystem, beugt vielen Erkrankungen vor und fördert sein Wohlbefinden. Dafür eignet sich jede Art von Bewegung (https://gesund.bund.de, 2022). Das Ziel sollte eine regelmäßige Bewegung im Rahmen der eigenen Möglichkeiten sein, die subjektiv ein gutes Gefühl auslöst. Steigt der Stresslevel, hilft bei vielen Betroffenen Bewegung sehr schnell, denn Sport macht den Kopf frei und vermindert Druck. Oft reicht es schon, kurz das Büro oder die Wohnung zu verlassen und eine Runde »um den Block« zu gehen.

9.4 Bedeutung der Ernährung bei hochsensiblen Personen

Im Stress treten Süßigkeiten, Fast Food und viel Kaffee an die Stelle von Obst, Gemüse und Mineralwasser. Das entspannt nur kurz. Aber auf Dauer führt das einseitige Essverhalten zum nächsten Stress. Man wird noch nervöser und sammelt außerdem unerwünschte Pfunde an. Ausgewogene Ernährung vermindert die gesundheitlichen Folgen von chronischen Belastungen. Die richtige Auswahl der Lebensmittel macht widerstandsfähiger gegenüber Stress und bringt mehr Gelassenheit. Ob bestimmte Lebensmittel Stress direkt reduzieren, ist bisher nicht belegt. Dafür ist das Stressgeschehen zu vielschichtig und zu individuell. Eine ausgewogene Ernährung gleicht die stressbedingten Defizite an Mineralstoffen und Vitaminen aus. Sie stärkt die Stressresistenz und verbessert die Stimmung. Kohlenhydrate aus Vollkorn-Getreide, Kartoffeln, Gemüse und Hülsenfrüchten heben die Stimmung nach akutem Stress. Am besten wirken sie in Kombination mit etwas Eiweiß. Kartoffeln mit Ei oder Quark, Linsen mit Spätzle oder Nudelauflauf sind gut für die seelische Gesundheit. Bananen und Müsli verbessern die Leistungsfähigkeit zwischendurch. Fett erhöht den Stress. Die Vitamine A, C und E stärken das Immunsystem und puffern Stressfolgen ab. Um bei längerem Stress gesund zu bleiben, sollten reichlich grüne und gelbrote Gemüse- und Obstsorten verzehrt werden. Da Vitamin C bei der Herstellung des Stresshormons Adrenalin beteiligt ist, darf die tägliche Portion Zitrusfrüchte, Paprikaschoten oder Kohlgemüse nicht fehlen. Weizenkeime, Eier und Getreide liefern das Vitamin E. Magnesium ist für den gesamten Stressablauf im Körper unerlässlich. Haferflocken, Sonnenblumenkerne, Cashewnüsse, Mandeln, weiße Bohnen und manche Mineralwässer sind reich daran. Wer darauf achtet, vermeidet Nervosität und Schlafstörungen. Im Stress fällt die Wahl häufig auf ungünstige Getränke wie Bier, Cola und Kaffee. Das bringt unnötig Kalorien und raubt Kraft. Viele Menschen vergessen das Trinken ganz. Mit 1,5 bis 2 Litern Wasser, Schorle oder Kräuter- und Früchtetee pro Tag kann man klarer denken und hält den Kreislauf stabil. Regelmäßige Pausen mit Bewegung bringen Struktur in den hektischen Alltag und stärken gegen Widrigkeiten aller Art. Zum Auftanken und für die innere Balance ist ein leckeres Essen in gemütlicher Atmosphäre ideal. Allgemein beinhaltet ein zielgerichtetes Behandlungskonzept für hochsensible Personen neben psychotherapeutischen Interventionen, Elemente aus Entspannungsverfahren, Atemübungen/-techniken, Yoga und sportlicher Aktivität (z. B. Walking, Laufen/Joggen, Powergymnastik); für letzteres eignen sich insbesondere Ausdauersportarten oder Fitness-/Krafttraining.

9.5 Beschreibung spezieller psychotherapeutischer Interventionen

Psychotherapeutische Interventionen sollten Begriffe und Konzepte des Stressmanagements, der Selbstführung und des Selbstwerts beinhalten, die im Folgenden kurz erörtert werden. Unter Selbstverantwortung wird eine proaktive, verantwortungsbewusste Grundhaltung verstanden, sodass Fehler nicht beim Gegenüber gesucht und Lösungen nicht von außen erhofft werden. Ziel ist es, Verantwortung sowohl für äußere als auch für innere Prozesse übernehmen zu können. Selbstverantwortung ist dabei die Basis für Selbstführung. Diese ist nötig, weil die immer komplexere Arbeitswelt ständig neue Anforderungen an Mitarbeiter und Führungskräfte stellt. Meistern lassen sich diese vor allem mit guter Selbstführung, die zudem Selbstreflexion und Selbstorganisation gefördert. Wer sich selbst führen kann, handelt eigenverantwortlich, legt selbst Ziele und den zu beschreitenden Weg fest und überprüft immer wieder sein eigenes Handeln. Dabei geht es nicht primär darum, mehr Leistung zu erzielen, sondern sich selbstkritisch zu prüfen bezüglich der Zielerreichung und der vorliegenden Gegebenheiten. Man kann im inneren Gleichgewicht besser auf neue Herausforderungen reagieren. Selbstführung gilt als Fähigkeit, eigenes Handeln an den persönlichen Werten, Denkweisen und Zielen auszurichten. Sie beinhaltet das Wissen und die Klarheit um die eigenen Prioritäten, die Erkenntnis, selbst die Verantwortung zu tragen und etwas ändern zu können sowie die Disziplin und Umsetzungskraft, zur Zielerreichung das Nötige zu tun. Der Begriff »Selbstführung« wird oft synonym mit Selbstreflexion, Selbstmanagement, Selbstorganisation, Selbststeuerung und/oder Selbstregulierung benutzt. Diese Begriffe sollten aber nicht komplett gleichgesetzt werden. Selbstführung umfasst die Kompetenz, seine berufliche und persönliche Entwicklung zu gestalten. Man kann seine Motivation stärken, seine Ziele zu klären und diese besser zu erreichen. Sie soll das eigene Verhalten und die Gedanken so beeinflussen, dass sie sich positiv auf Wohlbefinden, Ziele und Motivation auswirken. Gute Führung setzt mehr denn je bewusste Selbstführung voraus. Immer unsichere und bewegte Zeiten fordern höchste Flexibilität und den bewussten Umgang mit emotionalen Befindlichkeiten wie Unsicherheiten und Ängsten (Schroer, 2021). Deshalb sollte Psychotherapie auf ein besseres Stressmanagement abzielen. »Selbststeuerung« umfasst metakognitive Fähigkeiten zur bewussten und zielorientierten Steuerung eigener Gefühle, Gedanken und Handlungen (Konrad, 2024). Um verbesserte Fähigkeiten in der Selbstverantwortung, der Selbstführung bei Patienten zu fördern, werden gerade in Kliniken Selbststeuerungsgruppen etabliert. Sie bezwecken Erlernen von Selbststeuerung und Abgrenzung, um Emotionen, Willen, Handeln und Denken besser steuern zu können.

Folgende Übungen bzw. Skills haben sich dafür bewährt:

9.5.1 Kleine Pendelübung

In »normalen«, also unbelasteten Alltagssituationen entscheidet man sich, seine Aufmerksamkeit auf die Atmung zu lenken, den Boden unter seinen Füßen zu spüren, die Augen zu öffnen und dann die Achtsamkeit auf einen Gegenstand zu lenken und diesen mit allen Sinnen zu beschreiben. Danach kehrt man wieder in den Alltag zurück. Diese Übung dient dazu, durch Imagination und Beschreibung einer emotionalen Situation in der Gegenwart ins Erleben einzutauchen und dieses aus der Metaperspektive imaginativ zu beobachten. Dadurch wird der Perspektivwechsel eingeübt und die emotionale Distanzierung gefördert. Durch eine bewusste Entscheidung, seine Aufmerksamkeit auf einen Gegenstand im Raum zu lenken und diesen genau zu beschreiben, treten nach und nach die Emotionen zurück. Man verankert sich im »Hier und Jetzt«, wird ruhiger. Die Ursache für massive Erregung, Ärger, Anspannung oder Aggression liegt meist nicht in der Gegenwart (außer bei realer Bedrohung). Heftige Emotionen zeigen also an, dass etwas in der eigenen Geschichte nicht adäquat verarbeitet werden konnte.

9.5.2 Erdungsübungen

Grounding-Techniken sind Methoden, die helfen, sich wieder mit dem Augenblick und der Umgebung zu verbinden. Sie können körperliche oder geistige Übungen beinhalten und sollen jene unterstützen, die sich überfordert oder von ihren Gefühlen, Gedanken oder ihrem Körper abgekoppelt fühlen. Die Erdung sorgt für eine tiefe Verbindung zur Erde und zur aktuellen Realität. Sie bringt uns von unseren Gedanken zur Verbindung über unseren Körper mit der äußeren Realität, die wir mit anderen teilen. Sie ermöglicht uns auch, uns zu behaupten, uns vom Boden verwurzelt und unterstützt zu fühlen.

9.5.3 Imaginationsübungen (Tresor, innerer sicherer Ort)

Der Tresor kann als Imagination bzw. Trance angewendet werden, um belastende Gedanken, Intrusionen und Bilder wegzuschließen bzw. aufzuheben. Sie werden in einem verschließbaren Behältnis aufbewahrt und tauchen somit nicht mehr unkontrolliert auf. Sie werden aber nicht »gelöscht«, sondern zur späteren Bearbeitung aufgehoben. Dieses Beiseitestellen, statt zu versuchen zu zerstören oder zu löschen usw., ist wichtig, denn was man gewaltsam zu verdrängen versucht, drängt sich oft ebenso gewaltsam wieder auf. Meistens flammen diese gewaltsam verdrängten Inhalte völlig unwillkürlich, automatisiert und unpassend wieder auf.

9.5.4 Sicherer Ort

Es handelt sich um einen mentalen Ort, der unter Anleitung erschaffen wird. Man kann jederzeit dorthin »gehen«, wenn man es möchte. Man kann sich dort »sicher« zurückziehen oder auftanken oder einfach genießen. Es ist ein Ort, an dem es einem besonders gut geht und an dem man sicher ist. Vielleicht ist das ein Ort, an dem man schon einmal war und sich da besonders wohl fühlte oder ein Fantasieort, nur für sich. Er kann überall sein, zuhause, an einem Urlaubsort, in der Natur, ja auf einem anderen Planeten.

9.5.5 Bauchatmung

Die kontrollierte Bauchatmung wirkt – auch vorbeugend – beruhigend und entspannend. Die flache Hand liegt 2 cm unterhalb des Nabels. Man atmet tief ein und stellt sich vor, wie der Atem langsam zur Hand fließt und diese anhebt. Der Atem fließt wieder langsam über den Brustraum zurück und entweicht über die Nase nach außen, während die Hand wieder nach unten sinkt.

9.5.6 Abgrenzungsübungen

Grenzen zu ziehen, stärkt die Selbstachtung und Selbstsicherheit, sodass man seine Selbstverantwortung zurückgewinnt und sich autonom verhalten kann. Dazu gehören das Sichtbarmachen eigener Grenzen, Stopp- und Ja-Nein-Übungen.

9.5.7 Ziel(e) visualisieren

Man unterscheidet zwischen Nah- und Fernzielen. Gearbeitet wird mit Zielen in der Gegenwart und in kleinen Schritten. Es kommt zur besseren Steuerung des Willens.

9.5.8 Notfallkoffer

Es soll auf einem Notfallzettel alles notiert werden, was geholfen hat, als es einem schlecht ging. Dann werden die Dinge hervorgehoben, die besonders hilfreich waren. Im Notfallkoffer (Brieftasche, Kosmetiktasche, Dose, Kasten, Handtasche) befinden sich alle erforderlichen Gegenstände, die helfen, im »Hier und Jetzt« zu bleiben.

9.5.9 Skills

Eine Stress-Skills-Liste ist eine Zusammenstellung von Fertigkeiten, um starken Anspannungen, Stresssituationen starker Ausprägung oder Gefährdungs-Situationen entgegenwirken zu können. Nicht jeder Skill wird jedem gleichermaßen nutzen. Die umfangreiche Stress-Skills-Liste versteht sich als Sammlung von Ideen und Anregungen zum Ausprobieren und zum Üben. Wenn man keine Ideen mehr hat oder nicht weiß, was einem gerade helfen könnte, kann man dort nachschauen.

9.6 Exkurs zum Stressmanagement

Psychisch-mentale Stressoren erzeugen psychische Belastung, wie Über- oder Unterforderung, unklare Zielvorgaben, Leistungs-, Zeit-, Konkurrenzdruck. Soziale Stressoren werden als psychosoziale Belastung wahrgenommen. Welche Stressoren dies sind, ist individuell unterschiedlich. Stress kann als ein körperlicher und/oder geistiger Zustand der Anspannung aufgefasst werden, der viele Ursachen haben kann. Unter Stressmanagement werden Methoden zusammengefasst, die bei der Bewältigung sowie der Reduzierung und Vorbeugung von Stress wirksam sind. Dabei werden Stressoren und Situationen identifiziert, die Stress auslösen, sowie im Anschluss daran ein angemessenerer Umgang damit erarbeitet.

Jeder kann selbst etwas dafür tun, dass Stress nicht übermäßig belastet. Das (individuelle) Erarbeiten von Strategien für effektives Stressmanagement stellt entsprechend das vordergründig zu erreichende (Therapie-)Ziel dar: man kann zwischen persönlichem und beruflichem Stressmanagement unterscheiden. Beim betrieblichen Stressmanagement (Struhs-Wehr, 2017) sollten Führungskräfte daran arbeiten, eine entspannte, stressarme Arbeitsatmosphäre zu schaffen. Beim persönlichen Stressmanagement ist entscheidend, gegen Stress widerstandsfähiger zu werden. Patienten erlernen Bewältigungsstrategien, mit denen Stress besser ausgehalten werden kann, sodass sich die Stressresilienz erhöht. Dies setzt voraus, immer besser zu erkennen, wann der Stresslevel persönlich zu hoch wird und welche Stressoren persönlichen Stress auslösen. Damit kann Stresswahrnehmung im Rahmen des Stressmanagements auch als persönliches Warnsystem dienen. Einen weiteren Aspekt beim Stressmanagement stellt die Prävention dar. Tipps, Regeln, Routinen zum Stressabbau können erprobt und erlernt werden; es liegt der Fokus auf einem »bestmöglichen« Umgang mit Stress als auch darauf, Strategien der Vermeidung zu erlernen, damit er erst gar nicht entsteht.

Um diese genuinen Erkenntnisse auf Hochsensibilität zu beziehen, besteht der erste Schritt darin, Stress zu erkennen: Therapien sollen Selbst- und Körperwahrnehmung verbessern helfen, was besonders bei hochsensiblen Personen wichtig ist. Diese müssen Stress sowohl wahrnehmen als ihn sich auch eingestehen. Viele Betroffene können und wollen ihre Überlastung nicht bemerken. Dabei sollte es für sie keine Schande sein, sich diese einzugestehen. Oft hilft es zunächst einmal, die eigenen Gedanken ohne Bewertung aufzuschreiben, um sich einen Überblick zu verschaffen. Die (negativen) Gedanken werden dann als weniger beherrschend erlebt; dadurch vermindert sich übermäßiges Grübeln. Da nicht jeder in den gleichen Situationen Stress empfindet, sollten, wie zuvor ausgeführt, persönliche Stressfaktoren erkannt werden. Nachdem diese erfolgreich identifiziert wurden, können anschließend gezielte und angemessene Reaktionen erprobt oder sogar Stressoren vermieden/ausgeschaltet werden.

Es ist für hochsensible Personen sinnvoll, mit Nahestehenden über den eigenen Stress zu sprechen: es muss ja nicht gleich ein Experte sein. Wird über Probleme, Ärger oder Frust gesprochen, belasten diese nicht mehr so sehr. Das entspricht dem biblischen Spruch »Sprich nur ein Wort, so wird meine Seele gesund!« (Matthäus 8.8). Das Gespräch mit Vertrauten wirkt erleichternd und aktiviert das Gehirn.

Professor Nicholas Epley, Verhaltenswissenschaftler an der University of Chicago Booth School of Business, sagt dazu: »Menschen, die sich mit anderen auf sinnvolle Weise austauschen, sind in der Regel glücklicher« (2015). Grübeln gilt als zentraler Risikofaktor für die Entstehung und Aufrechterhaltung emotionaler Störungen. Es ist daher vielversprechend, anhaltendes Grübeln zum unmittelbaren Ansatzpunkt therapeutischen Handelns zu machen (Teismann & Ehrmann, 2019). Sich auszutauschen und zu verstehen ist besser, als allein über Sorgen zu grübeln. Negative Emotionen lassen rascher nach und können besser verarbeitet werden. Missverständnisse können vermieden werden.

Zudem finden sich darüber oft Mittel und Wege, seine Lage zu verbessern. Außenstehende haben einen anderen Blick auf die Belastungen und können Hinweise und Lösungsvorschläge anbieten. Gerade hochsensible Personen sollten ihre innere Einstellung zum Stress ändern: zu den Tipps zum Stressabbau gehört auch, eine andere Problemsicht zu entwickeln, denn Stress entspringt immer einer subjektiven Wahrnehmung und Bewertung. Nach dem Eingeständnis, dass man Stress hat, kann man daran arbeiten, seine Einstellung dazu zu verändern. Man sollte negative Einstellungen und Sätze wie »Ich muss« oder »Ich kann nicht« vermeiden und sich auch eingestehen, dass man selbst für seine Situation (mit)verantwortlich ist und diese also auch selbst verändern kann. Erste (Veränderungs-)Schritte stellen dabei konstruktive Handlungsanweisungen und Zielvorgaben dar, wie »Ich möchte«, »Ich kann« oder »Ich werde«.

9.7 Effektives Stressmanagement

Es gibt zahlreiche Tipps zum Stressabbau. Allerdings sind diese nicht für jeden geeignet. Jeder muss für sich den besten Weg finden und lernen, wie Stress bei ihm reduziert und vermieden werden kann. Mit einem gesunden Lebensstil und einem bewussten Umgang mit Herausforderungen und Belastungen können grundlegende Schritte für ein individuelles Stressmanagement gegangen werden. Ein besonderes Merkmal von hochsensiblen Personen ist die intensive und tiefe Wahrnehmung alltäglicher Sinnesreize; entsprechend beansprucht sind sie bei der Informationsverarbeitung, was sie stressempfänglich macht.

Hochsensible Personen sollten im Sinne der Selbstfürsorge anerkennen, dass ihre Hochsensibilität »pflegebedürftig« ist. Die übermäßigen Sinnesreize, die aufgenommen werden und alle gleichzeitig zu verarbeiten sind, können bei ihnen bereits Stress auslösen. Sie geraten unter starken Leistungsdruck. Auch dadurch kann das Stresserleben bereits zunehmen. Eine hochsensible Person braucht viel mehr Zeit, um Eindrücke und Erlebnisse zu verarbeiten. Menschen, die sich dessen nicht bewusst sind, verspüren ihr Unbehagen häufig anders oder glauben sogar, »falsch« zu sein. Sie empfinden Unzulänglichkeit und lasten es sich selbst an. Das können weitere Stressauslöser sein. Sie sollten das eigene Stressempfinden im Zusammenhang mit ihrer Hochsensibilität näher betrachten.

Dazu ist es für hochsensible Personen nötig, drei Säulen innerhalb der Stressbewältigungskompetenz zu entwickeln, die sich auf folgende vier Punkte stützen:

1. Meiden von Stressoren (instrumentelles Stressmanagement)
2. Mildere Stressreaktionen durch Erholung und Entspannung (regeneratives Stressmanagement)
3. Erkennen persönlicher Stressverstärker (mentales Stressmanagement)
4. Entwicklung förderlicher Einstellungen und Bewertungen

9.7.1 Die 1. Säule, das instrumentelle Stressmanagement

Das instrumentelle Stressmanagement hat zum Ziel, den Alltag stressfreier zu gestalten und die Stressentstehung zu verhindern. Stressoren werden zur Stressbewältigung reduziert bzw. ganz ausgeschaltet. Beruflich können beispielsweise bessere fachliche Kompetenzen, organisatorische Verbesserungen und/oder klärende Gespräche (im Sinne besserer Abgrenzung) einem Überforderungserleben entgegenwirken und protektiv gegen Stress wirken. Allgemein wirken sich verbesserte Problemlösekompetenzen (z. B. erlernbar über Trainingsprogramme) wie auch der Einbezug von Unterstützenden (Hilfe annehmen) stressmindernd aus.

Dafür werden drei Grundlagen benötigt:

1. Sachkompetenz, um anstehende Aufgaben zielgerichtet zu erfüllen: Sach- und Fachkompetenz sollten möglichst ausreichend vorhanden sein. Gerade hochsensible Personen sollten sich fachlich stets auf dem Laufenden halten. Über kontinuierliche Fort- bzw. Weiterbildungen können sie ihre beruflichen Fähigkeiten erweitern und ihr Wissen auffrischen. Neuen Herausforderungen können sie somit gelassener begegnen und negativen Stress vermeiden.
2. Sozial-kommunikative Kompetenzen, um die erforderlichen Gespräche auch führen zu können. Sozial kompetente Personen können zwischenmenschliche Interaktionen analysieren und zielorientiert agieren, während sie gleichzeitig die Interessen ihrer Interaktionspartner berücksichtigen. Sie verfügen demnach über perzeptive Fähigkeiten sowie behaviorale Fertigkeiten. Diese auf Thorndike (1920) zurückgehende Definition weist soziale Kompetenz als leistungsbezogene Persönlichkeitsvariable aus. Förderlich sollte sie sich insbesondere im Umgang mit interpersonellen Stressoren auswirken: Sozial kompetenten Personen sollte es gelingen, den Verlauf interpersoneller Konflikte konstruktiv zu beeinflussen (Bechtoldt, 2003). Emotionale Intelligenz wurde von Edward Thorndike als Konzept beschrieben. Für eine effektive Kommunikation zwischen Mitmenschen ist – laut Thorndike – die Fähigkeit, mit Hilfe sozialer Intelligenz die Handlungen, Entscheidungen und Wünsche der anderen zu verstehen, unerlässlich. Hieraus entwickelte sich in den 1990er Jahren der Begriff der »emotionalen Intelligenz«. In Thorndikes Worten ist das die Fähigkeit, um Männer und Frauen, Jungen und Mädchen zu verstehen, »mit ihnen gut zu sein und weise mit menschlichen Beziehungen umzugehen.« (Thorndike, 1920).

3. Die richtige Einstellung; wer sich z. B. für unentbehrlich hält, alles perfekt machen möchte oder allen genügen will, wird an der Umsetzung scheitern. Neben den äußeren Umständen sind es häufig die eigenen Einstellungen und Gedanken, die Stress vermehren. Stressbewältigungstrainings verfolgen das Ziel, individuelle Bewältigungskompetenzen im Umgang mit alltäglichen Belastungen zu fördern. Sie setzen dabei sowohl an den belastenden Situationen selbst an (instrumentelles Stressmanagement) als auch an stressbezogenen Bewertungen und Einstellungen (mentales Stressmanagement) sowie an den psychobiologischen Stressreaktionen (palliativ-regeneratives Stressmanagement) (Kaluza & Chevalier, 2017).

9.7.2 Die 2. Säule, das regenerative Stressmanagement

Einerseits sind körperlicher und seelischer Stress nie ganz zu vermeiden. Andererseits benötigen wir auch ein gewisses Ausmaß an Stress. Ohne »positiven« Stress (Eustress) wäre uns langweilig – es wäre uns keine Weiterentwicklung möglich, für die wir gewisse Herausforderungen brauchen. Dennoch sind wir nach einer umgrenzten Stressphase angewiesen auf Strategien zur Stressbewältigung, um kurzfristig entstandene Anspannung zu lösen und abzubauen und um langfristig negative Stressfolgen zu lindern, die eigene Widerstandskraft gegenüber Belastungen zu erhalten und neue Energien aufzubauen. Hierunter sind die bereits beschriebenen Techniken subsummiert, wie das Üben und Praktizieren regelmäßiger Entspannungstechniken, regelmäßige Bewegung zum Abbau von Stresshormonen, eine gesunde und abwechslungsreiche Ernährung, die Pflege von Freundschaften und Kontakten, der Ausgleich durch Hobbys und Freizeitaktivitäten und der Genuss der kleinen Dinge des Alltags zum Aufbau positiven Erlebens und Handelns (Koppenhöfer, 2004). Gesellschaftlich wird Ausdauer und Durchhaltevermögen belohnt und anerkannt. Es ist daher naheliegend, Durchhaltevermögen als eine Stärke zu sehen und als eine Eigenschaft, die gesellschaftlich weiterbringt. Eine übersteigerte Leistungsbereitschaft ist jedoch vielen Menschen, so auch HSP, nicht unbedingt bewusst. Hochsensible Personen sollten mindestens einmal täglich eine längere Entspannungsübung machen, die zehn bis dreißig Minuten (oder mehr) dauern darf. Zwischendurch sollten wir zusätzlich mehrere kleine Pausen einlegen, mindestens drei, besser vier. Nach E. N. Aron bedeutet sich Pausen zu erlauben, es sich gut gehen zu lassen und für sein Wohlbefinden zu sorgen (2008).

9.7.3 Die 3. Säule, das mentale Stressmanagement

Alltagsoptimierung und Pausenmanagement allein reichen möglicherweise zur Stressbewältigung nicht aus. Oft üben persönliche Stressverstärker einen bedeutenden Einfluss auf das Stresserleben aus, so dass trotz Umsetzung der ersten beiden Säulen noch immer eine Stressanfälligkeit gegeben ist. Unsere Gedanken und Einstellungen zu Belastungen laufen meist sehr schnell und völlig automatisch ab, so dass sie uns als einzig mögliche und »nahezu selbstverständliche« Wahrheit imponieren. So nehmen wir nicht immer wahr, dass unsere Bewertung nur eine subjektive Möglichkeit unter vielen anderen darstellt, wie die Dinge zu sehen sind. Daher sollten wir geschätzte Lebensvorstellungen, klare Schuldzuweisungen und bequeme Denkmuster kritisch hinterfragen und von diesen ggf. Abschied nehmen. Persönliche Stressverstärker erkennt man daran, dass »ein Muss« dahintersteckt. Dadurch baut sich ein Druck auf, der die Stressbewältigung behindert. Dadurch werden Freiräume zur Lebensgestaltung übersehen, die immer auch da sind. Wichtig ist, sich diese Stressverstärker zu verdeutlichen und in förderliche Einstellungen und Bewertungen zu übersetzen. Zur mentalen Stressbewältigung sollte man:

- Perfektionistische Leistungsansprüche überprüfen und eigene Leistungsgrenzen akzeptieren, um sowohl Überforderung als auch Unterforderung zu vermeiden.
- Schwierigkeiten nicht als Bedrohung, sondern als Herausforderungen sehen. Dazu ist auf das transaktionale Stressmodell von Lazarus (Siebeckea & Kaluza, 2012) zu verweisen. In diesem geht es sowohl um die Bewertung der Herausforderung als auch die Einschätzung eigener Bewältigungsmöglichkeiten.
- Sich mit alltäglichen Aufgaben nicht übermäßig identifizieren, sondern innere Distanz wahren. Sie sind sachlich zu erfüllen und dienen primär keinem anderen Zweck (z. B. der Selbstwertsicherung).
- Sich bewusstmachen, was wirklich wichtig ist. Hochsensible Personen verlieren sich oft in Details und haben dann keinen Überblick. Bewusst die eigene Achtsamkeit auf das Schöne und Gute richten und sich darüber freuen. Das erhöht die Attraktivität der Aufgaben und hebt die eigene Stimmung.
- Distanz zu unangenehmen Gefühlen gewinnen. Sie bleiben nicht, sondern vergehen wieder.
- Feste Vorstellungen und Erwartungen loslassen und die Realität akzeptieren (Kaluza, 2015).

Das Stressmodell von Kaluza vermittelt viele neue Impulse zur Bewältigung. Das gesamte Stressmanagement beruht vorrangig auf der 3. Säule. Wenn jemand z. B. eigene Grenzen nicht anerkennt und sich keine Pausen einräumt, wird er nicht regelmäßig Entspannung praktizieren. Solche Menschen werden völlig unruhig, wenn sie zu einem »nichts tun« angehalten werden. Wer glaubt, immer beliebt sein zu müssen, kann kaum Grenzen setzen, weil ihm Ausgrenzung/Ablehnung Angst macht. Dann sollte man in der eigenen Kindheit nach solchen persönlichen Stressverstärkern forschen. Was war den Eltern oder anderen Bezugspersonen besonders wichtig? Welche Werte wollten sie, wenn auch in guter Absicht, vermitteln, was lehnten sie ab?

Speziell für hochsensible Personen eignen sich Natur und Wald für das mentale Stressmanagement. Natur ist für sie eine Kraftquelle: Sie fühlen sich darin mit dem größeren Ganzen verbunden. Sie bietet den geeigneten Raum für ihre Gefühlswelt. Das Verweilen dort, weit weg von Menschenmassen und hektischem Verkehr, hilft hochsensiblen Personen, bei sich zu bleiben, wieder zu sich zu finden und mit den eigenen Werten in Einklang zu kommen; es sind die vielen Kleinigkeiten, die das Leben reizvoll gestalten. Oft ist es die Sehnsucht nach anrührenden Augenblicken, großer Intensität oder eindrucksvollen Momenten, die die Wahrnehmung weiten und sich eignen, eigene Grenzen zu verschieben. Es ist das Sehnen der hochsensiblen Person nach intensiver Wahrnehmung und gleichzeitiger Einkehr in ihre persönliche Mitte. In der Natur entsteht Erdung und Zentrierung. Sie ist ein starker Begleiter bei der persönlichen Entfaltung. Natur lädt zu Entfaltung und Entspannung ein. Eigene Bedürfnisse können aktiv wahrgenommen werden. In ihr sind Auszeiten möglich, die für hochsensible Personen immer wieder erforderlich sind. Dabei sind der zeitliche Umfang und die Intensität weniger wichtig. Der Aufenthalt in der Natur birgt viele weitere Vorteile: einfach sein, wer man ist, ohne Rücksicht auf Grenzen und Regeln oder entspannen, durchatmen und die Freiheit genießen. Stress lässt sich signifikant senken, was man in Japan mit der »Wirkung der Waldatmosphäre« beschreibt bzw. als »Waldbaden« bezeichnet (Shinrin Yoku, die japanische Bezeichnung dafür das Waldbaden, bedeutet: »ein Bad in der Atmosphäre des Waldes nehmen«). Es geht darum, sich intensiv auf die Natur um sich herum einzulassen und mit allen Sinnen auf Tuchfühlung mit dem Wald zu gehen (Gans et al., 2020). Demnach sinkt der Stresspegel bei Männern nach einem Aufenthalt im Wald um durchschnittlich 30 %, bei Frauen um sogar 35 %. Auch atmen wir im Wald »bioaktive Stoffe« ein, die unser Immunsystem stärken. Die Natur ist nicht nur positiv für die hochsensible Eigenschaft, sondern genauso für die Gesundheit. Hochsensible Personen pflegen oft eine besonders intensive Beziehung zur Natur. Wenn der Kontakt zum Mitmenschen schwierig und anstrengend wird, kann der Kontakt zur Natur und zu Tieren zum Ausgleich, zur Erholung und zur besonderen Nahrung werden. Beide können Überreizung ausgleichen, den überanstrengten »Kopf abkühlen« und Irritationen besänftigen.

Wandern ist ein besonderer Zugang zur Natur. Es verbindet Erholung und gesunde Anstrengung, Meditation und Grenzerfahrung, Stille, Rhythmus und Spiritualität. Das komplexe Leben reduziert sich auf ein einfaches Vorwärtsgehen, dem Sinnbild des Lebensweges. Nur das Notwendige wird mitgenommen. Müdigkeit und Erschöpfung wechseln sich ab mit Leichtigkeit und Glücksempfinden. Man fällt aus seinem Rhythmus, fühlt sich verloren, möchte resignieren und sieht keinen Sinn mehr, geht einfach weiter und findet wieder zurück zum Rhythmus und zur inneren Wärme. Natureindrücke können nähren, erfüllen und fühlen lassen, dass man von etwas Größerem getragen ist.

Es geht um das Loslassen: etwas muss nicht sein, es kann auch warten. Etwas ergibt sich schon. Genau dann kommt jemand und gibt Impulse. Man ist berührt und nimmt das an: wenn man aufhört, die Dinge erzwingen zu wollen, ergeben sie sich von selbst, alles zu seiner Zeit. Stille ist bedeutsam: Man lässt den Lärm hinter sich und erlaubt der Stille einzukehren. Dann kann man vielleicht erfahren: Die Stille war schon immer in allem da. Man kann sie auch im Lärm noch wahrnehmen. »Öffne die Türe zu deiner Ruhe«, meinte der indische Weise Paramahansa Yogananda (2018), »und lasse die Schritte der Stille langsam in den Tempel all deiner Aktivitäten eintreten…«

Man sollte sich führen lassen: Die Dinge wiederholen sich, wir kommen nicht zur Ruhe, fühlen uns müde vom Kampf. Es kann nicht die Lösung sein, dass wir es endlich erreichen, dass »alles gut wird«. Es stört uns immer wieder etwas Neues. Unsere Sichtweise können wir ändern, nicht den Lauf des Lebens. Wenn beim Wandern immer wieder die Erfahrung aufkeimt, dass wir geführt sind – und wir das immer wieder vergessen. Wie wäre es, das Geführtsein zu verinnerlichen, danach zu leben, im Vertrauen, dass immer ein Hafen bereitsteht. In diesem Sinne tragen wir die Welt nicht auf unseren Schultern, sondern sie trägt uns.

9.8 Bedeutung des Zeitmanagements und ausreichender Pausen

Gutes Zeitmanagement beinhaltet, sich die Zeit gut einzuteilen und Prioritäten zu setzen. Bewährt haben sich Zeitmanagementtechniken wie beispielsweise eine To-do-Liste. Sie ermöglicht, den Überblick zu behalten, welche Aufgaben vorrangig sind und welche verschoben oder delegiert werden können. Das gängige Procedere weist dabei jeder Aufgabe einen (festen) Zeitpunkt und Zeitraum zu. Eine Arbeitsphase sollte dabei nie länger als eine Stunde dauern. Dem folgt eine Pause von mindestens fünf Minuten, idealerweise von einer Viertelstunde. Wichtige Termine können in einem Kalender festgehalten werden, was den eigenen Tag strukturiert. Während der Arbeitsphasen sollten Störungen vermieden bzw. minimiert werden, indem zwischendurch das Handy oder Apps, wie soziale Netzwerke, ausgeschaltet werden. Es hilft, sich feste Zeiten – z. B. zweimal am Tag – für das Lesen von E-Mails einzuplanen.

Meditation und Entspannungstechniken, wie weiter oben beschrieben, helfen beim Stressabbau: Mittlerweile existieren viele Entspannungsmethoden; zu nennen sind Meditation, Atemübungen, autogenes Training, Yoga und Tai Chi. Es hat sich bewährt, zunächst einmal mehrere Techniken auszuprobieren, um diejenige zu finden, die zu einem am besten passt. Gezeigt hat sich, dass sich Stress mit gezielten Atemübungen oft schon in wenigen Minuten reduzieren lässt.

Momente der Erholung sollten ganz bewusst genutzt werden: Dies kann ein Urlaub, ein Ausflug mit der Familie oder ein schöner Abend mit Freunden sein. Eine weitere Möglichkeit ist, sich gezielt auch Zeit für sich selbst zu nehmen. Erholung und soziale Kontakte vermitteln Glück und Freude, nicht nur bei Stress, sondern auch allgemein.

9.9 Naturtherapien als Therapiebausteine

Hier seien beispielhaft einige kreativtherapeutische Gruppenangebote in Form von Naturtherapien in psychosomatischen Kliniken genannt.

9.9.1 Gruppe Heilraum Natur

In dieser Gruppe geht es um das Erleben, Erfahren und Wiederentdecken des Lebensraums Natur als heilsame Unterstützung, bodengebende Basis und Kraftquelle, um eine Vertiefung der Wahrnehmung und Schulung der Sinne durch das Naturerleben zu erreichen, sowie um den Beziehungsaufbau zur Natur als lebendigem Partner. Innere Ruhe und Verbundenheit mit sich selbst sollen durch unmittelbaren Kontakt und Verbindung mit der Natur gefördert werden, wobei es zur Vertrauensbildung und Erdung kommt. Eine lebendige Verbindung zur Erde, den Elementen und den Lebewesen wie Bäume, Pflanzen und Tiere soll ermöglicht werden. Dies soll zur Stabilisierung, Inspiration und Weiterentwicklung der Teilnehmenden führen. Es entsteht ein achtsamer Blick auf sich und die Natur, wobei an den bisher aus der Natur genutzten individuellen Ressourcen angesetzt wird. Erlebnisorientierte Verfahren unterstützen dabei, die gesteckten Ziele umzusetzen. Zur Anwendung kommen bodengebende und ressourcenorientierte Körper-, Wahrnehmungs- und Imaginationsübungen; es geht unter anderem um Achtsamkeit mit allen Sinnen, konkretes Erleben und Kontaktaufnahme mit den Eigenschaften der Natur vor Ort und den Elementen (Erde, Feuer, Wasser, Luft), sowie um gestalterische Bestandteile (Landart, gestalten mit Naturmaterialien und Objekten als persönliches Symbol). Dieses Angebot ist supportiv und stärkend bei Patienten mit strukturellen Schwächen.

9.9.2 Gruppe Natur als Spiegel

Ziele des Angebots sind eine Beruhigung des Geistes, eine Entschleunigung und eine Vertiefung des Verbundenseins und Vertrauens und der achtsamen Wahrnehmung nach außen und nach innen. So wird es möglich, der eigenen Intuition zu folgen. Verbessert wird die Kommunikation mit den inneren Anteilen mit Hilfe der Natur. Letztlich steigt man aus dem inneren »Boxdenken« wieder aus. Techniken sind Meditation, Schwellengang, Waldbaden, Dyade, kreatives Schreiben und Malen. Themen sind Erdung, Verbunden sein, der Seele Raum geben, loslassen und sich nähren lassen und »Quelle der Kraft«. Dieses Angebot ist geeignet für strukturstärkere Patienten; es wird vermehrt aufdeckend gearbeitet.

9.9.3 Gruppe Naturerleben und Kunst

Dieser Therapiebaustein hilft ähnlich der Waldtherapie bei der Sensibilisierung der Sinneswahrnehmung und fördert die Achtsamkeit. Es kommt zur Ressourcenaktivierung und zur Stärkung des Selbstvertrauens. Angewandt werden freies Malen mit Acryl/Gouache, Fingerfarben und Kreiden. Hinzu kommen Zeichnen, Plastizieren mit Ton oder Speckstein, Skulpturales bzw. Collagen mit Einbindung von Naturmaterialien.

Zusammenfassung

Insgesamt geht es in jeglicher Psychotherapie, die sich auf psychosomatische Störungen bezieht, darum, das Merkmal Hochsensibilität bewusst zu machen und zu akzeptieren, einschließlich von Besonderheiten, Vor- und Nachteilen. Wie sind andere, wie ist man selbst bisher mit diesem Merkmal umgegangen? Welchen Beitrag hat es gegebenenfalls zu dem eigenen psychosomatischen Krankheitsbild geleistet und wie sind die Wechselwirkungen mit diesen. Um in Zukunft besser mit diesem Merkmal umgehen zu können, werden verschiedene Methoden der Emotions- und Stressregulation dargestellt, wie sie in vielen psychosomatischen Kliniken durchgeführt werden. Hervorzuheben sind Achtsamkeit und meditative Ansätze. Dazu werden die Säulen des Stressmanagements näher erläutert. Ein besonderer Schwerpunkt liegt dabei auf meditativen und Entspannungsverfahren, sowie achtsamkeitsbasierten Ansätzen. Selbstführung bzw. der Selbststeuerung haben dabei gerade bei hochsensiblen Personen eine übergreifende Bedeutung. Es wird auch zurückgegriffen auf stabilisierende Elemente der Traumatherapie und imaginative Ansätze, wie z. B. die aktive Meditation. Die Förderung von Selbstmitgefühl erweist sich als ebenso hilfreich wie die Entwicklung von Aktivität und Kreativität. Man verlässt seine Komfortzone und kommt in Bewegung. Eine besondere Bedeutung bei Hochsensibilität gewinnen der Umgang mit Natur und Wald, als Ressource und Stärkung oder bei der Bewältigung ungelöster Konflikte. Auch auf Aspekte der Ernährung ist zu achten.

10 SPS bei Kindern und Jugendlichen – Entwicklungseinflüsse

Teresa Tillmann, Natalie Banek[4] und Hans-Peter Selmaier

10.1 Einleitendes und Studienlage

Dass die Umgebung bei SPS eine wichtige Rolle spielt, lässt sich bereits durch die Definition herleiten (▶ Kap. 1). Zeichnen sich hochsensible Personen doch insbesondere dadurch aus, dass sie Umgebungsreize tiefer verarbeiten. Dadurch lässt sich erahnen, wie wichtig die Kindheitserfahrungen und das Gelernte in dieser prägenden und wichtigen Zeit für hochsensible Kinder und Jugendliche sein müssen. Welche Bedeutung bestimmte Kindheitserfahrungen für die psychische und emotionale Gesundheit von Hochsensiblen haben, wurde bereits in einigen empirischen Studien untersucht. In ihrer ersten Studie aus dem Jahr 1997 fanden E. N. und A. Aron Hinweise dafür, dass Erfahrungen in der Kindheit, die von den Teilnehmenden zum Zeitpunkt der Datenerhebung retrospektiv abgefragt wurden, einen Einfluss auf den Gesundheitszustand von hochsensiblen Erwachsenen hatten: So fanden sie zwei unterschiedliche Gruppen von Hochsensiblen, eine mit einer eher *unglücklicheren* Kindheit, die gleichzeitig auch höhere Werte auf den Skalen soziale Introversion und Emotionalität zeigten, und eine zweite Gruppe mit etwa zwei Dritteln der Teilnehmenden, die sich – abgesehen von der Sensitivität – kaum von der nicht-hochsensiblen Gruppe unterschied (Aron & Aron, 1997). Zusammenfassend lässt sich also sagen, dass sich Sensitivität als Moderatorenvariable (Schiermeier & Muehlfelder, 2020), interpretieren lässt, die einen Einfluss hat, wie bestimmte Kindheitserfahrungen erlebt und verarbeitet werden und welche Konsequenzen sie für die spätere Entwicklung haben können.

Dieser Einfluss wurde bereits in anderen Theorien exploriert, wie beispielsweise in der beschriebenen »Differentiellen Suszeptibilitäts-Theorie« (Belsky & Pluess, 2009), in der ebenfalls ausführlich dargestellt wurde, dass bestimmte Erfahrungen und Reize einen besonderen Einfluss auf einen Teil der Bevölkerung haben. Die Einflüsse, denen hochsensible Personen im Laufe ihres Lebens ausgesetzt sind, sind vielfältig. Im folgenden Absatz sollen die Einflüsse geordnet bezogen auf das hochsensible Kind zusammengefasst werden.

---

4 Das Kapitel ist angelehnt an Theoriekapitel der Dissertation von Natalie Banek (2022).

10.2 Eltern und deren Erziehungsverhalten

In einer Studie beschreiben Jerome und Liss (2005), dass die Interaktion zwischen SPS und der elterlichen Fürsorge die Ausprägung von Depressionen statistisch vorhersagen konnte. Dabei sind, so die Autoren, insbesondere negative Erfahrungen von besonderer Bedeutung. Diese Befunde wurden von Aron, Aron und Davies noch einmal gestützt (Aron et al., 2005). Sie erhoben empirische Evidenz für den Zusammenhang zwischen negativen Kindheitserfahrungen und Leveln von Depression und Angststörungen insbesondere bei hochsensiblen Personen. Besonders wichtig dabei war die Unterscheidung der Schwere der negativen Kindheitserfahrungen, da sich hochsensible Personen mit weniger negativen Erfahrungen aus quantitativer Perspektive betrachtet bezüglich Depression und Ängsten nicht von jenen Teilnehmenden unterscheiden, die niedrigere Levels von SPS aufweisen. In ihrem auf der Basis dieser Daten entwickelten Modell erläutern E. N. Aron und A. Aron, dass die Kombination von SPS und bestimmten als negativ zu bewertenden Erfahrungen zu gelernten Verhaltensmustern, wie z. B. Schüchternheit und weniger sozialen Fähigkeiten führten, die wiederum mit Angststörungen zusammenhängen. Booth, Standage und Fox fanden ähnliche Hinweise in ihrer Studie (2015). Auch sie beschreiben SPS als Moderatorenvariable und bedeutendes Merkmal zur Erklärung des Effekts bestimmter Erfahrungen für hochsensible Personen. So beeinflusst die Kombination von SPS mit negativen Kindheitserfahrungen die Lebenszufriedenheit in negativer Weise. Ebenso kann eine zu strenge oder zu offene Erziehung zu ruminativen Regulationsstrategien bei Kindern und schließlich zu einer depressiven Symptomatik führen (Lionetti et al., 2021). Die Umgebungsbedingungen, in denen Kinder aufwachsen, haben Auswirkungen auf ihre psychische Gesundheit. So beeinflussen finanzielle Sorgen, Trennungs- oder Scheidungssituationen oder Konflikte insbesondere hochsensible Kinder negativ (Scrimin et al., 2018). Auch häufige familiäre Konflikte können einen negativen Einfluss auf Emotionsregulationsfähigkeiten von Kindern haben. Eine Studie von Davies et al. (2021) berichtete von Schwierigkeiten hochsensibler Kinder hinsichtlich des funktionalen Umgangs mit unangenehmen Emotionen, wenn im häuslichen Kontext viel gestritten wird.

Während die beschriebenen Ergebnisse einen starken Fokus auf die negativen Aspekte legen und somit eher im Zusammenhang mit der Diathese-Stress-Theorie gesehen werden können, gibt es auch einige Studien, welche positive Auswirkungen von unterstützenden Faktoren und Erfahrungen empirisch stützen. Führt man sich noch einmal die grundlegenden Definitionsaspekte von SPS vor Augen, die beschreiben, dass der Einfluss nicht nur für negative, sondern auch für positive Reize und Erfahrungen gilt, sind Befunde zu positiven Effekten positiver Erfahrungen von mindestens genauso großer Bedeutung.

Zum einen ist in diesem Zusammenhang die obengenannte Studie von E. N. Aron, A. Aron und Davies aus dem Jahr 2005 zu nennen, die neben den negativen Konsequenzen von wenig unterstützenden und unangemessenen Kindheitserfahrungen auch feststellten, dass Teilnehmende mit hohen Werten auf der HSP-Skala ohne diese negativen Erfahrungen besonders niedrige Werte auf denselben Skalen zeigten. Eine weitere Studie, die in diesem Zusammenhang von großer Bedeutung ist, ist die von Slagt et al. (2016). Sie untersuchten den Einfluss von Elternverhalten sowie die Veränderungen desselben auf das Verhalten der Kinder, insbesondere auf externalisierendes Verhalten, und zeigten, dass hochsensible Kinder von Veränderungen in Richtung eines positiveren Erziehungs- und Elternverhaltens stärker profitierten als nicht-hochsensible Kinder. Gleichzeitig war der Effekt von Erziehungsverhalten auf das Verhalten der Kinder unabhängig von jeder negativen Emotionalität. Den Einfluss von positivem Erziehungsverhalten, insbesondere auf das prosoziale Verhalten von hochsensiblen Kindern, konnten auch Li et al. (2023) bestätigen. Eine weitere Studie von Lionetti et al. (2019) untersuchte den Effekt von Erziehungsstilen auf Verhaltensprobleme und soziale Kompetenzen von Kindern. Ergebnisse wiesen darauf hin, dass als negativ zu bewertende Erziehungsstile Verhaltensprobleme von hochsensiblen Kindern deutlich beeinflussen. Die als positiv bewerteten Erziehungsstile wirkten sich hingegen positiv auf die sozialen Kompetenzen von 3- und 6-jährigen Kindern aus.

Schließlich lassen sich noch jene Studien nennen, die insbesondere die positiven Auswirkungen von Unterstützungsangeboten auf hochsensible Kinder und Jugendliche untersuchten: Die Studie von Pluess & Boniwell (2015) untersuchte die Effekte eines Resilienztrainings, aufbauend auf verschiedenen Techniken aus der kognitiven Verhaltenstherapie sowie aus der Positiven Psychologie, bei einer Gruppe von hochsensiblen Mädchen und solchen, die nicht als hochsensibel definiert wurden. Auch hier zeigten die Ergebnisse deutlich, dass insbesondere die hochsensiblen Teilnehmerinnen von dem Training profitierten und auch nach sechs und 12 Monaten noch signifikant geringere Werte auf der verwendeten Depressionsskala zeigten. Im Vergleich dazu konnte bei den Teilnehmerinnen mit niedrigeren SPS-Leveln keine statistisch signifikante Veränderung festgestellt werden. Diese Befunde wurden im Jahr 2018 in einer Studie mit Hilfe einer randomisierten Kontrollgruppe mit über 2.000 Teilnehmenden repliziert (Nocentini et al., 2018). In dieser Studie wurde eine Anti-Mobbing-Intervention getestet. Die Ergebnisse dieser Studie ähnelten den bereits bekannten Resultaten: Während das Training allen Teilnehmenden half und Mobbing sowie Viktimisierungstendenzen deutlich zurückgingen, konnte bei genauerer statistischer Analyse der Daten festgestellt werden, dass diese Ergebnisse hauptsächlich durch den vergleichsweisen großen Effekt der Intervention auf die hochsensiblen Teilnehmerinnen zustande kamen. Zu einem ähnlichen Ergebnis kamen Cecoon et al. (2023). Sie bestätigten, dass hochsensible Jugendliche mit Migrationshintergrund besonders von einer schulbasierten Intervention zur Förderung einer kulturellen Identität profitierten.

Auch weiter gefasste Umgebungsfaktoren wie soziales Umfeld und Gesellschaft beeinflussen hochsensible Kinder und Jugendliche besonders. So konnten Liu et al. (2023) feststellen, dass hochsensible Kinder und Jugendliche besonders stark auf Ablehnung und Akzeptanz durch Peers reagierten im Vergleich zu weniger Sensiblen. In gesellschaftlichen Krisen, wie etwa der Covid-19-Pandemie, gilt dies ebenfalls. Eine Studie von Lionetti et al. stellte auf Grundlage eines experimentellen Designs fest, dass auch hochsensible Erwachsene durch bestimmte Umgebungsreize sowohl positiv als auch negativ beeinflusst werden können (2018). Die Beeinflussung der Stimmung der Teilnehmenden erfolgte durch einen Videoclip, der gezeigt wurde. Bei den Teilnehmenden mit niedrigeren SPS-Leveln konnte eine solche Stimmungsveränderung nicht festgestellt werden.

Ähnliches gilt auch für achtsamkeitsbasierte Interventionen, Emotionsregulationsstrategien, Übungen zur verbesserten Akzeptanz von negativen emotionalen Situationen sowie der Selbstkontrolle (Bakker & Moulding, 2012; Brindle et al., 2015). Auf Grundlage der bereits bestehenden Befunde zur Wirksamkeit dieser Techniken und deren Effekte im Gehirn des Menschen kann davon ausgegangen werden, dass diese Interventionen insbesondere für hochsensible Personen ein Gewinn hinsichtlich ihrer emotionalen Reaktionen und Erfahrungen darstellen könnten und sie bei der Kontrolle der eigenen Reaktionen deutlich unterstützen könnten (Acevedo et al., 2017).

Auf Grundlage der großen Anzahl und Diversität der vorhandenen Studien und wissenschaftlichen Erkenntnissen unterschiedlicher Altersgruppen ergibt sich die Frage, ob es Phasen im Leben eines Menschen – insbesondere hochsensibler Personen – gibt, in denen Umgebungsreize besonders von Bedeutung sind und hervorstechend Konsequenzen haben. Die Definition von SPS hilft bei der Beantwortung dieser Frage, wenn überhaupt, nur oberflächlich: Ist doch das Hauptmerkmal des Persönlichkeitsmerkmals die tiefere Informationsverarbeitung auf Grundlage einer genetischen Disposition, was darauf schließen lässt, dass eine hochsensible Person mit den Vor- und Nachteilen eines solchen Merkmals ihr ganzes Leben lang konfrontiert ist.

Zur Beantwortung der Frage nach sensiblen Lebensphasen beschäftigt sich dieses Kapitel mit den Entwicklungsaufgaben, die Kinder und Jugendliche im Laufe ihrer Entwicklungsgeschichte zu bewältigen haben. Da diese Entwicklungsaufgaben durch die jeweilig vorherrschenden historischen und (sozio-)kulturellen Einflüsse sowie individuelle Strukturierungen von Lebensläufen abhängen, gibt es in der wissenschaftlichen Literatur nicht *die typischen Entwicklungsaufgaben.* Vielmehr lassen sich verschiedene Theorien mit jeweils unterschiedlichen Fokussierungen ausmachen. Im folgenden Abschnitt werden deshalb, nach einer allgemeinen Definition des Konzepts, die verschiedenen Theorien zu Entwicklungsaufgaben und anschließend ihre Bezugnahme auf hochsensible Kinder und Jugendliche dargestellt.

10.3 Eine erste Annäherung: Was sind Entwicklungsaufgaben?

Eschenbeck und Knauf (2018, S. 24) definieren Entwicklungsaufgaben wie folgt:

> »Entwicklungsaufgaben sind an das Lebensalter gebundene Anforderungen, die sich typischerweise jedem Individuum im Laufe seines Lebens stellen. Sie ergeben sich durch das Zusammenspiel biologischer Veränderungen des Organismus, Erwartungen und Anforderungen, die aus dem sozialen Umfeld an das Individuum gestellt werden, sowie Erwartungen und Wertvorstellungen seitens des Individuums selbst.«

Die meisten Meilensteine der Entwicklung bilden sich gerade schrittweise, episodisch, getrennt voneinander und/oder in Kombination miteinander heraus, wobei auch Pausen und Rückschritte Teil des Übergangs sind. Weiterhin sind Entwicklungsaufgaben Bestandteil eines Veränderungskontinuums, welches sich von der Kindheit ins Erwachsenenleben ausdehnt. Während der Adoleszenz überarbeiten Jugendliche also auch frühere Entwicklungsaufgaben, die sie als Fundament für ihr jeweiliges Wachstum brauchen (Simson, 2001).

Einige Aspekte der Entwicklungsaufgaben beleuchten Kompetenzen und Fähigkeiten, die benötigt werden, um gesellschaftlichen Anforderungen gerecht zu werden, wie z. B. Entscheidungsfindung und emotionale Kompetenzen. Andere Aspekte, wie solche des abstrakten Denkens, sind wiederum essenziell für bestimmte Niveaustufen moralischen Denkens, der Perspektivübernahme und dem Beziehungsaufbau. Zusammengenommen tragen diese Fähigkeiten und Kompetenzen anschließend zur Identitätsentwicklung von Jugendlichen bei (ebd.).

10.4 Einige Theorien zu Entwicklungsaufgaben

Das Konzept der Entwicklungsaufgaben von Havighurst (1972) stellt eine der bekanntesten Theorien der Entwicklungsaufgaben dar und sieht verschiedene lebensphasen-typische Aufgaben vom Säuglings- bis ins späte Erwachsenenalter vor. Dabei können Entwicklungsaufgaben sowohl zeitlich limitiert sein oder sich über einen längeren, unspezifischen Zeitabschnitt ausdehnen. Eine erfolgreiche Bewältigung der Aufgabe führt zu Zufriedenheit und verspricht Erfolg für die nachfolgende Aufgabe, ein Nichtbewältigen dagegen zu Unzufriedenheit, gesellschaftlicher Missbilligung und erschwerter Bewältigung späterer Aufgaben (Eschenbeck & Knauf, 2018). In den sogenannten sensitiven Perioden, einem spezifischen Zeitfenster, das für den Lernprozess der Bewältigung der jeweiligen Entwicklungsaufgabe besonders günstig ist, ergeben sich nach Havighurst (1972, S. 30) auch die sogenannten »teachable moments«, für die pädagogische Förderung besonders geeignete Phasen. Wird die Entwicklungsaufgabe früher oder später in Angriff genommen als es die sensitive Periode vorsieht, so ist der Lernprozess sowohl weniger effektvoll als auch mit einem erhöhten Mehraufwand verbunden (ebd.). In der nachfolgenden Tabelle sind einige der wichtigsten Entwicklungsaufgaben aufgeführt (► Tab. 10.1).

Tab. 10.1: Zentrale Entwicklungsaufgaben der mittleren Kindheit, im mittleren Jugendalter und im frühen Erwachsenenalter nach Havighurst (1972) (eigene Darstellung in Anlehnung an Eschenbeck/Knauf, 2018).

Mittlere Kindheit (etwa 6–12 Jahre)	**Jugendalter (etwa 12–18 Jahre)**	**Frühes Erwachsenenalter (etwa 18–30 Jahre)**
Erlernen körperlicher Geschicklichkeit, die für einfache Spiele notwendig ist	Aufbau neuer und reifer Beziehungen zu Gleichaltrigen des gleichen und anderen Geschlechts	Lebenspartner/in finden
Aufbau einer gesunden Einstellung sich selbst gegenüber als heranwachsender Organismus	Übernahme der männlichen, bzw. weiblichen Geschlechtsrolle	Mit dem/der Partner/in zusammenleben lernen
Lernen, mit Gleichaltrigen zurecht zu kommen	Akzeptieren des eigenen Körpers und dessen effektive Nutzung	Gründen einer Familie
Erlernen einer angemessenen weiblichen oder männlichen sozialen Rolle	Loslösung und emotionale Unabhängigkeit von den Eltern und anderen Erwachsenen	Kinder aufziehen
Entwicklung grundlegender Fähigkeiten im Lesen, Schreiben und Rechnen	Ökonomische Unabhängigkeit	Ein Zuhause für die Familie schaffen
Entwicklung von Denkschemata und Konzepten, die für das Alltagsleben notwendig sind	Berufswahl und -ausbildung	Berufseinstieg
Entwicklung von Wissen, Moral und Wertmaßstäben	Vorbereitung auf Heirat und Familienleben	Gesellschaftliche Verantwortung übernehmen
Erlernen persönlicher Unabhängigkeit	Erwerb intellektueller Fähigkeiten, um eigene Rechte und Pflichten ausüben zu können	Aufbau einer gemeinsamen sozialen Gruppe (mit dem/der Lebenspartner/in)
Entwicklung von Einstellungen gegenüber sozialen Gruppen und Institutionen	Entwicklung sozialverantwortlichen Verhaltens	
	Erlangen von Werten und eines ethischen Systems, das einen Leitfaden des eigenen Verhaltens darstellt	

Bei der Betrachtung und Beurteilung von Theorien zur Entwicklung von Kindern und Jugendlichen im Allgemeinen ist es von großer Bedeutung zu berücksichtigen, dass diese den jeweils vorherrschenden gesellschaftlichen Entwicklungen stark unterliegen und sich im Verlauf der Zeit verändern können. Deshalb ist es wichtig, neben den sehr bekannten Entwicklungsaufgaben nach Havighurst (1972), die vor einigen Jahrzehnten entwickelt wurden und damals Gültigkeit besaßen, auch andere Modelle zu beachten, die möglicherweise den Anforderungen der aktuellen Zeit besser entsprechen.

Ein Beispiel hierfür ist der Beitrag von Simson (2001). Sie beschreibt mit ihren zehn Entwicklungsaufgaben eine zeitgemäßere Auflistung von Aufgaben, die Jugendliche für eine gelingende Transition in das Erwachsenenleben durchlaufen müssen. Die Grundlage hierfür stellt die Hypothese dar, dass der Adoleszenz als sensible Lebensphase eine ähnlich große Bedeutung zukommt wie der frühen Kindheit. Einige dieser Aufgaben beinhalten die sexuelle Reifung des Körpers, Entwicklung von abstrakten Denkfähigkeiten sowie Perspektivübernahmefähigkeiten, Entwicklung verschiedener Bewältigungsstrategien, moralischer Standards, von Werten sowie das Verständnis von emotionalen Erfahrungen, die Etablierung von Freundschaften und Exploration von Identitätsaspekten. Wichtig ist hierbei zu beachten, dass der Fokus auf Jugendlichen aus den USA liegt und die Entwicklungsaufgaben sich ausschließlich auf das Jugendalter beziehen.

Einen ähnlichen jugendlich-orientierten Ansatz verfolgt auch die Shell-Jugendstudie (Albert et al., 2015), welche die Entwicklung von Jugendlichen aus einer soziologischen Blickrichtung betrachtet. Ergebnisse weisen auf vier Cluster von Entwicklungsaufgaben hin: Qualifikation, Aufbau sozialer Beziehungen zu Gleichaltrigen, Konsum und Regeneration sowie Partizipation (Eschenbeck & Knauf, 2018).

Schließlich gilt die Identitätsfindung als zentrale Entwicklungsaufgabe des Jugendalters, wie von dem Psychoanalytiker Erikson dargelegt wird (1973; Eschenbeck & Knauf, 2018). In seinem Modell der psychosozialen Stadien setzt er acht Phasen über das gesamte Leben hinweg voraus, in denen je eine spezifische psychosoziale Krise zur Bewältigung ansteht. Dabei beurteilt er jede – in einem angemessenen Rahmen erfolgreiche – Krisenbewältigung als einen Entwicklungsfortschritt für das Individuum. Die Identitätsentwicklung als Hauptentwicklungsaufgabe im Jugendalter bewegt sich demnach auf einer Dimensionslinie zwischen den beiden Endpunkten der Rollendiffusion, also einer mangelnden Fähigkeit, die eigenen Erfahrungen in eine sinnstiftende Identität zu vereinen, und der Identitätsfindung, dem Erleben eines sinnstiftenden, vereinten Selbst, das mit dem Gefühl einer Stabilität und Beständigkeit über diverse Situationen hinweg einhergeht (Eschenbeck & Knauf, 2018).

Alle beschriebenen Entwicklungsaufgaben haben gemein, dass sie notwendige Schritte zur erfolgreichen Entwicklung von Kindern und Jugendlichen darstellen. Schwierigkeiten bei der Bewältigung dieser Aufgaben können entwicklungspsychologische Konsequenzen nach sich ziehen und einen erheblichen Einfluss auf die psychische Gesundheit von Kindern und Jugendlichen haben. Nach Heinrichs und Lohaus (2011) stellen die Bewältigungsschwierigkeiten alterstypischer Entwicklungsaufgaben ein wesentliches Definitionskriterium psychischer Störungen im Kindes- und Jugendalter dar. Dabei gelten psychische Auffälligkeiten und Verhaltensstörungen als Hürde für die Bewältigung von Entwicklungsaufgaben, als deplatzierte Bewältigungsstrategie oder aber als Ergebnis einer missglückten Bewältigung (Eschenbach & Knauf, 2018). Schwierigkeiten mit Entwicklungsaufgaben können bei verschiedenen Jugendlichen in diversen Problemen resultieren, der sogenannten Multifinalität, und im Gegenzug kann ein Problemverhalten auf unterschiedliche Bewältigungsschwierigkeiten zurückzuführen sein, die sogenannte Äquifinalität. Zusammengefasst kann von einem komplexen Zusammenwirken von bewältigten und (noch) nicht bewältigten Entwicklungsaufgaben, Ressourcen und Bewältigungsstrategien auf den weiteren Entwicklungsverlauf ausgegangen werden (vgl. ebd.).

Betrachtet man nun die beschriebenen wissenschaftlichen theoretischen Erkenntnisse und empirischen Befunde zu SPS in der Kindheit und Jugend im Zusammenspiel mit der erläuterten Bedeutung von Entwicklungsaufgaben für die psychische Entwicklung von Kindern und Jugendlichen, drängt sich die Frage nach der Rolle von SPS in diesem Geflecht förmlich auf. Insbesondere ergibt sich die folgende Fragestellung: Inwieweit kann SPS als Ressource bzw. als Hürde zur erfolgreichen Bewältigung der jeweiligen Entwicklungsaufgabe gesehen werden?

Da bis zum jetzigen Zeitpunkt empirische Befunde weder zum Effekt von Persönlichkeitsmerkmalen auf bestimmte Entwicklungsaufgaben im Allgemeinen noch von SPS im Besonderen existieren, soll eine erste exemplarische theoretische Annäherung an mögliche Antworten zu dieser Frage im nachfolgenden Kapitel erfolgen. Darin enthalten sind vorläufige Ergebnisse des Dissertationsprojekts zu hochsensiblen jungen Menschen im Übergang von der Schule in den Beruf und den damit verbundenen Entwicklungsaufgaben (Banek, 2022).

10.5 SPS – Risiko oder Ressource bei der erfolgreichen Bewältigung von Entwicklungsaufgaben?

Wie bereits beschrieben, hat SPS sowohl Vor- als auch Nachteile für das alltägliche Leben und somit auch für die erfolgreiche Bewältigung der Entwicklungsaufgaben. Nachfolgend sollen beide Blickwinkel betrachtet werden.

10.5.1 SPS als Ressource und Schutzfaktor für die erfolgreiche Bewältigung von Entwicklungsaufgaben

In der Literatur werden verschiedene Ressourcen und Schutzfaktoren genannt, die bei der Bewältigung der Entwicklungsaufgaben helfen können. Als Ressourcen werden in diesem Fall solche Faktoren bezeichnet, die eine positive Einwirkung auf die persönliche Entwicklung haben, während Schutzfaktoren als jene Faktoren definiert werden, die beim Auftreten einer Belastung eine Entwicklungsstörung verhindern, indem sie den Ressourcenerwerb fördern (Bengel et al., 2009). Insgesamt sind drei Gruppen von unterstützenden Faktoren benannt: Personale (biologische, kognitive und affektive Faktoren), familiäre (insbesondere die Qualität der Beziehungen, Bindung und Erziehung) und soziale (gesellschaftliche Umwelt,

Freundschaften und die Qualität der Bildung) Faktoren. Natürlich können einige der aufgeführten Schutzfaktoren auch als allgemeine Ressourcen betrachtet werden, also unabhängig sein von der Bewältigung von Entwicklungsaufgaben, wie z. B. soziale Kompetenzen, kognitive Fähigkeiten und Selbstregulationsfähigkeiten. Auch die Shell Jugendstudie aus 2019 (Albert et al., 2019) weist darauf hin, dass die Unterstützung der Eltern und/oder von anderen erwachsenen Bezugspersonen eine wichtige Ressource für Jugendliche darstellt.

All diese Faktoren können zur Unterstützung der Bewältigung von Entwicklungsaufgaben beitragen, was wiederum zur weiteren Ausbildung wichtiger Fertigkeiten und Kompetenzen führen kann, die für die Persönlichkeitsentwicklung dienlich sind und die Bewältigung weiterer bevorstehender Entwicklungsaufgaben unterstützen (Havighurst, 1972). Das heißt, dass neue Entwicklungsaufgaben auf vorherigen Entwicklungsaufgaben aufbauen. Demnach erhöhen sich durch eine gelungene Bearbeitung der Entwicklungsaufgaben die Chancen für ein gesundheitliches Wohlbefinden und eine generelle Lebenszufriedenheit.

Erinnert man sich an die zuvor beschriebenen empirischen Befunde zur Bedeutung von positiven und unterstützenden Umwelten für die psychische Entwicklung von hochsensiblen Kindern und Jugendlichen, so kann hier ein direkter Zusammenhang vermutet werden. Der obigen Beschreibung folgend, kann SPS unter bestimmten Umständen als personaler Schutzfaktor bezeichnet werden, da es biologische und genetische Besonderheiten sowie affektive Reaktivität in sich vereint (siehe Definition in ► Kap. 1). Besonders hervorzuheben ist dabei jedoch der einschränkende Zusatz *unter bestimmten Umständen.* Gemeint sind hiermit die jeweiligen Umgebungsbedingungen und somit angesprochenen sozialen Faktoren, von denen hochsensible Kinder und Jugendliche umgeben sind.

Besonders stützende, positive Erfahrungen und Impulse werden von hochsensiblen Kindern und Jugendlichen ebenso tiefer verarbeitet wie negative Erfahrungen und haben demzufolge langfristig stärkere und anhaltendere Effekte als bei nicht-hochsensiblen Kindern und Jugendlichen. Dies wird besonders deutlich, erinnert man sich an die Ergebnisse der Studien zu Präventionsprogrammen an Schulen (Nocentini et al., 2018; Pluess & Boniwell, 2015) oder zu den Effekten positiven Erziehungsverhaltens auf hochsensible Kinder (Lionetti et al., 2019). Da Hochsensible *alle* Reize tiefer verarbeiten, gilt dies auch für unterstützende und positive Bedingungen, von denen sie ebenfalls in besonderem Maße profitieren können.

SPS kann somit bei Vorhandensein von familiären sowie sozialen Schutzfaktoren ein personaler Schutzfaktor und somit auch eine große Ressource für Kinder und Jugendliche sein. Demnach könnte man sich das Merkmal als eine Art Katalysator vorstellen, der die bestehenden positiven und unterstützenden Faktoren in ihrer Wirkung verstärkt und somit zur erfolgreichen Bewältigung der gestellten Entwicklungsaufgaben führen kann. Wie aus der Theorie beschrieben, würde sich dies dann auch auf weitere bevorstehende Entwicklungsaufgaben positiv auswirken, da im erfolgreichen Bearbeitungsprozess Fähigkeiten und Fertigkeiten erworben werden, die wiederum zur Persönlichkeitsentwicklung und der Entwicklung im Allgemeinen förderlich sind. Da diese bei Hochsensiblen dann wiederum zusätzlich tiefer verarbeitet und somit nachhaltiger verankert werden können, kann daraus ein positiver spiralförmiger Kreislauf an die Entwicklung und Entwicklungsaufgaben förderlichen Faktoren in Gang gesetzt werden, der mit großer Wahrscheinlichkeit in einer erfolgreichen Bewältigung der Kindheits- und Jugendphase mündet.

10.5.2 SPS als Risiko für eine erfolgreiche Bewältigung von Entwicklungsaufgaben

Nun stellt sich aber die Frage, was passiert, wenn die beschriebenen Schutzfaktoren und Ressourcen nicht – oder nur mangelhaft – vorhanden sind. Was für Effekte hätte dies für hochsensible Kinder und Jugendliche? Aus der obigen Herleitung ergibt sich im Umkehrschluss die begründete Annahme, dass hochsensible Kinder und Jugendliche gleichsam in besonderem Maße von dem Nichtvorhandensein von sozialen und familiären Schutzfaktoren und Ressourcen negativ betroffen sein könnten.

Ergebnisse relevanter empirischer Studien weisen auf den Zusammenhang zwischen negativen Kindheitserfahrungen und dem psychischen Gesundheitszustand von Hochsensiblen im Erwachsenenalter hin (Aron et al., 2005; Slagt et al., 2018). Das zeigt, dass hochsensible Kinder und Jugendliche nicht nur vom Vorhandensein negativer Umgebungsfaktoren, sondern auch vom *Fehlen* und *Nicht-Vorhandensein* unterstützender Faktoren besonders negativ betroffen sein könnten. Dies kann wiederum zur Gefährdung der erfolgreichen Bewältigung der an sie gestellten Entwicklungsaufgaben führen, und zwar vergleichsweise stärker als bei Kindern und Jugendlichen mit niedrigeren Leveln von SPS.

Ein Grund hierfür ist, dass hochsensible Kinder und Jugendliche nicht nur größere Schwierigkeiten damit haben könnten, die an sie gestellten Entwicklungsaufgaben erfolgreich zu bewältigen, sondern auch damit, gängige Alltagsprobleme und kritische Lebensereignisse selbstwirksam und mit gutem Ergebnis überwinden zu können. Dabei ist es wichtig, dass Anforderungen nicht automatisch mit Belastungen gleichzusetzen werden, denn erst die persönliche Wahrnehmung, die wiederum von den Ressourcen und Bewältigungsmöglichkeiten des Individuums beeinflusst wird, entscheidet, ob und inwiefern eine Anforderung als Belastung wahrgenommen wird (Eschenbeck & Knauf, 2018). Bei fehlender Unterstützung kann genau dieser Zusammenhang für hochsensible Kinder und Jugendliche ein Problem darstellen: Es ist anzunehmen, dass sie viele alltägliche Anforderungen als Belastungen wahrnehmen, wenn ihnen die genannten Ressourcen und Unterstützungsmechanismen, durch die sie Selbstwirksamkeit und Bewältigungsstrategien lernen könnten, nicht oder zumindest nicht ausreichend zur Verfügung stehen.

Da die jeweiligen Anforderungen und Bewältigungsprozesse auch mit der Funktionsfähigkeit des Individuums zusammenhängen (Zimmer-Gembeck & Skinner, 2016) und nicht bewältigte Entwicklungsaufgaben zu emotionalen und Verhaltensproblemen führen können (Eschenbach & Knauf, 2018), könnte somit die beschriebene beeinträchtigte, psychische und emotionale Gesundheit vieler hochsensibler Kinder und Jugendlichen im späteren Erwachsenenalter erklärt werden.

Die oben beschriebene Spirale und die Einflüsse auf nachfolgende Entwicklungsaufgaben gelten auch hier: Durch eine mangelnde Bewältigung bestimmter Entwicklungsaufgaben verpassen hochsensible Kinder und Jugendliche möglicherweise die Gelegenheit, weitere für die Entwicklung wichtige Fähigkeiten und Fertigkeiten zu erwerben, was wiederum die Chancen einer erfolgreichen Bewältigung zukünftiger Entwicklungsaufgaben deutlich schmälert – ein sehr ähnlicher Ablauf, jedoch in die entgegengesetzte Richtung mit möglicherweise ernsthaften negativen Konsequenzen.

10.6 Ein möglicher zugrundeliegender Mechanismus: Die Identitätsfindung und -entwicklung

Bezugnehmend auf die Entwicklungsaufgabe der Identitätsfindung, wie sie von Erikson (1973) beschrieben wird, ist die Wahrnehmung der eigenen Identität eine Voraussetzung für eine erfolgreiche Entwicklung (Eschenbeck & Knauf, 2018). Wichtig ist hierbei die Integration von Erfahrungen und das Erleben einer Identität, die es dem Individuum ermöglicht, verschiedene, teilweise auch herausfordernde, Situationen zu bewältigen. Diese Beschreibung erinnert an zahlreiche Erfahrungsberichte in populärwissenschaftlichen Veröffentlichungen oder persönliche Erzählungen, denen man im Zusammenhang mit Hochsensibilität begegnet: Das Wissen über das Merkmal, das nicht nur als identitätsstiftende Erkenntnis beschrieben wird, sondern auch als Möglichkeit, frühere Erfahrungen – hier insbesondere Kindheitserfahrungen – aus der Retroperspektive in einem anderen Licht zu betrachten und sie besser verarbeiten zu können. Hierin könnte ein wichtiger Schlüssel für die Entwicklung von hochsensiblen Kindern und Jugendlichen liegen: Durch die Verbreitung wissenschaftlichen Wissens über das Merkmal können hochsensible Kinder und Jugendliche insofern profitieren, dass sie die Erkenntnisse für die erfolgreiche Bewältigung von Entwicklungsphasen nutzen. Auch die Dissertation von Banek (2022) belegt die Bedeutung des Wissens um die eigene Hochsensibilität.[5] Vermutung: In den Experteninterviews wurde die Kenntnis der eigenen Hochsensibilität als Grundvoraussetzung für das psychische Wohlbefinden beschrieben. Erst mit der Selbsterkenntnis der eigenen Hochsensibilität gelingt es dem Individuum, sich nicht länger *anders als die anderen*, *falsch* oder *fremd* zu fühlen. Dies geht einher mit einem Gefühl der Erleichterung und einem starken Gefühl der Zugehörigkeit. Da junge hochsensible Personen außer-

5 Die qualitative Studie von Banek, in der in einer ersten Erhebung Interviews mit Hochsensibilitätsexperten und in der zweiten Erhebung Interviews mit Hochsensiblen zum Übergangsprozess Schule-Beruf geführt wurden, war zum Zeitpunkt der Verfassung dieses Kapitels noch in Bearbeitung.

dem dazu neigen, sich den äußeren Bedingungen anzupassen und für ein Gefühl der Zugehörigkeit ihr *Anderssein* eher überspielen, führt dieses Verhalten der – häufig übermäßigen – Anpassung nicht selten zu einem Gefühl der Überforderung, der Entfremdung von eigenen Wünschen und Zielen und einer (chronischen) Überreizung und resultiert beispielsweise in ständiger Müdigkeit, körperlichen Beschwerden, oder weiteren, psychischen und auch psychosomatischen Folgen (Banek, 2022).

10.7 Praktische Aspekte im Umgang mit hochsensiblen Kindern und Jugendlichen

Hans-Peter Selmaier

10.7.1 Hochsensible Kinder

Die Metapher des Orchideenkindes (Boyce & Ellis, 2005) besagt, dass bei hochsensiblen Kindern zwei extreme Ausgänge in ihrer Entwicklung möglich sind (▶ Kap. 7). Sie können je nach ihren Lebensbedingungen einen besonders positiven, aber auch besonders negativen Werdegang haben. Wie bei allen Extremen, können auch beide Seiten (in verschiedenen Ausprägungen und im Wechsel) bei derselben hochsensiblen Person vorkommen: *Implosion* (sich nach innen zurückziehen) und *Explosion* (sich ausbreiten). Das kann bedeuten, beruflich nach außen hin Erfolg zu haben und innerlich dennoch unter ausgeprägtem Selbstwertmangel zu leiden und sich dauernd in Frage zu stellen. Schüchternheit, Introversion und Kränkbarkeit treten hervor, wenn die Umgebung nicht vertraut und sicher ist. Wenn dann ein Kind zu sehr bedrängt wird, kann es auch trotzig, dickköpfig und jähzornig sein. Ebenso kann es aus seiner Schüchternheit ausbrechen und plötzlich Clown oder Anführer sein. Ca. 30 % der hochsensiblen Personen sind extravertiert (Aron, 2014), was nicht heißt, dass es stets trotzig und draufgängerisch ist.

Hochsensible Personen sind belastet durch eine oftmals raschere Sättigung der Informationsaufnahme und -verarbeitung bis hin zu einer Reizüberflutung und dem dringenden Wunsch nach Rückzug und Ruhe. Aktuell weiß man, dass Hochsensibilität angeboren ist (Aron, 2005); sie tritt bei Männern und Frauen gleich häufig auf, auch unabhängig von Ethnie und kulturellem Hintergrund. Sie wird nicht erst im Erwachsenenalter beobachtbar oder ausgebildet. Hochsensible Personen wachsen mit ihrer genetischen Disposition für Hochsensibilität auf und tragen sie von Anfang an in sich, was Vor- und Nachteile mit sich bringt. Hochsensibilität hat nicht zwangsläufig mit Traumata (Aron, 2014) zu tun. Noch offen ist die Frage bei Entwicklungstraumata, die in der frühkindlichen oder gar vorgeburtlichen Eltern-Kind-Bindung angesiedelt sind, oder bei generationsübergreifenden Traumata. Die erhöhte Empfindsamkeit hochsensibler Personen zeigt sich unter anderem zwischenmenschlich. Jüngere Kinder, die sehr auf Zuwendung und

Unterstützung durch ihre Bezugspersonen angewiesen sind, besitzen bereits ohne Hochsensibilität eine ausgeprägte Wahrnehmung und ein feines Gespür für die Umgebungsstimmungen, was bei hochsensiblen Kindern noch stärker ausgeprägt ist. Sie verfügen über eine große affektive Empathie. Gleichzeitig weisen sie bei entsprechender Förderung eine vermehrte kognitive Empathie auf, das heißt die Fähigkeit, überhaupt Gefühle und emotionale Zustände des Gegenübers registrieren und als solche erkennen zu können. So können sie sich gut in eine andere Person hineinversetzen. In einer Studie zeigte sich, dass Menschen mit Hochsensibilität emotionaler auf ein Musikstück reagierten. Auch hatten sie höhere Werte für Empathie ($n = 83$, $t(77.51) = -2.73$, $p =.008$; Nau, 2017). Die emotionale Reaktion auf das Musikstück sowie die Empathie wurden anhand von Selbstberichten erfasst. Hochsensibilität korrelierte zudem mit den Unterskalen für emotionale Reaktivität und kognitive Empathie (Lange & Lux, 2021) Wenn die Bezugsperson das nicht versteht, kann sie mit Abwertung oder gar Ablehnung reagieren, die das Kind auch im Freundeskreis und in der Schule ähnlich erleben mag. Die Eltern versuchen vielleicht, das Kind von seiner Sensibilität zu befreien, es davon zu *heilen* und abzuhärten, was das Erleben von *Ich bin nicht normal* und *Ich gehöre nicht dazu* verstärkt. Daraus können tiefe Selbstwertzweifel, Gefühle der Ablehnung und *krankhaften Andersartigkeit* resultieren, später möglicherweise verbunden mit psychischen und psychosomatischen Erkrankungen. Gut wäre es, die Hochsensibilität bereits in der Erziehung zu erkennen, um den Heranwachsenden durch liebevolle Zuwendung und Verständnis für die Besonderheit zu unterstützen und zu bestärken. Dazu gehört insbesondere, sie in ihren Bedürfnissen und in ihrer Wahrnehmung erst zu nehmen. Trotzdem bleibt der Umgang mit intensiven Gefühlen eine Herausforderung für hochsensible Personen (Lo, 2020).

Ist ein Kind *irgendwie anders?* Reagiert es ängstlich auf laute Geräusche, fremde Menschen oder Änderungen im Tagesablauf? Hat es ein intensives Gefühlsleben, Albträume, Probleme mit dem Essen oder Konzentrationsstörungen? Neigt es zu Perfektionismus, psychosomatischen Körperreaktionen oder häufigen Wutausbrüchen? Gehäuft auftretende Merkmale von hochsensiblen Personen sind ein hohes Einfühlungsvermögen, ein großer Gerechtigkeitssinn, eine ausgeprägte Intuition, Kreativität und Fantasie, musische und künstlerische Begabungen, sowie ein früh ausgeprägter altersuntypischer Wortschatz und Sprachgebrauch. Sie können, wenn sie sich sicher und geborgen fühlen, sehr empathisch, offen, kraftvoll und sozial kompetent sein. Umgekehrt können hochsensible Kinder meist viel stärker auf äußere Einflüsse wie grelles Licht, laute Geräusche, starke Gerüche, Wärme und Kälte, sowie Hunger und Durst reagieren. Diese Faktoren können schnell zu einer kompletten Überreizung ihres hochsensiblen Nervensystems führen und starke, scheinbar unvorhersehbare Gefühlsausbrüche auslösen, die Eltern und Erziehende immer wieder herausfordern können. Hochsensible Kinder halten sich am liebsten in ihrem geschützten Umfeld auf. Menschenmassen und Gesellschaft mögen sie nicht (Aron, 2008). Es kann auf Hochsensibilität hinweisen, wenn sich ein Kind in Gesellschaft oft eher schüchtern und still, manchmal geradezu ängstlich oder zurückgezogen verhält und in ungewohnten oder neuen Umgebungen besonders die Nähe seiner Eltern sucht. Andere empfinden ihr Kind mitunter als seltsam, traurig, bis depressiv verstimmt. Schulkameraden verabreden sich in ihrer Freizeit gerne und häufig mit Gleichaltrigen, während das hochsensible Kind es möglicherweise vorzieht, nach der Schule zu Hause auszuruhen. Ein solches Rückzugsverhalten kann aber möglicherweise auch mehr auf die Introvertiertheit und weniger auf die Hochsensibilität zurückzuführen sein (Aron, 2020). Während ungefähr zwei Drittel aller Hochsensiblen introvertiert ist, ist ca. ein Drittel extrovertiert (Dembling, 2015) und somit offener und lebendiger (Roemer, 2021).

Hochsensible Kinder beschäftigen sich möglicherweise stärker mit ihrer sozialen Umwelt. Sie reagieren intensiver auf eine aggressive Atmosphäre. Ein hochsensibles Kind hat feine Antennen; es nimmt schnell die Stimmungen anderer wahr. Man kann ihm schlecht etwas vormachen; es merkt, wenn etwas in der Luft liegt. Hochsensible Kinder fallen ihren Eltern oft durch eine besonders ausgeprägte Fähigkeit zur Empathie und ein starkes Einfühlungsvermögen auf. Doch das bedeutet für das hochsensible Kind vor allem großen Stress und Überforderung. Es kann schlecht abschalten; wenn andere Menschen in seiner Nähe sind, nimmt das hochsensible Kind deren Empfindungen ständig wahr. Gerechtigkeit ist für ein hochsensibles Kind ein hohes Gut. Wenn es fürchtet, dass sie verletzt werden könnte, reagiert es mitunter ungehalten, aufbrausend, wütend. Es zeigt sich schnell gestresst von lauten Geräuschen oder hektischen Fernsehsendungen. Insgesamt kann es sich schlecht abgrenzen, distanzieren oder über etwas stehen. Hochsensible Personen leiden mit den anderen mit. Aus Überforderung können Wutanfälle resultieren. Man sollte nicht gereizt darauf reagieren, sondern helfen, die Reize zu reduzieren. Dazu benötigt man selbst Ruhe und Entspannung. Man kann eventuell mit dem Kind die aktuellen, reizstarken Räumlichkeiten verlassen. Eine weitere Hilfe sind feste Regeln und Rituale (Aron, 2020).

Hochsensibilität und Hochbegabung können zusammentreffen, wenn man vom Begriff der multiplen Intelligenz von Howard Gardner (1983) ausgeht; er meint, Begabungen seien bunt. Der Anteil der derart Hochbegabten, die gleichzeitig hypersensibel sind, ist eher gering.

Tiere mögen hochsensible Kinder und umgekehrt. Hochsensible Kinder haben einen besonderen Zugang zu Tieren. Das hochsensible Kind liebt Schönes wie Musik oder Kunst. Im Spiel zeigt es sich äußerst fantasievoll. Es ist vielseitig interessiert und schnell begeisterungsfähig. Es stellt häufig Fragen nach dem Sinn eines Verhaltens/einer Sache oder des Lebens. Immer wieder verblüfft es Erwachsene mit seinen präzisen Fragen und seiner detaillierten Wahrnehmung. Auch sein Langzeitgedächtnis überrascht seine Umwelt. Ist es überreizt, reagiert es oft launisch, aufbrausend und ungehalten. Hochsensibilität tritt jedoch nicht gehäuft bei »Schreibabys« auf. Eine Schülerin, die immer wieder für die Außenwelt scheinbar grundlos aggressive Verhaltensweisen zeigt, wird soziale Schwierigkeiten haben, sowohl in Bezug auf ihre Mitschüler, die sich abwenden, als auch auf Lehrkräfte, die sich herausgefordert fühlen. Überhaupt sind Lehrer und Erzieher mit ausschlaggebend für eine förderliche Entwicklung von hochsensiblen Kindern. Oft suchen hochsensible Kinder auch eine besondere Nähe zur Lehrkraft, was als *Einschleimen* missverstanden werden kann.

Das hochsensible Kind ist oft versunken in sein Handeln. Es ist, als ob es dann die Welt um sich herum ausschalten würde. Es beschäftigt sich lieber tiefer mit einer Sache; mehrere Dinge gleichzeitig überfordern es schnell. In der Schule eckt es durch seine hohe Sensibilität mitunter an. Es kommt häufig vor, dass sich seine Gedanken gerade intensiv um ein Thema drehen, das die Lehrkraft momentan als unwichtig einstuft. Hochsensible Kinder, die als solche nicht erkannt sind, werden in der Schule daher schnell als *Träumer* abgetan, was auch zu Verwechslungen mit ADS-Kindern führen kann (Simchen, 2023).

10.7.2 Hochsensible Jugendliche

Wichtig ist auch bei hochsensiblen Jugendlichen die möglichst frühe Kenntnis der Hochsensibilität: es ist vorteilhaft, wenn Jugendliche schon als Kind als hochsensibel erkannt worden sind. Dann sind sie mit dem Thema vertraut und haben vielleicht schon Strategien entwickelt, selbstständig damit umzugehen – auch wenn in der Adoleszenz oft andere Themen dominieren. Deshalb empfiehlt es sich, sie nicht mit Informationen zu bedrängen, sondern ihnen diese nur anzubieten oder einen Tipp zu geben. Aufgezwungene Informationen sind oft kontraproduktiv. Gerade für Introvertierte ist es in diesem Alter wichtig, Gleichgesinnte zu finden, gerade, wenn im alltäglichen Umfeld nur wenig gemeinsame Interessen existieren. Durch ihre mannigfachen Fähigkeiten und Talente sollten sie auch außerhalb der Schule Kontakte knüpfen können: etwa beim Tanzen, Malen, über gemeinsame Interessen im Bereich der Technik und Computer, oder durch das Musizieren. Das fördert die Ablösung vom Elternhaus und sollte von diesem nicht behindert werden.

Zwischen Kind und Erwachsenem kann nun der Kontakt schwieriger sein: E. Aron (2008) beschreibt treffend, dass ein Teenager oft noch eine sehr kindliche, daneben aber auch schon eine erwachsene Seite haben kann: es ist wichtig, beides im Kind zu sehen, das Kind und den Erwachsenen – und zu merken, welche Seite gerade dominiert. Der erwachsene Teil braucht Respekt, der Kind-Teil Zuwendung und Rat. Der Wechsel kann schnell stattfinden, wenn z. B. Scham auftaucht über die ausgedrückte »Kindlichkeit« und Lob scheinbar nicht mehr erwünscht ist: Liebe und ehrliches Lob tun immer noch gut.

Wenn dieses Kapitel auch Probleme anspricht, die gerade hochsensible Jugendliche besonders treffen können, so darf dadurch nicht der Eindruck entstehen, dass die meisten hochsensiblen Personen ihre Pubertät als besonders schwierig erleben. E. Aron (2008) erwähnt im Gegenteil, dass hochsensible Teenager auch zu »idealen Jugendlichen« werden können, gerade wenn ihre Kindheit eher durchwachsen war mit viel Anpassungsarbeit und Problemen: viele fühlen sich nun wohler; ihr Selbstwert steigt und sie entwickeln ein neues Selbstverständnis. Jedoch ist das nicht immer so, und Probleme können sich beim Erwachsenwerden auch verstärken oder neu auftreten.

Entscheidend ist gerade für hochsensible Personen der Umgang mit Verantwortung. Jugendliche sollten so viel eigene Verantwortung wie möglich übernehmen. Manchmal braucht es dabei auch Unterstützung und Anweisungen, wie man nach und nach Verantwortung für sein ganzes Leben übernimmt. Man sollte damit aufhören, das Kind, gerade wegen seiner Hochsensibilität, zu bedienen oder gar zu verwöhnen. Das Ziel soll eine partnerschaftliche Beziehung sein, möglichst auf Augenhöhe, worauf gerade hochsensible Jugendliche oft positiv ansprechen. Von den Eltern wird dann gefordert, auch wirklich sukzessive Verantwortung an den jungen Menschen abzugeben, der früher so ausschließlich mit ihnen verbunden war. Dieses Loslassen kann oft einen schmerzhaften inneren Abschiedsprozess zur Folge haben. Man verliert das Kind eher, wenn man es weiterhin »besitzen« will. Hilfreich ist es für die Eltern, noch einmal zu reflektieren, wie ihr eigener Ablösungsprozess früher abgelaufen ist.

Vieles ist bei hochsensiblen Jugendlichen ähnlich wie bei den anderen, und doch sind sie auch dann empfindlichere und empfindsamere Wesen, die auf ihre Grenzen und auf ihr Selbstmanagement besonders achten müssen. Sie müssen lernen, mit Schwächen und Stärken allein umzugehen. Viele vergessen umgekehrt alle Vorsicht und kosten alles aus. Manche passen sich dann dem »jugendlichen Leben« völlig an und überschreiten dadurch unbewusst dauernd ihre Grenzen. In dieser Lebensphase ist es bis zu einem gewissen Grad normal, vieles auszuprobieren und weniger vorsichtig zu sein. Trotzdem sollte das Thema Hochsensibilität nicht in Vergessenheit geraten, gerade wenn eventuell Gefahren drohen und doch ausreichende Fürsorge und Schutz erforderlich sind.

Männliche Jugendliche haben mit ihrer Veranlagung beim noch gängigen Männerbild oft mehr Schwierigkeiten. Viele unterdrücken aufgrund von Rollenklischees (Falkenstein, 2017) ihre sensiblen Qualitäten wie z. B. Feinfühligkeit, Empathie etc. Sie huldigen lieber maskulinen Idealen wie z. B. Draufgängertum und Härte, obwohl dieses einseitige Männerbild langsam schwindet. Jungs leiden stärker unter ihrer Veranlagung: sie wollen keinesfalls »Schwäche« und »Weichheit« zeigen, und verzweifeln beinahe darüber. Man sollte seinem Sohn immer wieder klarmachen, dass Hochsensibilität durchaus erstrebenswert ist und nichts mit Schwäche zu tun hat. Hochsensible Personen sind oft künstlerisch und kreativ begabt. Es gibt viele sehr introvertierte hochsensible Jugendliche, die kaum zu pubertieren scheinen, sondern sich gerne zurückziehen und vorwiegend ihren Hobbys nachgehen. Zuhause wirken sie höchstens »brummig« oder gereizt und reagieren ablehnend auf Einmischung.

Vertrauen ist gegen »Erziehung« abzuwägen: auch wenn Eltern von Jugendlichen oft Sorgen, Ängste und Zweifel haben, erreichen sie ihre Kinder immer seltener mit »guten Ratschlägen«, Drohungen und Strafen. Die Erziehung sollte nun abgeschlossen sein, und wenn Eltern plötzlich noch »Erziehungsmankos« korrigieren möchten, werden sie damit scheitern. Jugendliche verschließen sich und suchen andernorts Freiräume. Dennoch ist das Zuhause immer noch wichtig, auch wenn Jugendliche dies abstreiten. Natürlich kann es gelegentlich dringend nötig werden, gegen den Willen des Jugendlichen Maßnahmen zu ergreifen, wenn das Kind z. B. unter schlechten Einfluss gerät, gemobbt wird, an einer Depression leidet oder sich plötzlich auffallend verändert. Verläuft die Ablösung aber im Rahmen einer »normalen« Pubertät, überwiegen in der Familie Fragen der Beziehung und des gegenseitigen Vertrauens: man sollte weiter miteinander reden und ehrlich zueinander sein. Eine partnerschaftliche Ebene ist anzustreben unter Beachtung von Regeln im gemeinsamen Haushalt etc. Dabei müssen Eltern nichts »herunterschlucken«. Junge Menschen suchen meistens keine Schonung, sie suchen ehrliche und klare Gegenüber; sie spüren sehr genau, wenn Erwachsene nicht authentisch sind.

Wenn hochsensible Jugendliche in einer schwierigen Phase sind und nirgends eine Vertrauensbasis haben, sind sie besonders anfällig für Überforderung und vorschnelle Entscheidungen, z. B. abrupte Abbrüche einer Ausbildung, frühe Partnerschaften, um »jemanden zu haben«, und leider auch Suizide. Oft kommt es zu einer Flucht in Sekten, extremen Rückzug oder Abhängigkeiten von anderen. Man sollte mit Jugendlichen diesbezüglich präventiv arbeiten. Ist es dafür schon zu spät, soll mit der Suche nach Hilfe, Beratung und Unterstützung nicht gezögert werden.

Wenn Jugendliche bereits Probleme haben aufgrund ihrer hochsensiblen Veranlagung, können eine Beratung oder therapeutische Begleitung sinnvoll sein. Ist keine Therapie nötig, kann dennoch eine gut informierte Vertrauensperson wichtige Dienste leisten, da Jugendliche in diesem Alter von den Eltern ungern Rat annehmen. Sie sind meistens noch weniger unabhängig und selbstständig als gedacht. Eltern können vor allem in gleichberechtigten Gesprächen »von Mensch zu Mensch«, in welchen sie mehr rückfragen und rückmelden, anstatt gleich Problemlösungen anzubieten, einen guten vertrauensvollen Draht zum Kind aufrechterhalten. Dabei seien noch einmal Kommunikationshilfen wie »Aktives Zuhören« oder »Familienkonferenz« (Gordon, 2012) erwähnt. Allerdings merken hochsensible Jugendliche schnell, wenn ihre Eltern im Gespräch eine Methode oder eine Theorie anwenden; sie fühlen sich dann manipuliert. Deshalb sollten solche Theorien als sinnvolle Kommunikationshilfen entweder schon bekannt sein, ehrlich »auf den Tisch gelegt« und von beiden Seiten angewendet werden.

Wirkt ein junger Mensch in der Pubertät über längere Zeit bedrückt, antriebslos, unglücklich, speziell in sich zurückgezogen oder aber speziell reizbar und ablehnend, dann muss auch erwogen werden, dass es sich – gerade bei hochsensiblen Personen – auch um eine Depression handeln könnte. Je früher eine solche erkannt wird, desto besser kann geholfen werden.

Ob Menschen, die oft gemobbt werden, eine spezielle Persönlichkeitsstruktur haben, wird kontrovers diskutiert. Möglicherweise fallen Mobbingopfer irgendwie als »anders« in ihrer Altersgruppe auf, manchmal mit außergewöhnlichen Begabungen, manchmal, weil sie sensibler, ängstlicher oder konfliktscheuer sind. Sie möchten nicht auffallen, fallen aber dennoch durch Besonderheiten auf und haben häufig einen schlechten Selbstwert. Deshalb können sie sich nicht ausreichend wehren und für sich einstehen. Diese unvollständige Aufzählung erinnert stark an Schwierigkeiten von hochsensiblen Personen. Daher ist der Fokus auf die Entwicklung eines guten Selbstwertgefühls gerade bei Jugendlichen sehr wichtig.

Heutige Jugendliche leben mit einer großen Zahl von technischen Kontakt-, Kommunikations- und Unterhaltungsmöglichkeiten wie Internet, iPhone, iPad, Computer und soziale Medien. Frühzeitige Aufklärung, Abmachungen, partnerschaftliche Gespräche bringen mehr als reine Verbote, die doch meistens umgangen werden. Bezugspersonen sollten wachsam bleiben, auch im Wissen, dass z. B. Mobbing auch online ablaufen kann. Auch hier ist eine Vertrauensbasis sehr wichtig, damit die Jugendlichen in Notfällen noch den Wunsch haben, elterliche Unterstützung zu suchen. Wenn auch die Regeln für das familiäre Zusammenleben von den Jugendlichen nach wie vor respektiert werden müssen, so sollen Eltern auch die Privatsphäre der Jugendlichen respektieren. Gemeinsam entwickelte »Familienregeln« können zielführend sein.

Leider treten bei hochsensiblen Personen in der Pubertät auch selbstzerstörerische Tendenzen in verschiedenen Schweregraden auf, gerade wenn noch kein Selbstverständnis als hochsensible Person entwickelt wurde. Viele hochsensible Personen fühlen sich »anders als die andern« und lernen so ihre hochsensible Veranlagung nicht als Stärke und Potenzial kennen, sondern als Schwäche oder »Falschsein«. Deshalb werden die eigenen Bedürfnisse unterdrückt, um sich an die anderen anzupassen und »dazuzugehören«. Dies wiederum bedeutet, dass man seine ursprüngliche Veranlagung nicht schätzen lernt, sondern sie unbewusst ablehnt, was bei vielen in Selbsthass ausarten kann. Hin zum selbstzerstörerischen Verhalten ist es nicht weit. Drogen können daher für gewisse hochsensible Jugendliche reizvoll sein, weil damit oft vorübergehend Stress reduziert werden kann, der Anpassungs-Stress, der durch Überreizung des Nerven- und Wahrnehmungssystems immer latent präsent sein kann. Viele reagieren intensiver auf Drogen aller Art, was bei hochsensiblen Personen eine stärkere Beeinträchtigung bewirken kann. Bei einem Drogenkonsum ist dringend fachliche Hilfe notwendig. Zu beachten ist am Rande, dass der sehr kleine Prozentsatz von Menschen mit der Tendenz zu Schizophrenie bei Cannabis und anderen Drogen besonders vorsichtig sein muss.

Selbstzerstörerische Prozesse laufen nicht nur im Bereich von Drogen ab. Schon in der Abgrenzungsunfähigkeit vieler hochsensiblen Personen zeigt sich eine unbewusste Tendenz zur Selbstablehnung: bei Abgrenzungsschwierigkeiten haben fremde Bedürfnisse Vorrang vor den eigenen, die nicht wahrgenommen und durchgesetzt werden können. Solche Prozesse sind klarer ersichtlich bei Störungen wie z. B. einer AD(H)S, der Borderline-Persönlichkeitsstörung oder einer Essstörung (z. B. Anorexie). Solche Störungen, die häufiger bei hochsensiblen Personen auftreten, verraten einen großen Mangel an Zuwendung und Wertschätzung sich selbst gegenüber. Besonders augenfällig ist das beim Suizid, dem Selbstzerstörungsprozess schlechthin. Es ist daher besonders wichtig, dass gerade bei hochsensiblen Personen der Fokus auf die Entwicklung eines gesunden Selbstwerts gerichtet wird.

Es ist schwierig, das »gesunde« Selbstwertgefühl von einem schlechten zu unterscheiden. Es gibt viele hochsensible Jugendliche, die ihr verletzbares Inneres gekonnt verstecken, indem sie sich z. B. gleichgültig stellen, also »cool« sind, sich zurückziehen und Konfrontationen vermeiden oder indem sie äußerlich eine raue oder provokative Schale zeigen. Solches Verhalten kann oftmals auch zur Fehlannahme führen, ihr Selbstwert sei intakt. Oft werden Jugendliche auch von den Eltern übermäßig gelobt und spüren trotzdem immer wieder Einbrüche in ihrem Selbstwertgefühl, so dass sie selbst nicht mehr wissen, wo sie eigentlich stehen. Sie sind z. B. in irgendeiner Disziplin oder künstlerischen Richtung hochbegabt – und merken trotzdem, dass diese Fähigkeit ihr Selbstwertgefühl nicht wirklich »nährt«. Manche zeigen ein selbstzerstörerisches Rebellentum, nur um auszudrücken, dass sie sich verloren fühlen und keine Orientierung mehr haben. Es braucht eine gute Beobachtung und Nähe zum Kind, um hier Unterstützung zu geben. Sonst ist diese besser an eine außenstehende Fachperson zu delegieren. Hochsensible Personen besitzen meistens eine differenzierte Selbstreflexion: diese ist die Hauptrichtschnur, um die Zuwendung zu sich selbst und das Selbstwertgefühl zu stärken: es muss von innen wachsen, von außen kann höchstens das innere Wachstum unterstützt werden. Selbstreflexion bedeutet auch, sich ehrliche Fragen zu stellen: Wo und wie handle ich ständig gegen mich? Wie kann ich das ändern? Was brauche ich wirklich? Was will ich wirklich? Was lerne ich aus meinen Schwächen? Wie kann ich meine Stärken besser leben? Ein gesundes Selbstwertgefühl beruht auf einer realistischen Selbsteinschätzung und auf Selbstakzeptanz, nicht auf üblichen Bewertungskriterien. Das sind auch die »Werkzeuge« und Lernziele, die vor selbstzerstörerischen Tendenzen bewahren können. Spürbares Selbstwertgefühl vermittelt die Botschaft, dass jemand für sich und seine Meinung einsteht.

Bei Jugendlichen, die Startschwierigkeiten haben beim Übergang ins Erwachsenenleben, hilft vielleicht das Wissen um die »Spätzünder-Natur« vieler hochsensibler Personen. Wenn es z. B. nicht gleich klappt mit dem ersten beruflichen Anlauf, ist der Jugendliche deshalb noch lange kein »Versager« oder »Loser«, sondern benötigt länger, um seinen Platz im Leben zu finden. Viele erwachsene hochsensible Personen haben lebhafte berufliche »Karrieren« hinter sich, und wenn die Lebenssituation dies erlaubt, kann dies durchaus eine große Bereicherung sein. Denn häufig entwickeln sich ausgeprägte berufliche und oft auch kreative Begabungen erst mit den Jahren.

Jugendliche versuchen sich jetzt von zuhause abzugrenzen: manche Eltern sind sich nicht immer bewusst, dass sie das Recht haben, sich gegen ein Übermaß an Regelbrüchen zu wehren. Ihre konsequente Haltung zuhause ist nach wie vor sehr wichtig. Wer für seine Kinder ein Vorbild bleiben möchte, begegnet ihnen als ehrliches und klares Gegenüber, das Gefühle und eigene Bedürfnisse zeigt, diese ausdrückt, zur persönlichen Meinung steht und dennoch Toleranz, Anstand und Respekt vorlebt. Häufig ist es schwierig zu erkennen, wie Abgrenzung ganz konkret »funktioniert«: eine solche innere und äußere Haltung ist die Grundlage dafür.

Obwohl viele hochsensible Personen einen guten Einstieg ins Berufsleben finden, kann es für sie bei der Suche nach der passenden Ausbildung auch besondere Schwierigkeiten geben. Man erfährt häufig bei hochsensiblen Personen von schwierigen beruflichen Situationen oder Burnouts etc., z. B. aufgrund eines hohen Überreizungspegels am Ausbildungs- oder Arbeitsort. Für hochsensible Jugendliche empfiehlt sich eine sorgfältige Berufsberatung, in welche die sensible Veranlagung miteinbezogen wird. Die heutige berufliche Arbeitssituation bietet nicht immer »Samthandschuhe« an. Es ist wichtig, dass Jugendliche zunächst zu einem ersten »Grundjob« kommen, damit sie fähig werden, sich ihr Leben zu finanzieren. Wenn es familiär und finanziell möglich ist, sollten Chancen offenbleiben, sich später beruflich noch verändern zu dürfen. An Berufen bieten sich vor allem kreative, analytische und soziale Berufe an. Erwägenswert sind Berufe in Lehre und Bildung, sowie Umgang mit Tieren und Pflanzen.

10.7.3 Bedeutung des familiären Umfelds bei hochsensiblen Kindern und Jugendlichen

Bei hochsensiblen Personen ist es seitens ihres Umfelds wichtig, Bedürfnisse zu erkennen und ernst zu nehmen (▶ Kap. 10.5.2). Einem hochsensiblen Kind einen »Schubs zu geben« oder es gar abzuhärten, hilft ihm nicht, besser mit der Reizüberflutung fertig zu werden. Reagiert die Umwelt nicht verständnisvoll, leidet zusätzlich das kindliche Selbstwertgefühl und ein Teufelskreis beginnt. Denn wer besonders empfindsam ist, gerät leicht aus dem Gleichgewicht. Ein nicht-liebevolles Elternhaus, ständige Kränkungen oder Stress wirken sich auf hochsensible Kinder stärker aus. Insofern kann man sich vorstellen, dass sie anfälliger für psychische Störungen sind. Neben der Seele betrifft Hochsensibilität auch den Körper. Verfällt ein Kind in tiefes Grübeln, so findet es lange nicht in den Schlaf. Grundsätzlich sollten Eltern sich als liebevolle und verständnisvolle Begleiter ihres Kindes sehen und es so nehmen, wie es ist. Dessen Persönlichkeitsmerkmal sollte man weder überbetonen noch übergehen. Dabei hilft der Blick auf die Stärken des Kindes. Angenommen, das Kind ist gern zu Hause und verabredet sich selten, weil es spürt, dass ihm die Ruhe zu Hause guttut. Es dann zu drängen, sich öfter zu verabreden, vermittelt dem Kind, nicht richtig zu sein. Doch gerade hochsensible Kinder brauchen die Bestätigung, dass sie so angenommen und geliebt werden, wie sie sind, um Selbstvertrauen aufzubauen und resilient (Nisters, 2024) zu werden. Wenn Eltern den positiven Aspekt des freiwilligen Rückzugs sehen, erkennen sie, dass ihr Kind weiß, was gut für es ist. Es kann sich abgrenzen, wenn es notwendig ist. Überhaupt sollten sich Eltern, Erzieher und Lehrkräfte in ihre Kinder und Jugendlichen hineinversetzen können und damit deren Mentalisierung fördern (Diez-Grieser & Müller, 2020). Diese Fähigkeit steht Fehlentwicklungen entgegen und stellt eine gute Prophylaxe dar.

Hochsensible Kinder brauchen zudem Schutz vor Überforderung und Reizüberflutung. Eltern unterstützen ihr Kind, wenn sie den Alltag entschleunigen und stets Zeitpuffer einplanen, damit kein Zeitstress zusätzlich belastet. Klare Alltagsstrukturen und Rituale geben Halt. Auch können hochsensible Personen seltsam pedantisch sein, aber Anlass zur Sorge ist das nicht: es muss z. B. alles am »richtigen Platz« stehen, und das Abendessen wird nur aus einem ganz bestimmten Teller gegessen. All dies sorgt für Konstanz und hilft gegen Überreizung. Größere Veränderungen wie ein Umzug, ein Schulwechsel oder eine Trennung sollten deshalb möglichst langsam und gut vorbereitet erfolgen. Hochsensible Kinder sollten z. B. besonders geduldig an den Kindergarten gewöhnt werden.

Eine unsensible Umgebung macht hochsensible Personen krank. Ihre besonderen Bedürfnisse sollten nicht ignoriert werden. Oder noch schlimmer, wenn das »Anderssein« negativ bewertet wird und Anpassungsdruck entsteht. Wenn der hochsensiblen Person Ausdrucksmöglichkeiten verweigert werden und sie sich aufgrund ihres »Andersseins« an den Rand gedrängt fühlt, kann dies zu gesundheitlichen Folgen wie Sucht oder Burnout führen. Erhalten hochsensible Kinder nicht genug Freiräume, ihre reiche Innenwelt auszudrücken und ihre Werte zu leben, empfinden sie sich zunehmend als »anders«, »unnormal«, »falsch«. Deshalb sollte man die Bedürfnisse hochsensibler Kinder ernst nehmen, selbst wenn diese gegen gängige Ratschläge für Eltern oder gegen gesellschaftliche Erwartungen verstoßen.

Problematisch wird das Leben eines hochsensiblen Kindes, wenn die Familie keine Wege findet, damit umzugehen. Eine Mutter ist selbst hochsensibel und hat einen Leidensweg hinter sich, den sie ihrem Sohn ersparen möchte. Wenn sie als Kind empfindlich oder emotional reagierte, erntete sie oft Vorwürfe. Ihre familiäre und schulische Umgebung hat ihr von klein auf vermittelt, dass sie »falsch ticke«. Hochsensibilität ist aber keine psychische Fehlfunktion und deshalb nicht therapiebedürftig. Die Betroffenen können ihr Empfinden auch nicht ausblenden. Bei hochsensiblen Personen ist außerdem ihr körperliches Schmerzempfinden stärker ausgeprägt.

Es ist besser zu sagen, was man möchte, oder einen Wunsch zu äußern, als Vorwürfe zu machen. Kinder sollten stets in ihrer Selbstständigkeit und in ihren Lösungsstrategien unterstützt werden. Die eigene Befindlichkeit sollte angesprochen und sichtbar gemacht werden. Die Kinder spüren diese sowieso. Negative Folgen entstehen, wenn sich das hochsensible Kind im Konflikt mit einer verständnislosen Außenwelt sieht. Unser Wertesystem ist so angelegt, dass Leistungsorientierung, Konkurrenzdenken und Teamgeist schon früh als Norm vermittelt werden. Das widerspricht dem Empfinden von hochsensiblen Personen; denn sie orientieren sich an Werten wie Innerlichkeit, Gerechtigkeit und Ausgleich. Außerdem ist unser Schulsystem auf logische und faktische Inhalte ausgerichtet. Fantasie und Kreativität kommen dagegen zu kurz.

HSP-Kinder und Jugendliche können sich als Ursache vieler familiärer Schwierigkeiten empfinden, verlieren an Selbstbewusstsein und -vertrauen und quälen sich mit Selbstzweifeln und Schuldgefühlen. Es entsteht ein Teufelskreis; die Spirale dreht sich weiter. Der Druck auf alle Beteiligten nimmt zu und damit auch die Belastung für das hoch erregbare Nervensystem des Kindes oder Jugendlichen und des unter Umständen auch vorhandenen hochsensiblen Elternteils. Das ganze familiäre System beginnt sich zu erschöpfen und sich in einem Problemblick auf möglicherweise vorhandene schwere Erkrankungen zu verlieren. Die Intensität von psychosomatischen Beschwerden, Verhaltensauffälligkeiten oder Schwierigkeiten in Kindergarten und Schule nehmen zu.

Die Dauerüberreizung kann sich nicht nur als Wurzel psychischer Folgeprobleme entpuppen, sondern sich auch in körperlichen Beschwerden äußern. Typisch sind Verspannungen, Kopfschmerzen, Verdauungsstörungen, Infektanfälligkeit, Allergien, Rheuma und Asthma. Der Körper reagiert ebenso sensibel wie der Geist. Kinder und Jugendliche zeigen häufig körperliche Reaktionen wie Kopfschmerzen, Magenprobleme, muskuläre und Hautprobleme. Sie neigen zu Allergien und Infekten bei Überlastung ihres Immunsystems. Hinzu kommen Lebensmittelunverträglichkeiten und sensorische Aversionen. Hochsensible Personen leiden häufig unter Müdigkeit und Einschlafproblemen.

10.7.4 Passendes Elternverhalten bei hochsensiblen Kindern und Jugendlichen

Eltern sollten sich klar sein, dass hochsensible Kinder schnell überfordert sind. Deshalb benötigen sie genügende Ruhepausen und klare Strukturen. Eltern sollten achtsam mit sich und den Kindern umgehen (König, 2022). Außerdem bieten sich auch Atemübungen an, Autogenes Training, Yoga, Progressive Relaxation und viele Arten des Meditierens. Vielleicht können unterschiedliche Übungen auch zusammen mit den Kindern durchgeführt werden. Ein Tag in der Schule, nach konzentriertem Unterricht, Hausaufgaben und Hortbetreuung, nimmt sie mit. Hilfreich kann – gerade auch bei hochsensiblen Kindern – ein Anti-Stress-Training sein (Hampel & Petermann, 2017). Nach der Schule sollte man ihnen vor allem Rückzugsorte einräumen, an denen sie sich von Lautstärke, Stress und Hektik erholen können. Das Smartphone oder das Fernsehen bleiben dabei am besten aus, denn die liefern schon wieder neue Stimulation. Vielen Kindern bietet ein gut strukturierter Alltag Sicherheit und Halt. Zu viele Termine oder spontane Aktivitäten sollten die Ausnahme bleiben. Eltern mögen auch darüber nachdenken, wenn sie diesbezüglich schlechte Vorbilder sind. Sie sollten sich auf das Wesentliche und Sinnvolle konzentrieren und sich nicht zersplittern.

Aber auch ausgleichende Sportarten in kleinen Gruppen sind zum Auspowern und Abschalten ideal; all das sollte von den Eltern gefördert, wenn nicht sogar geteilt werden. Da viele hochsensible Kinder ein ausgeprägtes Innenleben haben und viel Zeit mit Nachdenken verbringen, kann Yoga helfen, zur inneren Ruhe zu finden sowie das Selbstbewusstsein stärken. Generell sollten Eltern Überreizungen vermeiden und für Stabilität sorgen. Ruhe lässt sich auch in kleinen Ritualen (von der Höh, 2024). finden, wie dem gemeinsamen Tee nach der Schule. Hilfreich sind Ausflüge in die Natur, die mit ihrer ruhigen Geräuschkulisse entspannend wirkt. Viel Bewegung hilft außerdem, innere Anspannungen abzubauen und Frust loszuwerden.

Hochsensible Kinder finden schwer das richtige Maß zwischen der Teilhabe am alltäglichen Leben und dringend notwendigen Ruhepausen. Um nicht ständig von Eindrücken überflutet zu werden, müssen sie ein feines Gespür für die eigenen Grenzen und Bedürfnisse entwickeln. Eltern können sie mit ihrem Verständnis und Einfühlungsvermögen unterstützen. Statt zu versuchen, das Kind nach eigenen Vorstellungen zu formen, sollte man dessen Empfindungen und Wahrnehmungen akzeptieren. Gleichzeitig können Eltern die Veranlagung ihrer Kinder als Chance begreifen und versuchen, auch ihren eigenen Blick auf die Welt zu schärfen, anstatt die Kinder umerziehen zu wollen. Wachsam und mit den Augen eines sensiblen Kindes können auch sie die Momente der Langsamkeit und der Entschleunigung genießen. Zu erinnern ist an das Gedicht von Khalil Gibran (»Eure Kinder«), das ausdrückt, dass sie eben nicht *unsere* Kinder sind.

Zusammenfassung

Das Kapitel beschäftigt sich mit den Auswirkungen der Hochsensibilität bzw. der SPS auf die Entwicklung von Kindern und Jugendlichen. Es wird dargestellt, wie sich in diesen Phasen Sensibilität bemerkbar macht, auch damit sie frühzeitig erkannt werden kann und nicht mit einer Störung verwechselt wird. Gleichzeitig wird auf positive Seiten der Hochsensibilität bei Kindern und Jugendlichen aufmerksam gemacht. Auf förderliches und weniger förderliches Erziehungsverhalten von Eltern, Erziehern und Lehrkräften wird hingewiesen. Eine gute Passung kann sich sehr positiv auf die Entwicklung von Kindern und Jugendlichen auswirken, während Fehlverhalten, mangelnde Kenntnis oder Akzeptanz spätere psychische und psychosomatische Auffälligkeiten bis hin zu Störungen begünstigen. Erziehungsverhalten sollte einerseits ausreichend feinfühlig, anderes haltgebend sein; Rituale und feste Regeln können gerade in Schwellensituation und Transitionen Halt vermitteln. Andererseits bedarf es einer ausreichenden Flexibilität der Erzieher und Ausbilder. Mentalisierungsförderung bei Kindern und Jugendlichen kann gleichermaßen sinnvolle Therapie wie Prophylaxe sein.

Teil III Verzeichnisse und Anhang

Literatur

Acevedo, B. P., Aron, E. N., Aron, A., Sangster, M., Collins, N., & Brown, L. L. (2014). The highly sensitive brain: an fMRI study of sensory-processing sensitivity and response to others' emotions. Brain and Behavior, 4(4), 580–594. https://doi.org/10.1002/brb3.242

Acevedo, B. P., Jagiellowicz, J., Aron, E., Marhenke, R., & Aron, A. (2017). Sensory processing sensitivity and childhood quality's effects on neural responses to emotional stimuli. Clinical Neuropsychiatry, 14, 359–373.

Acevedo, B., Aron, E., Pospos, S., & Jessen, D. (2018). The functional highly sensitive brain: a review of the brain circuits underlying sensory processing sensitivity and seemingly related disorders. Philosophical Transactions – Royal Society. Biological Sciences, 373(1744), 20170161. https://doi.org/10.1098/rstb.2017.0161

Acevedo, B. P., Santander, T., Marhenke, R., Aron, A., & Aron, E. N. (2021). Sensory Processing Sensitivity predicts individual differences in Resting-state. Neuropsychobiology, 80(2), 185–200.

Ahadi, B. & Basharpoor, S. (2010). Relationship Between Sensory Processing Sensitivity, Personality Dimensions and Mental Health. Journal of Applied Sciences, 10(7), 570–574. https://doi.org/10.3923/jas.2010.570.574

Albert, M., Hurrelmann, K., Quenzel, G., Schneekloth, U., Leven, I., Utzmann, H., & Gensicke, T. (2015). Shell Jugendstudie 2015.

Albert, M., Hurrelmann, K., Quenzel, G., Schneekloth, U., Leven, I., Utzmann, H., & Wolfert, S. (2019). Shell Jugendstudie 2019.

Allport, G. W. (1937). Personality: A Psychological Interpretation. Holt, Reinhart & Winston.

Antonovsky, A (1997) Salutogenese: Zur Entmystifizierung der Gesundheit: Zur Entmystifizierung der Gesundheit. dgvt-Verlag.

Aron, A., Ketay, S., Hedden, T., Aron, E. N., Markus, H. R., & Gabrieli, J. D. E. (2010). Temperament trait of sensory processing sensitivity moderates cultural differences in neural response. Social Cognitive and Affective Neuroscience, 5(2–3), 219–226. https://doi.org/10.1093/scan/nsq028

Aron, E. N. (1997). The Highly Sensitive Person: How to Thrive When the World Overwhelms You. Broadway Books.

Aron, E. N. (2008). Das hochsensible Kind: Wie Sie auf die besonderen Schwächen und Bedürfnisse Ihres Kindes eingehen. MVG Verlag.

Aron, E. N. (2014). Psychotherapy and the Highly Sensitive Person: Improving Outcomes for that Minority of People who are the Majority of Clients. Routledge.

Aron, E. N. & Aron, A. (1997). Sensory-processing sensitivity and its relation to introversion and emotionality. Journal of Personality and Social Psychology, 73, 345–368. https://doi.org/10.1037/0022-3514.73.2.345

Aron, E. N., Aron, A. & Davies, K. M. (2005). Adult shyness: The interaction of temperamental sensitivity and an adverse childhood environment. Personality and Social Psychology Bulletin, 31(2), 181–197.

Aron, E. N., Aron, A. & Jagiellowicz, J. (2012). Sensory Processing Sensitivity. Personality and Social Psychology Review, 16(3), 262–282. https://doi.org/10.1177/1088868311434213

Aron, E. N. & Aron, A. (2013). Tips for SPS research, Sensory processing sensitivity: A review in the light of the evolution of biological. (2012). Personality and Social Psychology Review, 16, 262–282.

Aron E. N. (2018) Die Kraft der Bindung: Wie die Liebe unseren Selbstwert bestimmt. Taschenbuch, mvg Verlag.
Aron E. N. (2020). Hochsensible Eltern: Zwischen Empathie und Reizüberflutung – wie Sie Ihrem Kind und sich selbst gerecht werden. mvg Verlag.
Asendorpf, J. B. (2007). Psychologie der Persönlichkeit. Springer.
Ashton, M. C. (2018). Individual differences and personality (3rd ed.). London: AP Academic Press.
Assary, E., Zavos, H. M., Krapohl, E., Keers, R., Pluess, M. (2021). Genetic architecture of Environmental Sensitivity reflects multiple heritable components: a twin study with adolescents. Molecular Psychiatry, 26, 4896–4904.
Attwood, T. (2012). Ein ganzes Leben mit dem Asperger-Syndrom: von Kindheit bis Erwachsensein – alles was weiterhilft. (2. Auflage). TRIAS.
Bakker, K. & Moulding, R. (2012). Sensory-Processing Sensivity, dispositional mindfulness and negative psychological symptoms. Personality and Individual Differences, 53(3), 341–346. https://doi.org/10.1016/j.paid.2012.04.006
Banek, Natalie (2022). Die Selbsterkenntnis der Hochsensibilität. Eine qualitative Studie am Beispiel hochsensibler Menschen im Übergang Schule-Beruf. Springer VS.
Baron-Cohen, S., Wheelwright, S., Skinner, R., Martin, J. & Clubley, E. (2001). The autism-spectrum quotient (AQ): evidence from Asperger syndrome/high-functioning autism, males and females, scientists and mathematicians. Journal of Autism and Developmental Disorders, 31(1), 5–17.
https://doi.org/10.1023/a:1005653411471
Barsky, A. J., & Wyshak, G. (1990). Hypochondriasis and somatosensory amplification. British Journal of Psychiatry, 157(3), 404–409. https://doi.org/10.1192/bjp.157.3.404
Bateman. A., Ph.D. Fonagy, P. (2019). Handbook of Mentalizing in Mental Health Practice Taschenbuch. American Psychiatric Association Publishing; 2. Edition (18. April 2019).
Bechtoldt, M. (2003). Die Bedeutung sozialer Kompetenz für die Bewältigung interpersoneller Stress-Situationen am Arbeitsplatz. Dissertationsschrift zur Erlangung des akademischen Grades der Doktorin der Philosophie, Fachbereich Psychologie, Johann Wolfgang Goethe Universität, Frankfurt am Main.
Belsky, J. (1997). Variation in Susceptibility to Environmental Influence: An Evolutionary Argument. Psychological Inquiry, 8(3), 182–186. https://doi.org/10.1207/s15327965pli0803_3
Belsky, J. (2005). Differential Susceptibility to Rearing Influence: An Evolutionary Hypothesis and Some Evidence. In B. J. Ellis & D. F. Bjorklund (Eds.), Origins of the social mind: Evolutionary psychology and child development (pp. 139–163). The Guilford Press.
Belsky, J. (2013). Differential Susceptibility to Environmental Influences. International Journal of Child Care and Education Policy, 7(2), 15–31. https://doi.org/10.1007/2288-6729-7-2-15
Belsky, J. & Pluess, M. (2009). Beyond diathesis stress: Differential susceptibility to environmental influences. Psychological Bulletin, 135(6), 885–908. https://doi.org/10.1037/a0017376
Belsky, J., Bakermans-Kranenburg, M. J. & Van Ijzendoorn, M. H. (2007). For better and for worse: Differential Susceptibility to Environmental Influences. Current Directions in Psychological Science, 16(6), 300–304. https://doi.org/10.1111/j.1467-8721.2007.00525.x
Benham, G. (2006). The Highly Sensitive Person: Stress and physical symptom reports. Personality and Individual Differences, 40(7), 1433–1440. https://doi.org/10.1016/j.paid.2005.11.021
Bertsch, M. (2021). Hochsensibilität und Sucht: Eine selbstreflexive Spurensuche hin zur Integration der hochsensiblen Schatten – Netzwerk HSP. https://www.netzwerk-hsp.ch/hochsensibilitaet-und-sucht-eine-selbstreflexive-spurensuche-hin-zur-integration-der-hochsensiblen-schatten/
Beserra, A. H. N., Kameda, P., Deslandes, A. C., Schuch, F. B., Laks, J. & De Moraes, H. S. (2018). Can physical exercise modulate cortisol level in subjects with depression? A systematic review and meta-analysis. Trends in Psychiatry and Psychotherapy, 40(4), 360–368. https://doi.org/10.1590/2237-6089-2017-0155

Betsch, C. (2005). Präferenz für Intuition und Deliberation – Messung und Konsequenzen von affekt- und kognitionsbasiertem Entscheiden. https://doi.org/10.11588/heidok.00006228
Bilitza, K.W. et al, (2007). Psychodynamik der Sucht: Psychoanalytische Beiträge zur Theorie. Vandenhoeck & Ruprecht.
Blach, C. (2016). Ein empirischer Zugang zum komplexen Phänomen der Hochsensibilität. disserta Verlag.
Bolm, T (2010). Psychotherapeut 55:277–278. DOI 10.1007/s00278-010-0755-6. Online publiziert: 20. Juni 2010 © Springer-Verlag 2010.
Booth, C., Standage, H. & Fox, E. (2015). Sensory-processing sensitivity moderates the association between childhood experiences and adult life satisfaction. Personality and Individual Differences, 87, 24–29. https://doi.org/10.1016/j.paid.2015.07.020
Borkenau, P., & Ostendorf, F. (2007). NEO-Fünf-Faktoren Inventar nach Costa und McCrae (NEO-FFI). Hogrefe.
Borries, F. (2012). Gibt es ›die Hochsensiblen‹? – Eine taxometrische Untersuchung des Persönlichkeitskonstruktes Sensory-Processing Sensitivity (Unpublished diploma thesis). Universität Bielfeld, Bielefeld, Germany.
Boterberg, S., & Warreyn, P. (2016). Making sense of it all: The impact of sensory processing sensitivity on daily functioning of children. Personality and Individual Differences, 92, 80–86. https://doi.org/10.1016/j.paid.2015.12.022
Böttcher, J. (2019, 10. September). Pathologisches Sammelsurium oder Beschaffenheit – Ist Hochsensibilität eine Diagnose? – Aurum Cordis Blog. https://blog.aurum-cordis.de/2019/09/10/pathologisches-sammelsurium-oder-beschaffenheit-ist-hochsensibilitaet-eine-diagnose/
Boyce, W. T. & Ellis, B. J. (2005). Biological sensitivity to context: I. An evolutionary-developmental theory of the origins and functions of stress reactivity. Development and Psychopathology, 17(2), 271–301. https://doi.org/10.1017/s0954579405050145
Boyle, P. A., Barnes, L. L., Buchman, A. S., & Bennett, D. A. (2009). Purpose in life is associated with mortality among Community-Dwelling older persons. Psychosomatic Medicine, 71(5), 574–579. https://doi.org/10.1097/psy.0b013e3181a5a7c0
Brandwein, A. B., Foxe, J. J., Butler, J. S., Russo, N. N., Altschuler, T. S., Gomes, H., & Molholm, S. (2012). The development of multisensory integration in High-Functioning Autism: High-Density electrical mapping and psychophysical measures reveal impairments in the processing of audiovisual inputs. Cerebral Cortex, 23(6), 1329–1341. https://doi.org/10.1093/cercor/bhs109
Breslau, N., Peterson, E. L. Kessler, R. C. & Schulz, L.R. (1999). Short screening scale for DSM-IV Posttraumatic Stress Disorder. American Journal of Psychiatry, 156(6), 908–911. https://doi.org/10.1176/ajp.156.6.908
Bridges, D. & Schendan, H.E. (2019). Sensitive individuals are more creative. Personality and Individual Differences, 142, 186–195. https://doi.org/10.1016/j.paid.2018.09.015
Brindle, K., Moulding, R., Bakker, K. & Nedeljkovic, M. (2015). Is the relationship between sensory-processing sensitivity and negative affect mediated by emotional regulation? Australian Journal of Psychology, 67(4), 214–221. https://doi.org/10.1111/ajpy.12084
Brown, K. W. & Ryan, R. M. (2003). The benefits of being present: Mindfulness and its role in psychological well-being. Journal of Personality and Social Psychology, 84(4), 822–848. https://doi.org/10.1037/0022-3514.84.4.822
Brown, K. W., Ryan, R. M. & Creswell, J. D. (2007). Mindfulness: Theoretical Foundations and Evidence for its Salutary Effects. Psychological Inquiry 18(4), 211–237. https://doi.org/10.1080/10478400701598298
Buchheld, N. & Walach, H. (2002). Achtsamkeit in Vipassana-Meditation und Psychotherapie. Die Entwicklung des »Freiburger Fragebogens zur Achtsamkeit«. Zeitschrift für klinische Psychologie, Psychiatrie und Psychotherapie, 50(2), 153–172.
Buss, A. H., Plomin, R. (1984). Temperament: Early developing personality traits. Hillsday, N. J.: Lawrence Erlbaum Associates, Inc.
Ceccon, C., Schachner, M. K., Lionetti, F., Pastore, M., Umaña-Taylor, A. J., Moscardino, U. (2023). Efficacy of a cultural adaptation of the Identity Project intervention among ado-

lescents attending multiethnic classrooms in Italy: A randomized controlled trial. Child development, 94(5), 1162–1180.

Chang-Gusko, Y., Heße-Husain, J., Cassens, M., & Meßtorff, C. (2019). Achtsamkeit in Arbeitswelten: Für eine Kultur des Bewusstseins in Unternehmen und Organisationen. Springer Gabler.

Chen, C., Chen, C., Moyzis, R., Stern, H., He, Q., Li, H., Li, J., Zhu, B. & Dong, Q. (2011). Contributions of Dopamine-Related Genes and Environmental Factors to Highly Sensitive Personality: A Multi-Step Neuronal System-Level Approach. PLoS ONE, 6(7), e21636. https://doi.org/10.1371/journal.pone.0021636

Chien, Y., Hsieh, M. H. & Gau, S. S. (2019). P50-N100-P200 sensory gating deficits in adolescents and young adults with autism spectrum disorders. Progress in Neuro-psychopharmacology & Biological Psychiatry, 95, 109683. https://doi.org/10.1016/j.pnpbp.2019.109683

Clancy, K., Ding, M., Bernat, E., Schmidt, N.B. & Li, W. (2017). Restless ›rest‹: intrinsic sensory hyperactivity and disinhibition in post-traumatic stress disorder. Brain, 140(7), 2041–2050. https://doi.org/10.1093/brain/awx116

Costa, P. T. & McCrae, R. R. (1992). Revised NEO Personality Inventory and NEO Five Factor Inventory. Psychological Assessment Resources.

Craik, F. I. & Lockhart, R. S. (1972). Levels of processing: A framework for memory research. Journal of Verbal Learning and Verbal Behavior, 11(6), 671–684. https://doi.org/10.1016/s0022-5371(72)80001-x

Crane, L., Goddard, L., & Pring, L. (2009). Sensory processing in adults with autism spectrum disorders. Autism, 13(3), 215–228. https://doi.org/10.1177/1362361309103794

Cui, H., Liu, X., Chen, G., Shan, M., & Jia, Y. (2015). An event-related potentials study on the attention function of posttraumatic stress disorder. PubMed, 8(7), 10885–10892. https://pubmed.ncbi.nlm.nih.gov/26379882

David, S., Brown, L. L., Heemskerk, A. M., Aron, E. N., Leemans, A., & Aron, A. (2022). Sensory processing sensitivity and axonal microarchitecture: identifying brain structural characteristics for behavior. Brain Structre and Funtion, 227, 2769–2785.

Davies, P. T., Hentges, R. F., Coe, J. L., Parry, L. Q., & Sturge-Apple, M. L. (2021). Children's Dove Temperament as a Differential Susceptibility Factor in Child Rearing Contexts. Developmental Psychology, 57(8), 1274–1290.

De Gucht, V., Woestenburg, D., & Wilderjans, T. (2022). The different faces of (high) sensitivity: toward a more comprehensive measurement instrument. Development and validation of the sensory processing sensitivity questionnaire (SPSQ). Journal of Personality Assessment, 104(2), 1–16.

Dembling,S., (2015) Die Macht der Stille: Wie introvertierte und hochsensible Menschen ihre Besonderheit erkennen, verstehen und nutzen können (German Edition). MVG Moderne Vlgs.

Diez Grieser, M. T. & Müller,R.(2018). Mentalisieren mit Kindern und Jugendlichen (Mentalisieren in Klinik und Praxis, Bd. 3). Klett-Cotta.

Domröse, O. (2021). Der liebende Narzisst: Wege aus der Unheilvollen Anziehung Zwischen Hochsensiblen Menschen und Narzissten.

Dovgan, K. N., Villanti, K M. (2021). The Prevalence of Broad Autism Phenotype in Young Adults. https://doi.org/10.1080/00221325.2021.1904817

Ellis, B. J., Essex, M. J. & Boyce, W. T. (2005). Biological sensitivity to context: II. Empirical explorations of an evolutionary-developmental theory. Developmental Psychopathology, 17(2), 303–328. https://doi.org/10.1017/s0954579405050157

Ellis, B. J., Boyce, W. T., Belsky, J., Bakermans-Kranenburg, M. J. & Van Ijzendoorn, M. H. (2011). Differential susceptibility to the environment: An evolutionary–neurodevelopmental theory. Development and Psychopathology, 23(1), 7–28. https://doi.org/10.1017/s0954579410000611

Epley, N. (2015). Mindwise: Why We Misunderstand What Others Think, Believe, Feel, and Want. Vintage Books.

Erikson, E.H. (1973). Identität und Lebenszyklus. Suhrkamp.

Ernst, G., Franke, A. & Franzkowiak, P. (2022). Stress und Stressbewältigung. In: Bundeszentrale für gesundheitliche Aufklärung (BZgA) (Hrsg.). Leitbegriffe der Gesundheitsförderung und Prävention. Glossar zu Konzepten, Strategien und Methoden.
Eschenbeck, H., & Knauf, R. (2018). Entwicklungsaufgaben und ihre Bewältigung. In Springer-Lehrbuch (pp. 23–50). https://doi.org/10.1007/978-3-662-55792-1_2
Evans, D. E. & Rothbart, M. K. (2007). Developing a model for adult temperament. Journal of Research in Personality, 41(4), 868–888. https://doi.org/10.1016/j.jrp.2006.11.002
Evans, D. E. & Rothbart, M. K. (2008). Temperamental sensitivity: Two constructs or one? Personality and Individual Differences, 44(1), 108–118. https://doi.org/10.1016/j.paid.2007.07.016
Evers, A., Rasche, J. & Schabracq, M. J. (2008). High sensory-processing sensitivity at work. International Journal of Stress Management, 15(2), 189–198. https://doi.org/10.1037/1072-5245.15.2.189
Falkai, P. (2015). So helfen Sie Hochsensiblen. Urban & Vogel. So helfen Sie Hochsensiblen. MMW – Fortschritte der Medizin 157, 6 (2015). https://doi.org/10.1007/s15006-015-3621-1
Falkenstein, T. (2017). Hochsensible Männer: Mit Feingefühl zur eigenen Stärke. Junfermann Verlag.
Felten-Leidel, B. (2015). Von wegen Mimose. Wie ich meine Hochsensibilität als Stärke erkannte. BALANCE Buch + Medien Verlag.
Fischer, T. (2005). Wu wei: die Lebenskunst des Tao. Rowohlt.
Flassbeck, J. (2014). Co-Abhängigkeit (Leben Lernen, bd. 238): Diagnose, Ursachen und Therapie für Angehörige von Suchtkranken. Klett-Cotta.
Frankl, V. E. (2017). Wer ein Warum zu leben hat: Lebenssinn und Resilienz. 6. Edition. Beltz.
Freud, S. (1933). Neue Folge der Vorlesungen zur Einführung in die Psychoanalyse.
Freudenberger, H. J. (1974). Staff Burn-Out. Journal of Social Issues, 30(1), 159–165. https://doi.org/10.1111/j.1540-4560.1974.tb00706.x
Freudenberger, H. J. & North, G. (2011). Burn-out bei Frauen: über das Gefühl des Ausgebranntseins. Fischer Taschenbuch Verlag.
Fromm, E. (2005). Haben oder Sein: die seelischen Grundlagen einer neuen Gesellschaft. Dtv.
Gans, C., Dienemann, K., Hume, A., & Lorino, A. (2020). Arbeitsraum Natur: Handbuch für Coaches, Therapeuten, Trainer und Organisationen. Springer.
Garbe, E, Brisch K. H. (2022). Das kindliche Entwicklungstrauma: Verstehen und bewältigen. Klett-Cotta; 4. Aufl.
Gardner, H. (1983). Frames of mind. The Theory of Multiple Intelligences. Basic Books, New York, NY.
Gearhart, C. C. (2014). Sensory-processing sensitivity and nonverbal decoding: The effect on listening ability and accurary. International Journal of Listening, 28(2), 98–111. https://doi.org/10.1080/10904018.2014.880867
Gearhart, C. C. & Bodie, G. D. (2012). Sensory-Processing Sensitivity and Communication Apprehension: Dual Influences on Self-Reported Stress in a College Student Sample. Communication Reports, 25(1), 27–39. https://doi.org/10.1080/08934215.2012.672216
Gendlin, E. T. (2020). Focusing: Selbsthilfe bei der Lösung persönlicher Probleme. Rowohlt Verlag GmbH.
Germer, C., Siegel, R., Fulton, P. (2009). Achtsamkeit in der Psychotherapie. Arbor.
Germer, C., & Neff, K. (2021). Achtsames Selbstmitgefühl unterrichten: Das Handbuch für die professionelle Arbeit. Arbor.
Gerstenberg, F. X. (2012). Sensory-processing sensitivity predicts performance on a visual search task followed by an increase in perceived stress. Personality and Individual Differences, 53(4), 496–500. https://doi.org/10.1016/j.paid.2012.04.019
Gilbert, P. (2011). Mitgefühl: wie wir Mitgefühl nutzen können, um Glück und Selbstakzeptanz zu entwickeln und es uns wohl sein zu lassen. Arbor.
Gillingham, G. (1995). Autism – Handle with Care: Understanding and Managing Behavior of Children and Adults with Autism. Arlington, Texas, USA: Future Horizons.
Görlitz, S., & Böttcher, J. (2017). Wie kann Hochsensibilität und Trauma unterschieden werden? Kompetenzzentrum für Hochsensibilität. https://www.aurum-cordis.de/hochsensibilitaet-und-trauma

Gordon,T. (2012). Familienkonferenz: Die Lösung von Konflikten zwischen Eltern und Kind. Heyne Verlag.

Gray, J. A. (1981). A critique of Eysenck's theory of personality. In H. J. Eysenck (Ed.), A model for personality (pp. 246–276). Springer.

Greven, C. U., Lionetti, F., Booth, C., Aron, E. N., Fox, E., Schendan, H. E., Pluess, M., Bruining, H., Acevedo, B., Bijttebier, P., Homberg, J. (2019). Sensory processing sensitivity in the context of Environmental Sensitivity: A critical review and development of research agenda. Neuroscience and Biobehavioral Reviews, 98, 287 305. https://doi.org/10.1016/j.neubiorev.2019.01.009

Grüttefien, S. (2022, Januar 11). Wenn der Narzisst das arme Opfer spielt. Umgang mit Narzissten – Erkennen. Befreien. Wachsen. https://umgang-mit-narzissten.de/wenn-der-narzisst-das-arme-opfer-spielt

Hampel,P., Petermann F. (2017). Cool bleiben – Stress vermeiden: Das Anti-Stress-Training für Kinder. Mit Arbeitsmaterial. Beltz.

Havighurst, R. J. (1972). Developmental tasks and education. Addison-Wesley Longman Ltd.

Hayes, J. P., Vanelzakker, M. B., & Shin, L. M. (2012). Emotion and cognition interactions in PTSD: a review of neurocognitive and neuroimaging studies. Frontiers in Integrative Neuroscience, 6. https://doi.org/10.3389/fnint.2012.00089

Heimerl, B. (2004). Empathie und Burnout in der Psychotherapie, Schibri-Verlag.

Hemschemeier, C. (2021). Vom Opfer zum Gestalter: Raus aus toxischen Beziehungen – rein ins Leben. Luther-Verlag.

Heinrichs, N. & Lohaus, A. (2011). Klinische Entwicklungspsychologie kompakt: Psychische Störungen im Kindes- und Jugendalter. Beltz.

Herdwart, J. (2020). Toxische Beziehungen + Narzisstische Persönlichkeitsstörung + Hochsensible Menschen: 3 in 1-Buch – Emotionale Erpressung, Narzissmus & Hochsensibilität in der Partnerschaft erkennen und verstehen. Independently published.

Herzberg, P. Y., Fricke, K. R., & Konrad, S. (2021). Normierung der deutschen Fassung der Highly Sensitive Person Scale (HSPS-G) – Selbstbeurteilungsskala an einer deutschsprachigen Stichprobe. Psychotherapie, Psychosomatik, Medizinische Psychologie, 72(03/04), 108–116. https://doi.org/10.1055/a-1494-3892

Hiebler, M. (2012). Identitätstheorien im Vergleich. Masterarbeit zur Erlangung des akademischen Grades eines Master of Arts der Studienrichtung Soziologie an der Karl-Franzens-Universität Graz.

Hinterberger, T. (2018). Hochsensibilität in der Psychosomatik. Tattva Viveka, 75.

Hinterberger, T., Schmidt, S.N., Kamei, T., Walach, H. (2014). Decreased Electrophysiological Activity Represents the Conscious State of Emptiness in Meditation. Frontiers in Consciousness Research, 99(5), 1–14. https://doi.org/10.3389/fpsyg.2014.0009

Hinterberger, T., Galuska, D. & Galuska, J. (2019). Der SV-12: Entwicklung eines klinischen Inventars zur Erfassung von Sensibilität und deren Verarbeitungsproblematiken. Complementary Medicine Research. 26(4), 240–249. https://doi.org/10.1159/000497283

Hofmann, S. G. & Bitran, S. (2007). Sensory-processing sensitivity in social anxiety disorder: Relationship to harm avoidance and diagnostic subtypes. Journal of Anxiety Disorders, 21(7), 944–954. https://doi.org/10.1016/j.janxdis.2006.12.003

Holloway, J. B., Beuter, A., & Duda, J. L. (1988). Self-Efficacy and Training for Strength in adolescent girls1. Journal of Applied Social Psychology, 18(8), 699–719. https://doi.org/10.1111/j.1559-1816.1988.tb00046.x

Holm, S.E. H., Hansen, B., Kvale, G., Eilertsen, T., Hagen, K., & Solem, S. (2019). Is sensory processing sensitivity related to treatment outcome in concentrated exposure and response prevention treatment for obsessive-compulsive disorder? Journal of Obsessive-compulsive and Related Disorders, 23, 100486. https://doi.org/10.1016/j.jocrd.2019.100486

Homberg, J. R., Schubert, D., Asan, E. & Aron, E. N. (2016). Sensory processing sensitivity and serotonin gene variance: Insights into mechanisms shaping environmental sensitivity. Neuroscience & Biobehavioral Reviews, 71, 472–483. https://doi.org/10.1016/j.neubiorev.2016.09.029

Iacoviello, B. M., Wu, G., Abend, R., Murrough, J. W., Feder, A., Fruchter, E., Levinstein, Y., Wald, I., Bailey, C. R., Pine, D. S., Neumeister, A., Bar-Haim, Y. & Charney, D. S. (2014).

Attention Bias Variability and Symptoms of Posttraumatic Stress Disorder. Journal of Traumatic Stress, 27(2), 232–239. https://doi.org/10.1002/jts.21899

Jauk, E. Knödler, M. et. al, (2022) Do highly sensitive persons display hypersensitive narcissism? Similarities and differences in the nomological networks of sensory processing sensitivity and vulnerable narcissism. https://doi.org/10.1002/jclp.23406

Jagiellowicz, J., Xu, X., Aron, A., Aron, E., Cao, G., Feng, T., & Weng, X. (2011). The trait of sensory processing sensitivity and neural responses to changes in visual scenes. Social Cognitive and Affective Neuroscience, 6(1), 38–47. https://doi.org/10.1093/scan/nsq001

Jagiellowicz, J. (2012). The relationship between the temperament trait of sensory processing sensitivity and emotional reactivity. Stony Brook University, Stony Brook, NY, USA. Retrieved from. https://ir.stonybrook.edu/xmlui/bitstream/handle/11401/71265/Jagiellowicz_grad.sunysb_0771E_10998.pdf?sequence=1

Jagiellowicz, J., Aron, A., & Aron, E. N. (2016). Relationship between the temperament trait of sensory processing sensitivity and emotional reactivity. Social Behavior and Personality, 44(2), 185–199. https://doi.org/10.2224/sbp.2016.44.2.185

Jagiellowicz J, Acevedo BP, Tillmann T, Aron A and Aron EN (2024) The relationship between sensory processing sensitivity and medication sensitivity: brief report. Front. Psychol. 14:1320695. https://doi.org/10.3389/fpsyg.2023.1320695

Jerome, E. M., & Liss, M. (2005). Relationships between sensory processing style, adult attachment, and coping. Personality and Individual Differences, 38(6), 1341–1352. https://doi.org/10.1016/j.paid.2004.08.016

Jorzik-Oels, J. (2022). Hochsensibilität ist mehr als hochsensibel sein. Selfpublished.

Jorzik-Oels, J. (2024, 23. Januar). Die Wirkung früher Traumata und Hochsensibilität Teil 1 – Hauptsache herzbewegt. Hauptsache herzbewegt. https://hauptsacheherzbewegt.de/die-wirkung-frueher-traumata-und-hochsensibilitaet-teil-1/

Jung, C. G. (1961). The collected works of C. G. Jung: Freud and psychoanalysis (Vol. 4). Princeton, NJ: Princeton University Press.

Jung, C. G. (1971). Collected works of C. G. Jung, Volume 6: Psychological Types. Princeton University Press.

Jung, C. G., Jung, L. (2024). Archetypen. Urbilder und Wirkkräfte des Kollektiven Unbewussten. Patmos Verlag.

Jung C. G. (2001). Typologie, dtv Verlagsgesellschaft mbH & Co. KG.

Kabat-Zinn, J. (2013). Gesund durch Meditation: Das große Buch der Selbstheilung mit MBSR.

Kabat-Zinn, J. (1990). Full catastrophe living: Using the wisdom of your body and mind to face stress, pain, and illness.

Kähkönen, J., Lionetti, F., Castelli, L., Pluess, M. (2024). Development and validation of the highly sensitive child interview for the assessment of environmental sensitivity in primary school children. Personality and Individual Differences, 222(2), 112592.

Kagan, J. (1989). The concept of behavioral inhibition to the unfamiliar. In J. S. Reznick (Ed.), Perspectives on behavioral inhibition (pp. 1–24). University of Chicago Press.

Kagan, J. (1994). Galen's prophecy: Temperament in human nature. Basic Books.

Kaluza, G. (2023). Gelassen und Sicher Im Stress: Das Stresskompetenz-Buch: Stress Erkennen, Verstehen, Bewältigen. Springer.

Kaluza, G. & Chevalier, A. (2017). Stressbewältigungstrainings für Erwachsene. In: R. Fuchs & M. Gerber, Handbuch Stressregulation und Sport (Seite 143–162). Springer. https://doi.org/10.1007/978-3-662-493(22-9_17

Kaluza, G. (2015). Stressbewältigung zur psychologischen Gesundheitsförderung, SpringerKast, V. (2010). Vom Sinn des Ärgers: Anreiz zu Selbstbehauptung und Selbstentfaltung. Herder.

Keers R, Coleman JR, Lester KJ et al. (2016). A Genome-Wide Test of the Differential Susceptibility Hypothesis Reveals a Genetic Predictor of Differential Response to Psychological Treatments for Child Anxiety Disorders. Psychotherapy and Psychosomatics, 85(3):146–58. https://doi.org/10.1159/000444023

Kelle, S. (2018). Narzisstische Scham: Eine Untersuchung ihrer literarischen Darstellung bei Fjodor Dostojewski, Knut Hamsun und Franz Kafka. Verlag: Peter Lang.

Kern, J. K., Trivedi, M. H., Garver, C. R., Grannemann, B. D., Andrews, A. A., Savla, J. S., Johnson, D. G., Mehta, J. A., & Schroeder, J. L. (2006). The pattern of sensory processing abnormalities in autism. Autism, 10(5), 480–494. https://doi.org/10.1177/1362361306066564

Kibe, C., Suzuki, M., Hirano, M. (2018). Individual sensitivity to effects of resilience education: Self-esteem enhancement in Japanese adolescents. Paper presented at the European Conference on Positive Psychology. Budapest, Hungary.

Kibe, C., Suzuki, M., Hirano, M. & Boniwell, I. (2020). Sensory processing sensitivity and culturally modified resilience education: Differential susceptibility in Japanese adolescents. PloS One, 15(9), e0239002. https://doi.org/10.1371/journal.pone.0239002

Kjellgren, A., Lindahl, A. & Norlander, T. (2009). Altered states of consciousness and mystical experiences during sensory isolation in flotation tank: Is the highly sensitive personality variable of importance? Imagination, Cognition and Personality, 29(2), 135–146. https://doi.org/10.2190/ic.29.2.d

Kienzl, B. E. (2014). Die Bedeutung des Konstrukts der »Hochsensibilität« für die Lebensbewältigung im Jugendalter exemplarisch untersucht anhand des Selbstwerts. Masterarbeit zur Erlangung des Grades einer Magistra der Philosophie der Karl-Franzens-Universität Graz.

König, L. (2022). Achtsamkeitsübungen für hochsensible Kinder: Wohltuende Entspannungsübungen für jeden Tag – Unbeschwert Selbstbewusstsein stärken und Ängste loslassen. Kroko Verlag.

Kohls N. Konstruktion und Validierung eines Fragebogens zur Identifizierung von stabilisierenden bzw. destabilisierenden »mystischen« Erfahrungen (Unveröffentlichte Diplomarbeit). Freiburg: Universität Freiburg; 1998.

Kohls, N., Friedl, C., Walach, H. (2001). »Häufigkeit und subjektive Bewertung von außergewöhnlichen menschlichen Erfahrungen. Explorative Ergebnisse einer Fragebogenstudie zu differentialdiagnostischen Zwecken«. S. 89–115, in Belschner & Gottwald (eds) »Transpersonale Studien«, Bibliotheks- und Informationssystem der Universität Oldenburg, 2001 (ISBN 3-8142-0781-5).

Kohls N., Sauer S., Walach, H. (2009). Facets of mindfulness – Results of an online study investigating the Freiburg mindfulness inventory. Personality and Individual Differences, 46(2), 224–230. https://doi.org/10.1016/j.paid.2008.10.009.

Konrad, S. (2020). Borderline? Oder doch eher hochsensibel? Psychotherapie-Forum, 24(3–4), 161–168. https://doi.org/10.1007/s00729-020-00166-x

Konrad, S. & Herzberg, P. Y. (2017). Psychometric properties and validation of a German High Sensitive Person Scale (HSPS-G). European Journal of Psychological Assessment, 35(3), 364–378. https://doi.org/10.1027/1015-5759/a000411

Konrad, K.A. (2024) Selbstgesteuertes Lernen neu denken. Beltz Juventa

Konrad, S., & Theobald, D. A. (2018). Der Zusammenhang zwischen sensorischer Verarbeitungssensitivität (SPS) und den Autismus-Spektrum-Störungen (ASS). Conference Paper des 51. Kongress der Deutschen Gesellschaft für Psychologie.

Koppenhöfer, E. (2004). Kleine Schule des Genießens: ein verhaltenstherapeutisch orientierter Behandlungsansatz zum Aufbau positiven Erlebens und Handelns. Pabst Science Publishers.

Kramer, B. (2024) Hochsensibilität: Hintergründe – Herausforderungen – Strategien. tredition

Krampe, H. & van Randenborgh, A. (2023). Hochsensitivität – ein Temperamentsmerkmal bereichert Psychotherapie. Psychotherapeutenjournal 02/2023, 138–146

Krönung, R. L. (2015). Die latente Struktur von Hochsensibilität – eine taxometrische Untersuchung von Sensory-Processing Sensitivity (Unveröffentlichte Masterarbeit). Universität Bielefeld.

Kühn, A. (2001). Borderline Persönlichkeitsstörung. GRIN Verlag. https://www.grin.com/document/101683

Lange, H. M., & Lux, V. (2021). Hochsensibilität: Einblicke in die Forschung der Arbeitseinheit Genetic Psychology an der Ruhr-Universität Bochum, Bochum, 2021. Verfügbar

unter: https://www.gen-psych.ruhr-uni-bochum.de/gepsy/mam/content/hochsensibilitaet_2021_final.pdf (Zugriff: 08.12.2023)
Lefrank, W., & Gräf, M. (2021). Eine quantitative Studie zum Einfluss von Achtsamkeit auf Stress, Burnout und Depression. FOM Hochschule für Ökonomie & Management.
Li, X., Li, Z., Jiang, J., & Yan, N. (2023). Children's sensory processing sensitivity and prosocial behaviors: Testing the differential susceptibility theory. Journal of Experimental Psychology: General, 152(5), 1334–1350.
Licht, C., Mortensen, E. L., & Knudsen, G. M. (2011). Association between sensory processing sensitivity and the serotonin transporter polymorphism 5-HTTLPR short/short genotype. Biological Psychiatry, 69, 152S-153S.
Lindenmeyer, J. (2013). Ich bin kein Alkoholiker! Ambulante Psychotherapie bei Alkoholproblemen. Springer.
Lionetti, F., Aron, A., Aron, E. N., Burns, G. L., Jagiellowicz, J. & Pluess, M. (2018). Dandelions, tulips and orchids: Evidence for the existence of low-sensitive, medium-sensitive and high-sensitive individuals. Translational Psychiatry, 8(1). https://doi.org/10.1038/s41398-017-0090-6
Lionetti, F., Aron, E. N., Aron, A., Klein, D. N. & Pluess, M. (2019). Observer-rated environmental sensitivity moderates children's response to parenting quality in early childhood. Developmental Psychology, 55(11), 2389–2402. https://doi.org/10.1037/dev0000795
Lionetti, F., Klein, D. N., Pastore, M., Aron, E. N., Aron, A., & Pluess, M. (2021). The role of environmental sensitivity in the development of rumination and depressive symptoms in childhood: a longitudinal study. European Child & Adolescent Psychiatry, 1–11.
Liss, M., Timmel, L., Baxley, K. & Killingsworth, P. (2005). Sensory processing sensitivity and its relation to parental bonding, anxiety, and depression. Personality and Individual Differences, 39(8), 1429–1439. https://doi.org/10.1016/j.paid.2005.05.007
Liss, M., Mailloux, J. & Erchull, M. J. (2008). The relationships between sensory processing sensitivity, alexithymia, autism, depression, and anxiety. Personality and Individual Differences, 45(3), 255–259. https://doi.org/10.1016/j.paid.2008.04.009
Lo, I. (2020). Sensibilität und emotionale Intensität: Wie man als hochsensibler Mensch mit intensiven Gefühlen umgeht, Junfermann Verlag
Löbl, K. (2016). Entwicklungsaufgaben in Kindheit und Jugend nach Robert J. Havighurst Taschenbuch. GRIN Verlag; 1. Edition.
Luken, M. & Sammons, A. (2016). Systematic Review of Mindfulness Practice for reducing Job Burnout. American Journal of Occupational Therapy, 70(2). https://doi.org/10.5014/ajot.2016.016956
Mäki-Marttunen, V., Kuusinen, V., Brause, M., Peräkylä, J., Polvivaara, M., Ribeiro, R. D. S., Öhman, J. & Hartikainen, K. M. (2015). Enhanced attention capture by emotional stimuli in mild traumatic brain injury. Journal of Neurotrauma, 32(4), 272–279. https://doi.org/10.1089/neu.2014.3557
Marco, E. J., Hinkley, L. B., Hill, S. S., & Nagarajan, S. S. (2011). Sensory Processing in Autism: A review of Neurophysiologic Findings. Pediatric Research, 69(5 Part 2), 48–54. https://doi.org/10.1203/pdr.0b013e3182130c54
Masataka, N. (2017). Implications of the idea of neurodiversity for understanding the origins of developmental disorders. Physics of Life Reviews, 20, 85–108.
Maté, G. (2021). Im Reich der hungrigen Geister: Auf Tuchfühlung mit der Sucht – Stimmen aus Forschung, Praxis und Gesellschaft. Unimedica.
McCrae, R. R. & Costa, P. T. (1990). Personality in adulthood: A Five-Factor Theory Perspective. Guilford Press.
McCrae, R. R. & Costa, P. T. (2008). Empirical and theoretical status of the Five-Factor model of personality traits. In G. J. Boyle, G. Matthews, & D. H. Saklofske (Eds.), The SAGE handbook of personality theory and assessment: Personality theories and models (pp. 273–294). Sage Publications.
Mehrabian, A. (1976). Manual for the questionnaire measure of stimulus screening and arousability (Unpublished manuscript). University of California, Los Angeles, USA.
Meibert, P. (2016). Achtsamkeitsbasierte Therapie und Stressreduktion MBCT/MBSR. Ernst Reinhardt Verlag.

Meredith, P. J., Bailey, K. J., Strong, J. & Rappel, G. (2015). Adult attachment, sensory processing, and distress in healthy adults. American Journal of Occupational Therapy, 70(1). https://doi.org/10.5014/ajot.2016.017376

Media, M. (2020). Nur mit dem Herzen sieht man gut: Der Weg vom Schatten zum Licht. Tredition.

Metzler, G. L. (2020, 19. Dezember). Drogensucht: Ursachen gehen auf 6 Erlebnisse aus der Kindheit zurück. FOCUS Online. https://www.focus.de/familie/eltern/familie-heute/drogensucht-die-wahre-ursache-von-sucht-geht-auf-diese-6-erlebnisse-aus-der-kindheit-zurueck_id_9162061.html

Meyer, B., Ajchenbrenner, M., & Bowles, D. P. (2005). Sensory Sensitivity, Attachment Experiences, and Rejection Responses Among Adults with Borderline and Avoidant Features. Journal of Personality Disorders, 19(6), 641–658. https://doi.org/10.1521/pedi.2005.19.6.641

Molter, J. J. & Stricker,J (2019). Die Bedeutung von Virginia Satir für die Arbeit mit Skulpturen. In: Stadler, C., Kress, B. (eds.) Praxishandbuch Aufstellungsarbeit. Springer, Wiesbaden. https://doi.org/10.1007/978-3-658-18152-9_3-1

Monroe, S. M., Simons, A. D. (1991). Diathesis-stress theories in the context of life stress research: Implications for the depressive disorders. Psychological Bulletin, 110(3), 406–425. https://doi.org/10.1037/0033-2909.110.3.406

Myers, I.B. (1962). Manual for the Myers-Briggs Type Indicator. Educational Testing Service.

Neal, J. A., Edelmann, R. J. & Glachan, M. (2002). Behavioural inhibition and symptoms of anxiety and depression: Is there a specific relationship with social phobia? British Journal of Clinical Psychology, 41(4), 361–374. https://doi.org/10.1348/014466502760387489

Neff, K. (2012). Selbstmitgefühl: Wie wir uns mit unseren Schwächen versöhnen und uns selbst der beste Freund werden. Kailash.

Neff, K., & Germer, C. (2018). The Mindful Self-Compassion Workbook: A Proven Way to Accept Yourself, Build Inner Strength, and Thrive. Taylor & Francis.

Neff, K., & Vonk, R. (2008). Self-Compassion versus global Self-Esteem: two different ways of relating to oneself. Journal of Personality, 77(1), 23–50. https://doi.org/10.1111/j.1467-6494.2008.00537.x

Niechzial, S. (2024). Ein Kopf voll Gold: Was neurodivergente Kinder brauchen und wie wir sie stärken können. Beltz.

Nisters, A. (2024). Hochsensibilität verstehen – Das Praxisbuch mit 14-Tage-Programm, Strategien und Übungen: Der Weg zu mehr Selbstakzeptanz, emotionaler Resilienz, beruflicher Erfüllung und einem ausgeglichenen Alltag. edition valde.

Nocentini, A., Menesini, E. & Pluess, M. (2018). The personality trait of environmental eensitivity predicts children's positive response to school-based antibullying intervention. Clinical Psychological Science, 6(6), 848–859. https://doi.org/10.1177/2167702618782194

Öäz-Redaktion. (2021, 31. Mai). Dossier: Alkohol – Burnout – Depression: Schicksalhafte Wechselwirkungen. Österreichische Ärztezeitung – ÖÄZ. https://aerztezeitung.at/2018/oaz-artikel/themen/dossier-alkohol-burnout-depression-schicksalhafte-wechselwirkungen/

Ostendorf, F. & Angleitner, A. (2004). NEO-PI-R – NEO Persönlichkeitsinventar nach Costa und McCrae – Revidierte Fassung (PSYNDEX Tests Review). Göttingen: Hogrefe.

Otto, Melanie und Carmen Deffner. (2022). Selbststeuerung [online]. socialnet Lexikon. Bonn: socialnet, 21.03.2022 [Zugriff am: 27.06.2024]. Verfügbar unter: https://www.socialnet.de/lexikon/4341

Paasch-Elfers, I. (2021). Hochsensibilität als Folge einer Entwicklungstraumatisierung. Eine empirische Untersuchung. GRIN.

Paramahansa Yogananda (2018). Die stärkende Kraft der Meditation – innere Ruhe und Klarheit gewinnen: Der Weg zur inneren Stärke. Mit Affirmationen. ViaNova Verlag; 1. Edition

Parlow, G. (2003). Zart besaitet: Selbstverständnis, Selbstachtung und Selbsthilfe für hochempfindliche Menschen. Festland Verlag Wien.

Parlow, I. (2020, 14. Mai). Suchttendenzen, Scham und Hochsensibilität. https://www.zartbesaitet.net/suchttendenzen-und-hochsensibilitaet/.

Patterson, C.M. & Newman, J.P. (1993). Reflectivity and learning from aversive events: Toward a psychological mechanism for the syndromes of disinhibition. Psychological Review, 100(4), 716–736. https://doi.org/10.1037/0033-295x.100.4.716

Paulus C. (2009). Der Saarbrücker Persönlichkeitsfragebogen SPF (IRI) zur Messung von Empathie: Psychometrische Evaluation der deutschen Version des Interpersonal Reactivity Index. https://doi.org/10.23668/psycharchives.9249

Pérez, L. G., Abrams, M. P., López-Martínez, A. E., & Asmundson, G. J. G. (2012). Trauma Exposure and health: The role of depressive and hyperarousal symptoms. Journal of Traumatic Stress, 25(6), 641–648. https://doi.org/10.1002/jts.21762

Pfennig, C. (2024, 3. Mai). Nicht erkannte Hochsensibilität kann auch toxisch werden. Netzwerk Hochsensibilität. https://www.hochsensibilitaet-netzwerk.com/nicht-erkannte-hochsensibilitaet-kann-auch-toxisch-werden/

Pickering, A. D. & Corr, P. J. (2008). The neuroscience of personality. In G. Boyle, G. Matthews, & D. H. Saklofske (Eds.), Handbook of personality testing and theory (pp. 239–256). London: Sage.

Piaget, J. (1998). Gesammelte Werke 2 / Der Aufbau der Wirklichkeit beim Kinde. Klett-Cotta /J. G. Cotta'sche Buchhandlung.

Pluess, M. & Belsky, J. (2013). Vantage sensitivity: Individual differences in response to positive experiences. Psychological Bulletin, 139(4), 901–916. https://doi.org/10.1037/a0030196

Pluess, M. & Boniwell, I. (2015). Sensory-Processing Sensitivity predicts treatment response to a school-based depression prevention program: Evidence of Vantage Sensitivity. Personality and Individual Differences, 82, 40–45. https://doi.org/10.1016/j.paid.2015.03.011

Pluess, M. (2015). Individual differences in Environmental Sensitivity. Child Development Perspectives, 9(3), 138–143. https://doi.org/10.1111/cdep.12120

Pluess, M. (2017). Vantage Sensitivity: Environmental Sensitivity to positive experiences as a function of genetic differences. Journal of Personality, 85(1). https://doi.org/10.1111/jopy.12218

Pluess, M., Assary, E., Lionetti, F., Lester, K. J., Krapohl, E., Aron, E. N. & Aron, A. (2018). Environmental sensitivity in children: Development of the Highly Sensitive Child Scale and identification of sensitivity groups. Developmental Psychology, 54(1), 51–70. https://doi.org/10.1037/dev0000406

Pluess, M., Lionetti, F., Aron, E. N., Aron, A. (2023). People Differ in their Sensitivity to the Environment: An Integrated Theory, Measurement and Empirical Evidence. Journal of Research in Personality, 104377–104377.

Potreck F., Jacob G. (2016). Selbstzuwendung, Selbstakzeptanz, Selbstvertrauen (Leben Lernen, Bd. 163): Psychotherapeutische Interventionen zum Aufbau von Selbstwertgefühl. Klett-Cotta

Reddemann, L. (2021). Die Welt als unsicherer Ort (Leben Lernen, Bd. 328): Psychotherapeutisches Handeln in Krisenzeiten. Klett-Cotta

Remmel, A. (2016). Existenzielle Psychotherapie und Lebensbejahung durch Achtsamkeit, Selbstzuwendung und Selbstmitgefühl. PTT – Persönlichkeitsstörungen: Theorie und Therapie, 20(2), 91–101.

Remschmidt, H., Schmidt, M. H., Poustka, F. (2017). Multiaxiales Klassifikationsschema für psychische Störungen des Kindes- und Jugendalters nach ICD-10. Hogrefe.

Rex-Najuch, M. (2019, 10. September) Pathologisches Sammelsurium oder Beschaffenheit – Ist Hochsensibilität eine Diagnose?
https://blog.aurum-cordis.de/2019/09/10/pathologisches-sammelsurium-oder-beschaffenheit-ist-hochsensibilität-eine diagnose/ (abgerufen am 25.06.2024).

Rietmann, S & Deing,P. (2019).Psychologie der Selbststeuerung. Springer VS.

Robinson, D. M., Moeller, K. S., Fetterman, K. A. (2010). Neuroticism and responsiveness to error feedback: Adaptive self-regulation versus affective reactivity. Journal of Personality, 78(5), 1469–1496. https://doi.org/10.1111/j.1467-6494.2010.00658.x

Roemer, C. (2021). Was ist ein HSP/HSS? In: Abenteuerlustig & Hochsensibel. essentials. Springer, Wiesbaden. https://doi.org/10.1007/978-3-658-35074-1_2

Rönnau-Böse, M. & Fröhlich-Gildhoff, K. (2024). Resilienz und Resilienzförderung über die Lebensspanne. W. Kohlhammer GmbH.
Rothbart, M. K. (2011). Becoming who we are: Temperament and personality in development. Guilford Press.
Rothbart, M.K., & Bates, J.E. (2006). Temperament. In W. Damon, R. Lerner, & N. Eisenberg (Eds.), Handbook of child psychology: Vol. 3. Social, emotional, and personality development (6th ed., pp. 99–166). Wiley.
Rühle, H. & Maxeiner, S. (2015). Ich fühle was, was du nicht fühlst. Deutsche Heilpraktiker-Zeitschrift, 11(07), 66–69. https://doi.org/10.1055/s-0035-1569245
Sabater, V. (2022, 12. Februar). Der Sinn des Lebens nach Viktor Frankl. Gedankenwelt. https://gedankenwelt.de/der-sinn-des-lebens-nach-viktor-frankl/
Sachse, D. (1995) Ohnmacht und Beziehungsstörung. Zur Persistenz frühester Introjektionsprozesse aufgrund partieller Verleugnung der Subjekt-Objekt-Differenzierung (PDF) Psychoanalyse im Widerspruch 14, 28–37, Psychosozial-Verlag.
Sack, M., & Gromes, B. (2020). Schonende Traumatherapie – Ressourcenorientierte Behandlung von Traumafolgestörungen. Schattauer.
Schadwinkel, A. (2021, 2. Februar). Sport macht Klug. spektrum.de. https://www.spektrum.de/news/training-sport-macht-klug/1782986
Schmidbauer, W. (2007). Das Helfersyndrom: Hilfe für Helfer. Rowohlt Taschen.
Schröer, T. (2021). Führungskompetent achtsame Selbstführung, Springer Nature Link
Schiermeier, L. Muehlfelder, M (2020). Resilienz im Einzelhandel: Eine Untersuchung von Resilienz als Moderatorvariable zwischen der Exposition gegenüber kundenbezogenen sozialen Stressoren (CSS) und der psychischen Gesundheit von Verkäufern und Kundenberatern. In Gesundheit – Arbeit – Prävention (pp.135–153) https://doi.org/10.1007/978-3-658-30006-7_9
Schütz, A., Sellin, I (2006), Die Multidimensionale Selbstwertskala, (MSWS), Göttingen, Hogrefe.
Scrimin, S., Osler, G., Pozzoli, T., & Moscardino, U. (2018). Early adversities, family support, and child well-being: The moderating role of environmental sensitivity. Child Care Health and Development. 44. 10.1111/cch.12596.
Seligman, M.E. P., Csikszentmihalyi, M. (2000). Positive psychology: An introduction. American Psychologist, 55(1), 5–14. https://doi.org/10.1037/0003-066X.55.1.5
Sharma, M., & Rush, S.E. (2014). Mindfulness-Based Stress reduction as a stress management intervention for healthy individuals. Journal of Evidence-based Complementary & Alternative Medicine, 19(4), 271–286. https://doi.org/10.1177/2156587214543143
Shaynov, V (2020). Viktimisierung: Voraussetzungen und Auswirkungen, Eigenschaften und Links, Verlag Unser Wissen.
Schroer, T. (2021). Führungskompetenz achtsame Selbstführung: Erfolgreich führen in dynamischen und disruptiven Zeiten Taschenbuch. Springer Gabler; 2., vollst. überarb. Aufl. 2021 Edition (4. März 2021).
Simchen, H. (2023). ADS. Unkonzentriert, verträumt, zu langsam und viele Fehler im Diktat. Kohlhammer.
Simson, A.R. (2001). Raising Teens. A Synthesis of Reasearch and a foundation for Action. Boston. Online: https://hr.mit.edu/system/files/all/worklife/raising_teens_report.pdf (25.02.2022)
Slagt, M., Dubas, J. S., van Aken, M. A. G., Ellis, B. J., & Deković, M. (2018). Sensory processing sensitivity as a marker of differential susceptibility to parenting. Developmental Psychology, 54(3), 543–558. https://doi.org/10.1037/dev0000431
Slagt, M., Dubas, J. S., Deković, M., & van Aken, M. A. G. (2016). Differences in sensitivity to parenting depending on child temperament: A meta-analysis. Psychological Bulletin, 142(10), 1068–1110. https://doi.org/10.1037/bul0000061
Smajic, A. (2023, 24. November). Schweigen, Manipulation, Isolation: Anzeichen für emotionalen Missbrauch. Myself. https://www.myself.de/aktuelles/leben/anzeichen-emotionaler-missbrauch/
Smolewska, K. A., McCabe, S. B. & Woody, E. Z. (2006). A psychometric evaluation of the Highly Sensitive Person Scale: The components of sensory-processing sensitivity and their

relation to the BIS / BAS and »Big Five«. Personality and Individual Differences, 40(6), 1269–1279. https://doi.org/10.1016/j.paid.2005.09.022
Sobocko, K., & Zelenski, J. M. (2015). Trait sensory-processing sensitivity and subjective well-being: Distinctive associations for different aspects of sensitivity. Personality and Individual Differences, 83, 44–49. https://doi.org/10.1016/j.paid.2015.03.045
Spektrum der Wissenschaft. (2022). Spektrum Psychologie – Was Beziehungen toxisch macht: Narzissmus & Manipulation.
Stoll, O., Pfeffer, I., & Alfermann, D. (2010). Lehrbuch Sportpsychologie. Huber.
Streit, F., Witt, S. H., Awasthi, S. et al. (2022). Borderline personality disorder and the big five: molecular genetic analyses indicate shared genetic architecture with neuroticism and openness. Translational Psychiatry, 12(1). https://doi.org/10.1038/s41398-022-01912-2
Struhs-Wehr, K (2017) Betriebliches Gesundheitsmanagement und Führung: Gesundheitsorientierte Führung als Erfolgsfaktor im BGM. Springer.
Suzuki, K., Takagai, S., Tsujii, M., Ito, H., Nishimura, T. & Tsuchiya, K. J. (2019). Sensory processing in children with autism spectrum disorder and the mental health of primary caregivers. Brain & Development, 41(4), 341–351. https://doi.org/10.1016/j.braindev.2018.11.005
Thomas, A., & Chess, S. (1977). Temperament and development. Brunner/Mazel.
Thorndike, E. L. (1920). Intelligence and its uses. Harper's Magazine, 140, 227–235.
Tichy, H. E. (2018). Die Kunst präsent zu sein: Carl Rogers und das frühbuddhistische Verständnis von Meditation. Psychotherapiewissenschaft in Forschung, Profession und Kultur.
Tillmann, T., El Matany, K. & Duttweiler, H. (2018). Measuring environmental sensitivity in educational contexts: A validation study with German-Speaking students. Journal of Educational and Developmental Psychology, 8(2), 17. https://doi.org/10.5539/jedp.v8n2p17
Tillmann, T. (2019): Sensory-processing sensitivity in the context of the teaching profession and its demands: blessing, curse or both? Dissertation, LMU München: Fakultät für Psychologie und Pädagogik
Trappmann-Korr, B. (2010). Hochsensitiv: Einfach anders und trotzdem ganz normal: Leben zwischen Hochbegabung und Reizüberflutung.
Trappmann-Korr, B. (2014). Der N-Faktor: Hochsensitivität und Persönlichkeit: Eine Studie.
Untzerburger,K (2016): Kirchengeschichte der frühen Neuzeit, Herder Verlag.
Volbert, R. (2021). Viktimisierung, sekundäre im Dorsch Lexikon der Psychologie. https://dorsch.hogrefe.com/stichwort/viktimisierung-sekundaere
Vocke, S. (2024, 31. Mai). Berufliche Neuorientierung bei Stress, Burnout und Hochsensibilität. Jobleben Consulting. https://jobleben-consulting.de/berufliche-neuorientierung/
von der Höh, L. (2025). Sensi kennt deine Superkräfte! Was hochsensible Kinder brauchen: Mutmach-Geschichten, Selbstregulation und entspannende Rituale: Band 9 der Reihe Praxisbuch für Familie und Schule. edition riedenburg e. U.
Wagerman, S. A., & Funder, D. C. (2009). Personality psychology of situations. In P. J. Corr & G. Matthews (Eds.), The Cambridge handbook of personality psychology (pp. 27–42). Cambridge University Press. https://doi.org/10.1017/CBO9780511596544.005
Walach, H., Buchheld, N., Buttenmüller, V., Kleinknecht, N. & Schmidt, S. (2006). Measuring mindfulness—the Freiburg Mindfulness Inventory (FMI). Personality and Individual Differences, 40(8), 1543–1555. https://doi.org/10.1016/j.paid.2005.11.025
Weiner, I. B., Craighead, E. E. (2010). The Corsini encyclopedia of psychology. Hoboken, NJ: John Wiley & Sons.
Wells, R. E., Burch, R., Paulsen, R. H., Wayne, P. M., Houle, T. T., & Loder, E. (2014). Meditation for Migraines: a pilot randomized controlled trial. Headache, 54(9), 1484–1495. https://doi.org/10.1111/head.12420
Wensorra, S. (2021). Hochsensibilität – Zusammenhänge mit Neurotizismus, Stressbelastung und Stressbewältigung. Unveröffentlichte Bachelorarbeit. https://www.drsatow.de/tests/stress-und-coping-inventar/2021_Hochsensibilitaet_Neurotizismus_Stressbewaeltigung_Wensorra.pdf

Wilson, D. S., Coleman, K., Clark, A. B. & Biederman, L. (1993). Shy-bold continuum in pumpkinseed sunfish (Lepomis Gibbosus): An ecological study of a psychological trait. Journal of Comparative Psychology, 107(3), 250–260. https://doi.org/10.1037/0735-7036.107.3.250

Wolf, M., van Doorn, G. S. & Weissing, F. J. (2008). Evolutionary emergence of responsive and unresponsive personalities. Proceedings of the National Academy of Sciences, 105(41), 15825–15830. https://doi.org/10.1073/pnas.0805473105

Wollinger, O. (2018). Essanfälle adé: Vom emotionalen Essen zum persönlichen Wohlfühlgewicht. Ullstein.

Wunderlich, E. (2014). Hochsensibilität und Angst. In Da Z: Bd. Nr. 67, III (S. 6–7).

Wyrsch, P., de Groote J., & Hack, A. (2020). Hoch(neuro)sensitive Mitarbeitende: Weicheier oder Wunderkinder? Institut für Organisation und Personal, Universität Bern.

Yalom,I (2016). Theorie und Praxis der Gruppenpsychotherapie (Leben Lernen, Bd. 66): Ein Lehrbuch Taschenbuch. Klett-Cotta; 14. Druckaufl. 2021 Edition.

Yano, K., & Oishi, K. (2018). The relationships among daily exercise, sensory-processing sensitivity, and depressive tendency in Japanese university students. Personality and Individual Differences, 127, 49–53. https://doi.org/10.1016/j.paid.2018.01.047

Yüksel, O., Ateş, M., Kızıldağ, S., Yüce, Z., Koç, B., Kandiş, S., Güvendi, G., Karakılıç, A., Gümüş, H., & Uysal, N. (2019). Regular aerobic voluntary exercise increased oxytocin in female mice: cause to decrease anxiety and increase Empathy-Like behaviors. Balkan Medical Journal. https://doi.org/10.4274/balkanmedj.galenos.2019.2018.12.87

Zimpel, A.F. (2013) Zwischen Neurobiologie und Bildung: Individuelle Förderung über biologische Grenzen hinaus. Vandenhoeck & Ruprecht.

Zimmer-Gembeck, M. J., Skinner, E. A. (2016). The development of coping: Implications for psychopathology and resilience. In: D. Cicchetti (Hrsg.): Developmental Psychopathology. New York, S. 485–545. https://doi.org/10.1002/9781119125556.devpsy410

Zukerman, G., Fostick, L., & Ben-Itzchak, E. (2018). Early automatic hyperarousal in response to neutral novel auditory stimuli among trauma-exposed individuals with and without PTSD: An ERP study. Psychophysiology, 55(11). https://doi.org/10.1111/psyp.13217

Stichwortverzeichnis

L

M

N

O

P

R

S

T

U

V

W

Z

Anhang

Der SV-12 Fragebogen

Fragebogen zur Sensibilität und Verarbeitung SV-12 (Version 2.2)

Auf diesem Blatt finden Sie eine Reihe von Aussagen über Erfahrungen, die Sie möglicherweise gemacht haben. Bei diesen Aussagen gibt es keine richtigen oder falschen Antworten. Es gibt nur Antworten, die für Sie zutreffen oder nicht.

Kreuzen Sie bitte bei jeder Aussage die für Sie zutreffende Antwortalternative an.

	Aussage	trifft nicht zu 0	trifft selten zu 1	trifft manchmal zu 2	trifft meist zu 3	trifft voll/immer zu 4
1	Ich nehme viele Feinheiten in meiner Umgebung wahr.					
2	Ich spüre sehr schnell die Stimmung, wenn ich in einen Raum mit Menschen komme.					
3	Ich bin neugierig und will immer neue Dinge ausprobieren.					
4	Ich mag lieber gefühlsbetonte Personen.					
5	Ich ziehe Schlussfolgerungen lieber aufgrund meiner Gefühle, Menschenkenntnis und Lebenserfahrung.					
6	Ich habe viele Ideen und viel Fantasie.					
7	Ich habe oft das Gefühl, dass ich mehr Zeit brauche, um gewisse Eindrücke oder Erlebnisse zu verarbeiten.					

	Aussage	trifft nicht zu 0	trifft selten zu 1	trifft manch-mal zu 2	trifft meist zu 3	trifft voll/ immer zu 4
8	Oft werde ich von meinen Gefühlen hin- und hergerissen.					
9	Wenn viel um mich herum los ist, reagiere ich schnell gereizt oder fühle mich unwohl.					
10	Veränderungen in meinem Leben können mich schnell aus der Bahn werfen.					
11	Oft überwältigen mich meine Gefühle.					
12	Stimmungen und Launen von Menschen übertragen sich sehr schnell auf meine eigene Stimmung					

Der Traumascreening-Fragebogen

Screeningfragebogen zur Diagnostik von Traumafolgestörungen

Im Folgenden wird nach einer Reihe von schwerwiegenden oder traumatischen Lebensereignissen gefragt, wie z. B. Erfahrungen mit Verbrechen, Katastrophen und körperlichen oder seelischen Übergriffen.

Welche stark furchterregenden Situationen haben Sie erlebt?	selbst erfahren	Zeuge oder indirekt betroffen	wenn ja, öfter?	nein, weder noch
1. Mangel an körperlichen Grundbedürfnissen (Vernachlässigung, keine Nahrung, Wasser oder medizinische Versorgung, Verwahrlosung)				

Welche stark furchterregenden Situationen haben Sie erlebt?	selbst erfahren	Zeuge oder indirekt betroffen	wenn ja, öfter?	nein, weder noch
2. Körperliche Gewalt (familiäre Gewalt, Gefangenschaft, Krieg, Kampfsituationen, Folter, erzwungene Isolation, Entführung)				
3. Vergewaltigung oder sexueller Missbrauch.				
4. Psychische Gewalt (emotionale Vernachlässigung, Bedrohung, Erpressung durch Bezugspersonen, Gehirnwäsche, Lebensbedrohung)				
5. Geburts-, frühkindliches oder vorgeburtliches Trauma.				
6. Ernsthafte Verletzung, wie z. B. Unfall, schwierige OPs, schwere Krankheit oder Todesnähe.				
7. Ermordung oder Tod von Angehörigen, Freunden oder Unbekannten.				
8. Erzwungene Trennung, Scheidung der Eltern, Entführung oder Verschwinden von Familienmitgliedern.				
9. Schwere Naturkatastrophen (z. B. Überschwemmungen, Erdbeben), Brand				

Während des schlimmsten Erlebnisses…

1. …fühlte ich mich hilflos Ja ☐ Nein ☐
2. …hatte ich starke Angst oder war voller Entsetzen Ja ☐ Nein ☐

Die folgenden Fragen beziehen sich auf den letzten Monat:	überhaupt nicht	einmal pro Woche oder seltener/ manchmal	2–4-mal pro Woche/ die Hälfte der Zeit	5-mal pro Woche/ fast immer
1. Ich habe versucht, Aktivitäten, Menschen oder Orte zu meiden, die mich an das Erlebnis erinnern.				

Die folgenden Fragen beziehen sich auf den letzten Monat:	**überhaupt nicht**	**einmal pro Woche oder seltener/ manchmal**	**2–4-mal pro Woche/ die Hälfte der Zeit**	**5-mal pro Woche/ fast immer**
2. Ich habe wiederkehrende, penetrante Erinnerungen an das Ereignis. Ich kann mich nur schwer davon distanzieren.				
3. Ich fühlte mich meinen Mitmenschen deswegen entfremdet und anders oder hatte das Gefühl, dass meine Umgebung nicht real ist.				
4. Ich fühlte mich abgestumpft oder taub (z. B. nicht weinen können oder sich unfähig fühlen, liebevolle Gefühle zu erleben).				
5. Ich habe das Gefühl, nicht richtig da zu sein/neben mir zu stehen.				
6. Ich habe Ein- oder Durchschlafstörungen oder Alpträume seit dem Erlebnis (d. h. vorher noch nicht).				
7. Ich war oft nervös oder schreckhaft (z. B., wenn jemand hinter Ihnen Geräusche macht).				
8. Ich bin reizbarer als früher.				

Modifiziert, in Anlehnung an: *Breslau, N., Peterson, E. L., Kessler, R. C. & Schultz, L. R. (1999). Short Screening Scale for DSM-IV Posttraumatic Stress Disorder. American Journal of Psychiatry, 156, 908–911.*